中医基础理论研究丛书

总主编　邢玉瑞

中医藏象学说的临床与实验研究进展

邢玉瑞　主编

全国百佳图书出版单位
中国中医药出版社
·北京·

图书在版编目（CIP）数据

中医藏象学说的临床与实验研究进展 / 邢玉瑞主编 . —北京：
中国中医药出版社，2021.5
（中医基础理论研究丛书）
ISBN 978-7-5132-6297-2

Ⅰ . ①中…　Ⅱ . ①邢…　Ⅲ . ①脏腑—学说—研究
Ⅳ . ① R223.1

中国版本图书馆 CIP 数据核字（2020）第 118043 号

中国中医药出版社出版
北京经济技术开发区科创十三街 31 号院二区 8 号楼
邮政编码　100176
传真　010-64405721
河北品睿印刷有限公司印刷
各地新华书店经销

开本 880 × 1230　1/32　印张 10　字数 208 千字
2021 年 5 月第 1 版　2021 年 5 月第 1 次印刷
书号　ISBN 978 – 7 – 5132 – 6297 – 2

定价　49.00 元
网址　www.cptcm.com

社 长 热 线　010-64405720
购 书 热 线　010-89535836
维 权 打 假　010-64405753

微信服务号　zgzyycbs
微商城网址　https://kdt.im/LIdUGr
官 方 微 博　http://e.weibo.com/cptcm
天猫旗舰店网址　https://zgzyycbs.tmall.com

如有印装质量问题请与本社出版部联系（010-64405510）

内容提要

中医藏象学说作为中医理论体系的核心，得到了国家重点基础研究发展计划（973 计划）以及国家自然科学基金等的大力支持，从多层次、多角度，借助现代科学技术与方法开展了研究。本书对中华人民共和国成立以来中医五脏理论的临床与实验研究成果，分门别类地进行了全面系统的梳理与总结，对研究中存在的问题进行了分析，提出了自己的见解。

本书可作为从事中医科研、临床、教学人员提高理论与临床水平的重要参考书，也可供中西医结合以及西医学工作者参考。

总序

在现代科学的研究中，恐怕没有哪一门学科像中医理论研究，至今为如何研究与发展而争论不休。特别是近年来，中医理论的研究得到中医界学者与领导的高度重视。一种基本的共识认为，中医理论发展的滞后，已经成为制约当代中医学术发展的瓶颈。但对如何开展中医理论的研究，则可谓仁者见仁，智者见智，争鸣不断。为此，有必要认真梳理现代中医理论发展与创新的方式，总结经验教训，理清下一步研究的目标、路径和方法。

一、现代中医理论发展与创新的方式

现代中医理论发展与创新的方式，大致可概括为以下几个方面。

（一）科学诠释——解析说明性研究

任何一种医学的发展都是一定文化的产物，与特定的思维方式相联系。中医学的产生、发展深深植根于中国传统文化的土壤之中，其演进和中国传统文化的发展之间具有同步的规律。先秦诸子学—两汉经学—魏晋玄学—隋唐佛学—宋明理学—清代朴学，中国传统文化的连续性发展，无疑是中医学术不断发展、壮大的根本保障之一。但是，鸦片战争以来，西方文化凭借着先进的技术与科学（包括西医学）之势，给数千年绵延不断的中国传统文化以前所未有的冲击，许多民族精英们也将中国落后的原因简单归结于传统文化而加以指责，造成了中国传统文化的式微、断裂。由此对中医学造成两方面的冲击：一方面，中医学的发展失去了固有文化发展的支持。诚如李致重在《从国学看中医》一文中所指出：“当扎在国学之中的研究方法的根系被切断的时候，中医的科学理论体系与临床技术体系将随之衰落。而当中医的临床治疗失去原有的科学与技术体系支撑的时候，中医便沦落为不见文化思想深根的浮萍草——游离于自身科学与技术体系之外的中医，所留下的只是原有体系中的经验部分了。然而经验是人类认知过程的初阶段，它是不能称之为科学的。”另外，患病人群文化、意识形态观念的更替变化，在就医选择中对中医和其学术的信任与理解，决定了中医的社会心理地位与真实发展的规模及潜能；同时，伴随着西医学的超速发展及占据科学与技术的高平台，中医学发展滞后，自然导致中医疗法受众对中医学理解的困难，以及随之而来的认可度和公信力的降低，中医学面临着话语权的不断丧失。

为了解决上述问题，中医人历经了百年的探索，从最早的中西医汇通，到中西医结合理论研究及近年提出的中医现代化研究，都是借用现代科学（包括现代医学）的理念、方法、知识等，来研究中医理论，试图揭示中医理论的现代科学内涵，取得现代科学背景的受众对中医学的理解、接受，当然也是为了借助现代科学及技术以促进中医学的发展。以中医肾的研究为例，沈自尹等从20世纪50年代始，历经数十年的研究，提出中医肾与下丘脑—垂体—靶腺（肾上腺、性腺、甲状腺、胸腺）轴相关的观点。“973”中医理论基础研究专项“基于‘肾藏精’的藏象理论基础研究”也是借助现代生物学理论与技术，试图证明“肾精命火”主要体现为干细胞、微环境和神经—内分泌—免疫（NEI）网络的动态平衡，“肾藏精”主要体现为干细胞及微环境的调和状态，补肾填精法主要通过调控干细胞、微环境和NEI网络发挥作用。

课题的理论创新是建立“肾藏精”藏象理论与干细胞和NEI网络关系研究的新思路。类似的研究无疑都是对中医固有理论的一种科学诠释性研究，即借用现代科学技术方法与知识对中医理论加以解析说明或论证。此类研究的问题主要有两个方面：一是由于现代科学技术的不断发展，对中医理论的科学诠释从器官、组织、细胞到分子、基因等，总是尾随其后，似乎难以穷尽；二是借用库恩范式理论的观点，中医学与现代科学范式具有不可通约性，对中医理论的科学诠释性研究的成果，绝大部分既不能纳入中医学的理论体系，为中医基础理论提供新的概念、理论，又无法归入西医学的范畴，在西医学已有的理论基础上提出新的假说、新的发现或西医学尚未注意到的新的事实，对西医学的发展也意义不大。因此，此类研究也受到了一些中医学者的批评。

（二）文献梳理——理论建构性研究

对文献的整理研究一直是中医学术继承与发展的重要方式，虽然《黄帝内经》确立了中医学理论体系的基本范式，但从形式而言，则不好说《黄帝内经》建构了中医理论框架。历代分类研究《黄帝内经》诸家，可谓从形式建构中医理论框架的最早尝试者，从唐·杨上善《黄帝内经太素》分摄生、阴阳、人合、脏腑、经脉、输穴、营卫气、身度、诊候、证候、设方、九针、补泻、伤寒、寒热、邪论、风论、气论、杂病十九大类，到明·张介宾《类经》分摄生、阴阳、藏象、脉色、经络、标本、气味、论治、疾病、针刺、运气、会通十二大类，明·李中梓《内经知要》分道生、阴阳、色诊、脉诊、藏象、经络、治则、病能八类，可谓古代中医理论框架建构的概况。

伴随着中医教育事业的发展，教材建设可谓中医教育事业的重中之重。古代中医教育大多以《素问》《神农本草经》《伤寒论》《脉经》《针灸甲乙经》《难经》《诸病源候论》《备急千金要方》《龙树论》《圣惠选方》等经典及名家著作为教材，还谈不上对中医理论的系统梳理。《医宗金鉴》作为清代皇家主编的专用教材，虽说具有综合性、经典性、先进性、实用性等特点，但从中医药理论建构的角度而言，恰恰是其不足之处。因为《医宗金鉴》缺乏对《内经》理论的扼要论述，也缺少本草药性部分，造成其在基础理论上有所欠缺。进入近现代以来，随着西方科学技术知识与教育模式的传入，中医教育与教材建设也发生根本性的转变，基于文献整理研究的教材建设，有力地促进了中医理论体系框架的建构。早在1928年，由秦伯未、蒋文芳等人提议，在上海召开了我国中医史上第一次全国性的中医学校教材编辑会，虽因参会人员学术见解不同，意见不统一，最终未能就课程、教材、学制等问题达成共识，但蒋文芳提出的“整理固有医学之精华，列为明显之系统，运用合乎现代的理论，制为完善之学说”成为之后中医学课程教材建设的指导原则。中华人民共和国成立后，中医教材建设的思路基本没有超越此原则。20世纪50—60年代，北京中医学院编著的《内经讲义》(1955)、杉原德行（白羊译）的《中医学基础简释》(1957)、南京中医学院编著的《中医学概论》(1958)、福建中医学院编著的《中医学基础》(1963)等，开启了运用现代语言文字整理、建构中医理论的新篇章。从《内经讲义》的原文选编与现代中医理论建构混合，分化出包含基础理论与中医诊断学的《中医学基础》，再到《中医基础理论》和《中医诊断学》的独立，统编 / 规划教材不断修编，至今已修编至第十版，加之 20 世纪 80 年代中后期，各地出版了《中医学导论》《中医藏象学说》《中医病因病机学》《中医养生防治学》等基础理论的分化教材，教材建设有力地促进了中医理论的发展，主要体现在以下几点：一是系统梳理了历代中医理论研究的成果，建构了富有时代特征的中医理论体系框架；二是定义、规范了中医理论的相关概念，并引入了一些新概念；三是丰富、完善了中医理论，补充了思维方法、精气学说、体质学说等内容。

另外，基于文献梳理或结合临床研究编著的中医工具书、制定的术语标准等，也是现代中医药理论研究的重要成果，其中有代表性的如《中医大辞典》《中医基础理论术语》《中医临床诊疗术语》等，为中医理论的规范化做出了重要贡献。

虽然文献梳理的理论建构性研究，对中医理论体系的丰富、完善具有重要贡献，但也存在着一些问题，主要表现为集成有缺漏，归真有变异，纳新有西化等，还需进一步研究。

（三）实践升华——理论创新性研究

临床实践经验是中医理论建构与不断发展的不竭动力，中医学术发展史上各种流派的形成，莫不是临床实践经验的总结和升华，中医学在现代社会的存在、发展，也以临床实践所取得的疗效与经验为根本保障。故邓铁涛指出：中医学的传统研究方法是继承前人的理论—进行临床实践—总结提高—创立新论。临床实践是传统研究最重要的一环，在继承前人理论的指导下诊察病人、治疗病人，给病人以治疗信息，进而收集接受治疗后反馈的信息，如是循环往复，总结提高，上升为理论，以修改、补充前人的论述。因此，从名老中医诊治现代重大疑难疾病的经验入手，总结创新中医理论，仍然是中医理论发展的重要途径。

例如，现代临床常见的脑血管意外、脑动脉硬化、癫痫病、帕金森病等多属于中医内风证的范畴，中医称之为中风、眩晕、痫证、颤证等。临床实践证明，这类病症除了具有动摇、眩晕、震颤、抽搐等风气内动的症状外，常常兼见舌质紫暗或舌下脉络青紫、面色晦暗或青黑、皮肤粗糙、血液黏稠度增高等瘀血症状。大量临床实践表明，内风证常兼有瘀血症状，活血化瘀可以治疗内风。何绍奇在《现代中医内科学》中总结临床实践经验，明确提出:“瘀血阻滞，脉道不通，血行不畅，筋脉失濡而手足颤动，屈伸不利，此即瘀血生风。”刘昭纯等结合临床实践经验，总结出瘀血生风的发病特点为多见于老年患者、多继发于慢性病、多出现神志异常、多与其他内风证并存，进一步完善了瘀血生风的病机理论。

再如20世纪80年代后期日本学者运用黄连解毒汤治疗中风取得良好疗效，继而国内也有大量运用黄连解毒汤加减治疗中风的报道，清开灵、醒脑静注射液等运用于中风病急性期的治疗也效果显著。而清开灵、醒脑静注射液皆可谓集清热解毒药之大成，具有明显的清热泻火解毒之功。再者，临床观察发现，中风病急性期的转归与腑气不通有密切的关系，随着大便秘结或不通程度的加重，病程延长，病情加重，疗效降低。采用通腑、化痰、泄热法治疗中风急性期患者，常可取得良好的疗效，有较早减轻脑水肿的作用。一般认为，通腑、化痰、泄热法对中风病急性期的良好疗效是其发挥了畅利枢机，疏导蕴结之热毒、痰浊的作用，为内生之毒的清除打开了门户之故。这也为中风病毒损脑络病机假说的形成提供了临床经验的支持。在此基础上，王永炎提出了中风病“毒损脑络”的病机假说。

现代中医理论研究的重大课题，也无不与解决现代人类重大疾病及健康问题密切相关，特别是中医诊疗理论的研究，更是着眼于中医治疗的优势病种来进行。中医药类国家级成果奖绝大多数为临床研究成果，即使“973”计划中的中医理论基础研究专项，也多与临床研究密切联系。如“基于‘肾藏精’的藏象理论基础研究”，该项目六个课题中四个即着眼于临床研究，分别从不孕不育、骨质疏松症、老年性痴呆、障碍性贫血探讨有关“肾主生殖”“肾主骨”“肾生髓”“脑为髓海”等理论。再如“中医病因病机理论继承与创新研究”的九个课题均涉及临床研究，包括肝硬化、艾滋病、心脑血管血栓性疾病、甲状腺功能亢进症、出血性中风病、冠心病心绞痛、胃癌前状态性疾病，以及周仲瑛、颜德馨两位国医大师的经验总结。上述研究的基本路径为：第一，从名医大量临床病案中提炼科学假说；第二，考镜源流，寻找文献依据；第三，通过临床研究体现创新理论的实践意义；第四，通过实验研究揭示中医理论的科学内涵。

当代重大疾病的中医药治疗经验为中医理论的总结提供了经验材料，但从目前的研究状况来看，基于临床实践的中医理论总结创新明显滞后，由于课题研究的分散，结论的离散度很大，要将其提炼升华为逻辑自洽的理论还任重道远。如“中医病因病机理论继承与创新研究”的四个课题涉及毒——外毒、瘀毒、内毒、毒热，那么，作为此四种不同毒邪属概念的毒的内涵、外延如何？产生原因、致病特点如何？毒的现代科学表征是什么？与其他有关毒的研究成果之间如何整合？诸如此类的问题，至今尚未得到解答。

总之，人类防治疾病、促进健康，就需要提出种种实用性或技术性的问题，解决已有理论与经验事实的矛盾，寻找经验事实之间的联系并做出统一的解释，无疑是中医理论发展的永恒动力，也是中医理论研究永远的着眼点。

（四）科学问题——发现创新性研究

自然科学发展的历史表明，问题是科学发展的真正灵魂，贯穿于科学研究的始终。科学研究不但开始于问题，而且正是问题推动研究，指导研究。自然科学发展的历史，就是它所研究问题发展的历史，是问题不断展开和深入的历史。正如著名科学哲学家卡尔·波普尔在《猜想与反驳》中说："科学和知识的增长永远始于问题，终于问题——愈来愈深化的问题，愈来愈能启发新问题的问题。"

中医学历经千百年的实践所积累的经验，以及与中国古代哲学融合所形成的中医理论中，蕴含着许多大大小小的科学问题。从大的方面来说，如中医学在中国古代哲学"天人合一"整体思维指导下所形成的形与神辩证统一的思想，为研究人体生命活动与心理活动的关系提供了思路，围绕这一命题，现代学者在系统梳理古代文献的基础上，结合当代自然科学的相关研究成果，建构了中医心理学、中医情志学等理论体系。再如人类生活于空间与时间两个维度环境之中，相对而言，现代医学的发展主要着眼于空间维度，相关的研究也达到了很高的水平，但对于时间与生命的关系研究较为薄弱。而传统中医学更重视时间维度，在时间与生命活动及疾病的防治方面积累了较为丰富的实践经验，并从理论上进行了有益的探索，提出了时藏相关的命题。这一命题具有丰富的科学价值，但并未引起中医学界的足够重视和深入研究，大多只局限于古代文献的梳理和临床验案的报道，已有的实验研究也仅仅是试图证明有关经典理论的正确性，缺乏创新性的研究。现在，应当在临床流行病学调研和实验研究的基础上，系统总结和归纳中医有关人体生理、病理节律模式，探索时间节律的调控机制，建构新的时藏相关理论，进而指导中医临床诊断与治疗，并开发针对时间相关性疾病的治疗方法与技术。另外，王琦、匡调元等学者从中医文献梳理中提炼出中医体质的概念，结合临床与现代科学技术加以系统、深入的研究，建构了中医体质学理论。从小的方面来说，如《素问·六元正纪大论》提出“有故无殒，亦无殒”的观点，认为药物的效用、毒性反应与患者机体的状态相关，提示在完全符合辨证治疗的理想状况下，在一定的范围内，药物的耐受性及毒性反应是随着机体疾病状态的不同而变化的，由此开启了中药毒性评价的新思路与新方法。诸如此类，不胜枚举。对此，也可借用林德宏在《东方的智慧》中评价东方自然观对现代科学的价值时所说：“古老的东方自然观不能代替现代的科学研究，它的功能是为科学研究提供一种理论思想、思维的方法，提供某种思路和角度。”中医学经验与理论中所蕴含的科学问题，则为现代学者的研究提供了极佳的研究思路与方法。

综上所述，现代中医理论发展与创新方式可概括为科学诠释的解析说明性研究、基于文献梳理的理论建构性研究、通过实践升华的理论创新性研究、提炼科学问题的发现创新性研究四个方面，其中在总结历代学术思想基础上的教材建设与相关辞书、标准的编著，可以说是中医理论体系丰富、规范及框架建构的主体；面对现代重大疾病的中医诊疗实践，是中医理论创新的动力；凝练科学问题，结合中医临床，借用现代科学技术开展实验研究，是中医理论加速发展的必由之路。

二、新形势下中医理论研究的路径及重点

关于新形势，人们可以从不同的层面加以认识。从宏观层面而言，可以说我们正处于大科学、大数据、大健康的时代，也是一个大变革的时代。从与中医理论研究及发展相关的较为具体的层面而言，新形势主要体现在以下四个方面：一是伴随着生物化学、分子生物学、基因工程学、电子学、新兴材料学、信息技术等各种现代科学的迅猛发展，西医学突飞猛进，相比之下，中医学的发展不仅明显滞后，而且难以与现代科学技术形成互动共进的发展态势。二是随着西医学的迅速发展，依托于现代科学的西医学不仅拥有更多的话语权，而且导致中医临床阵地萎缩，特别是临床中西医混合治疗的普遍实施，使从临床总结理论的传统中医理论发展通道受阻或难度加大，阻碍了中医理论的发展。三是滋养中医理论发展的中国传统文化，自五四运动以后发生断裂，导致中医理论在当代科学及西方文化占统治地位的情况下，失去了应有的话语权，丧失了哲学理论的引导。四是现代疾病谱的变化，以及人类对健康需求的提升，又为中医学术的发展提供了良好的机遇。

反思60余年来中医理论上述四方面的研究成果，可以发现尚存在诸多问题，如科学诠释性研究存在难以回归中医理论体系，以及随着现代科学的发展而难以穷尽两大问题；基于文献梳理的理论建构性研究存在着集成有缺漏、归真有变

异、纳新有西化等问题，但归真、西化如何确定其划界标准，又难以达成有效共识，特别是对中医概念的研究相对滞后，理论体系的逻辑分析不足，体系建构有待进一步完善；基于临床实践的中医理论总结创新明显滞后，由于课题研究的分散，结论的离散度很大，如何将其提炼升华为逻辑自洽的理论还任重道远；着眼于科学问题的创新性研究，由于研究群体的知识结构、视野，以及相关学科研究人员的交叉较少等局限，并没有得到足够的重视，或没有凝练出准确的科学问题加以研究，理论的逻辑分析与论证环节十分薄弱。正由于上述问题的存在，以致王健教授在香山论坛上指出，中医"理论研究呈现零星化、碎片化，融合不够、开放不够、序贯不够、继承不够、创新不够、分化不够、引领不够"。

面对中医理论研究与发展的困境，结合中医药研究队伍的实际，以及未来社会发展的需求，中医理论研究可重点着眼于以下几个方面。

（一）面向古代传统的概念与理论框架研究

中医学作为中国传统科学的重要组成部分，是有别于现代科学范式的另一类科学体系，有其独特的概念、理论体系、思维方法等。现代中医理论体系的构建也是近几十年的事，还很不完善，有待于从概念、构建方法、理论框架、理论证伪等方面加以深入研究。

概念是理论构建的基本单元。中医学的概念富有自身的学术特征，主要表现为以自然语言为主体，名词繁多而定义很少，定义多为外延定义，具有多相性、形象性及辩证思维特征，概念的规范性弱，定义缺乏逻辑的严密性，发展形式为叠层累积，从语用角度看多有符号替代使用现象等。由此造成了中医一些概念的歧义、混乱，阻碍了中医学术的发展。因此，应以坚实的文献研究为基础，借用现代逻辑学方法等，对中医理论体系概念范畴进行“名”与“实”的源流考证，理清不同时代相关概念的发展演变，规范名词术语表述，准确揭示概念的内涵与外延，为构建新的中医理论体系框架奠定坚实的基础。

中医学思维及理论构建方法的独特性，造成了中医理论体系中人文科学与自然科学内容交融，实体概念与功能概念不分，理论的外源与内生、经验与推论、理论与假说并存等，其根本特征是高度抽象性和不确定性，难以证实，也不易被证伪，对未知的经验事实预见性较弱，理论与临床经验之间有一定程度的分离，二者缺乏良性循环加速机制。因此，有必要以中医基本概念（或范畴）、基本理论为基点，以哲学方法、逻辑方法、思维方法、科学方法论等为手段，从发生学的角度对中医基本概念、理论进行认真的研究，揭示其形成过程、本质内涵及方法论特点，以促进中医概念、专业术语的规范化及中医理论的现代语言转换，并为中医理论与现代科学包括现代医学的融通寻找切实可行的切入点和正确的方法论途径，搭建现代中医药理论体系构建的平台。

在对古今中医原始文献系统研究的基础上，提取中医理论的概念、命题并加以分门别类，确认其理论意义、实践基础、内在联系，结合上述概念及构建方法研究，从而建立结构合理、层次清晰、概念明确、表述规范，能够指导临床，体现学科内在规律的体系框架。

由于历史的原因及模式推理的广泛使用，中医理论中理论与假说并存的现象较为普遍，典型的如中医运气学说对现代疫病的预测等。故急需在坚实的文献与临床实践基础上，敢于正视问题，借用发生学、逻辑学、科学哲学等方法，开展中医理论的证伪研究，去伪存真，提炼科学问题，以促进中医理论的健康发展。

（二）面向临床实际的中医理论创新研究

历史的经验告诉我们，中医理论研究成果的取得，遵循了共同的规律：面向时代需求，源于临床实践，指导临床实践，在实践中检验。如关于冠心病的病因病机，代表性学说有血瘀说、瘀毒从化说、痰瘀互结说、心脾痰瘀相关说、脾胃相关说、络病说等。其中，血瘀说又有气虚血瘀、阳虚血瘀、气滞血瘀、痰阻血瘀等不同类型。其他如中风病的毒损脑络、肾脏疾病的毒损肾络、冠心病的毒损心络、慢性肝病的毒损肝络、消化性溃疡的毒热病机等，无不是基于临床实践的理论创新。另外，对 SARS、艾滋病、禽流感等古人所没有经历过的疾病的诊治，中医学就其病因病机的认识及相应的诊疗方法，无疑也是一种理论创新。因此，要坚持面对新问题，探索新规律，提出新思想，以防病治病的实际问题为中心，立足现代重大疾病的防治，总结和发展中医的病因病机及诊疗理论。

（三）面向当代科学的中医理论多学科研究

当代科学技术的迅猛发展，特别是现代系统科学、科学哲学、大数据技术等研究，既为中医学的发展带来挑战，同时也为中医理论的发展带来机遇。首先，信息科学及现代医学诊疗技术的迅猛发展，为中医诊疗技术的发明与借鉴提供了良好的机遇，在此基础上的临床实践无疑又为中医理论的总结、升华提供了实践基础。其次，现代科学特别是现代医学对相关疾病机理的认识，为中医理论的创新提供了支撑，如王永炎提出的中风病毒损脑络理论、陈可冀提出的冠心病瘀毒致病理论、周学文提出的消化性溃疡毒热致病理论等，其背后都隐含着现代医学对相关疾病病理认识的支撑。最后，对于一些创新性的理论，还需借助现代科学技术进一步研究，如中风病毒损脑络或多种疾病毒损脉络的病机，关于毒的本质、层级结构、脑络或脉络的具体所指、损伤的过程与机制等，以及中药活性部位和中药组分的药性实证研究等。因此，在现代科学技术环境及语境下，中医学术的研究应持开放包容的态度，既要保持中医的特色与优势，也应考虑中国文化的走向及中国人生活方式的变迁，同时遵循科学技术的一般规律，要准确理解中医理论的内涵，把握科学问题，借助学科交叉，利用多学科新知识、新成果，发展和创新中医理论，以更好地指导临床实践。

（四）面向未来需求的中医健康理论等研究

随着人们生活水平的不断提高及医学模式的转换，健康问题受到国人的高度关注，2013 年国务院即颁发了《关于促进健康服务业发展的若干意见》，2015 年又颁发了《中医药健康服务发展规划（2015—2020 年）》，党的十八届五中全会提出了“健康中国”的概念。中医学作为我国独具特色的健康服务资源，强调整体把握健康状态，注重个体化，突出治未病，临床疗效确切，治疗方法灵活，养生保健作用突出，故充分发挥中医药特色优势，加快发展中医药健康服务，是全面发展中医药事业、促进健康服务业发展的必然要求。与此相适应，中医有关健康的概念、思想与观念，以及健康状态的内涵、要素、分类等健康理论体系的研究作为中医理论研究的重要范畴，也应得到高度重视。此外，中医治未病、康复理论等，也需要从哲学观到具体的医学理论，乃至理论指导下的操作技术，进行系统而深入的研究，而不能仅仅局限于理念的层面。

习近平总书记在2014年《在文艺工作座谈会上的讲话》中指出："传承中华文化，绝不是简单复古，也不是盲目排外，而是古为今用、洋为中用，辩证取舍、推陈出新，摒弃消极因素，继承积极思想，'以古人之规矩，开自己之生面'，实现中华文化的创造性转化和创新性发展。"这也可借鉴为现代中医理论研究的指导思想。总之，要关注中医理论基本概念和基本原理的传承创新，注重重大疾病防治规律与理论提升的应用创新和以自由探索为主体的先导创新，弘扬主体理论，鼓励多样性探索，重视科学问题的提炼，围绕问题开展研究，同时也要重视对已有研究成果的综合集成创新，全方位地促进中医理论研究创新发展。

要理清中医理论研究的目标、路径和方法，就有必要对现代以来中医理论研究、发展状况予以系统梳理，搞清楚脚下之路的基本状况，即当代中医理论研究取得了哪些成就、存在哪些问题、走了哪些弯路等，如此，方可进一步搞清楚"我是谁，我从哪里来，我将走向何方"的问题，科学理性地选择研究路径和方法，少走弯路，促进中医学术的健康发展。为此，我们在国家重点基础研究发展计划（973计划）项目的资助下，对60余年来现代中医学术创新进行了理论分析与总结，较为系统地梳理了中医理论研究的基本情况，在此基础上，编著成《中医基础理论研究丛书》，包括《中医学概念问题研究》《中医哲学思维方法研究进展》《中国古代天人关系理论与中医学研究》《〈黄帝内经〉二十论》《中医藏象学说的理论研究进展》《中医藏象学说的临床与实验研究进展》《中医经络理论研究进展》《中医体质理论研究进展》《中医病因病机理论研究进展》《中医治则治法理论研究进展》《中医学的科学文化研究》《中医模型化推理研究》等12本。该丛书既是对陕西中医药大学中医基础理论学科所承担的国家重点基础研究发展计划（“973”计划）项目“中医理论体系框架结构研究”部分工作，以及国家社会科学基金项目“中国古代天人关系理论与中医学研究”的总结，也是作为国家中医药管理局与陕西省重点学科的部分工作总结。

陕西中医药大学《中医基础理论研究丛书》的编著，以陕西中医药大学中医基础理论重点学科团队人员为主体，山东中医药大学的王小平、鲁明源，华南师范大学的赵燕平，咸阳师范学院的蒲创国等同志也参与了编写工作。该丛书的出版，得到了陕西中医药大学领导的大力支持和陕西省重点学科建设经费的资助，中国中医药出版社华中健主任从选题到出版都给予了大力支持，在此一并表示衷心感谢。

邢玉瑞

2017年2月于古都咸阳

前言

中医藏象学说的形成，以《黄帝内经》的相关论述为主体内容，历经后世不同时期医家的补充、完善以及系统化，而成为独具特色的中医核心理论。从发生学的角度而言，中医藏象学说是以实体脏器为基础，在中国传统文化及其取象比类、关联性思维方式的影响下，赋予实体脏器以非实体脏器所具有的功能、特性，从而所形成的一种混合功能模型。早在《黄帝内经》时代，人们已经不太能区别实体脏器与功能模型，而时或将二者混为一谈。如《素问・刺禁论》指出：“黄帝问曰：愿闻禁数。岐伯对曰：脏有要害，不可不察。”提示五脏作为人体最重要的器官，针刺时当知其部位所在，而避免误刺损伤。否则，误刺五脏，下文指出必将致病人死亡。但其对五脏部位的描述说：“肝生于左，肺藏于右，心部于表，肾治于里，脾为之使，胃为之市。”很明显《刺禁论》的作者错误地将实体脏器的部位答成了五行五脏功能模型，搞混了二者的区别。古今医家在经典权威崇拜的思想影响下，或无视《黄帝内经》问答之间的矛盾，或虽然意识到问答之间的矛盾，但又千方百计地为之辩护，由此引起了一场千余年的学术争鸣。随着近代西医学传入中国，人们开始用中医学人体术语进行翻译，而当西医学在近现代科学技术支撑下快速发展，其话语权超越中医时，中医有关人体脏腑的术语反而不被现代人所能理解，更进一步陷入了说不清的境地。从民国时期中西医汇通开始，中医学界一项十分重要的工作，就是试图说清楚中医学脏腑到底是什么，其中恽铁樵可谓代表性人物之一，他面对人们对中医脏腑认识的质疑，在《群经见智录》卷一中明确指出：“故《内经》之五脏，非血肉之五脏，乃四时之五脏。不明此理，则触处荆棘。”他又在《生理新语》中说：

"治医之最要者，非脏腑之形状与位置，乃各脏器交互之关系与功用。明其交互，明其功用，则能知内部之组织，若何便能致病，若何便能健康。继此而推究之，则能知内部患病，则其著于外者当为何状，更验之实验而征信。"这种对中医藏象学说的解释性工作，随着现代医学以及科学的发展而不断深化，时至今日，仍然是中医理论研究的热点之一。

现代对中医藏象学说的研究，基本上承袭了恽铁樵解释性的研究思路，虽然从研究方法的角度，大致可以分为理论文献研究、临床研究与实验研究，但究其实质，大多是一种科学诠释性工作，目的在于阐明中医藏象学说从何而来及其本质的问题。例如国家重点基础研究发展计划（973 计划）中医基础理论专项，就藏象理论研究曾布局了"肺与大肠相表里"脏腑相关理论的应用基础研究、基于"肾藏精"的藏象理论基础研究、基于"肝藏血主疏泄"的藏象理论研究、"脾主运化、统血"的藏象理论研究，国家自然科学基金也支持了一些藏象理论研究的项目，但从总体上来说，其研究成果大多是伴随着现代科学技术（主要是西医学）发展，对中医藏象学说进一步的科学诠释，以及指导临床疾病诊治的机理研究，就藏象理论本身而言，很难说取得了较大的进展。

由于对中医藏象学说形成及其本质缺乏清晰、理性的认识，因而在对其研究的过程中，常常出现以下几方面的问题。

1. 脱离原有理论语境的诠释失误

中医藏象学说是在特定的历史条件下形成的，其理论的表述也有其特有的语境，如果不了解文本的背景因素、思维特征等，违背诠释学的对象自主性、整体性、意义符合等原则，常常造成对藏象理论的理解不全面甚或误读。最典型的莫过于李瀚旻等[1]则企图借助现代科学的相关研究成果，来论证中医学早就有“髓生肝”的理论，并期望揭示其科学内涵。其本质是对《素问·阴阳应象大论》“肾生骨髓，髓生肝”做出了错误的诠释，将五行学说中肾水生肝木的另一种表述方式，理解成现代科学意义上的骨髓生成肝细胞。再如对肝为“罢极之本”的理解，本应受到文字、原文整体语境以及中医对肝功能认识的历史演进的制约，但在实际的诠释过程中，随意性过度诠释比比皆是。如从文字学的角度而言，王济训等[2]认为“罢”疑为“能”误为“羆”；“极”指四肢。日本学者丹波元坚《素问绍识》说：“罢极当作四极……即言四支。肝其充在筋，故云四极之本也。”郭霭春[3]也赞同此观点。上述解释很明显文字学证据不足。另有人将“罢极”解释为疲劳、困倦，明显与其他四脏从生理角度强调在人体生命活动的重要性不符。屈乐等[4]对此提出质疑，指出中医文献认为疲劳与多脏器有关，涉及五脏六腑与气血的功能正常与否，古代和现代医家多注重从心脾肾来认识此病，很少有把肝作为核心来论述疲劳和治疗疲劳的。若就运动言，非肝之筋独司运动，肾之骨、脾之肌肉也参与，而且肝主运动也难以说是其最主要的功能。

---

[1] 李瀚旻，高翔．“肾生骨髓，髓生肝”的科学内涵［J］．中医杂志，2006，47（1）：6-8.

[2] 王济训，边海云．“肝为罢极之本”新解［J］．时珍国医国药，2007，18（3）：733.

[3] 郭蔼春．黄帝内经素问校注语译［M］．天津：天津科学技术出版社，1981.

[4] 屈乐，邓艳芳，宋亚南，等．《中医基础理论》的“肝为罢极之本”质疑［J］．中医教育，2015，34（4）：75-77.

上述问题的形成，与不了解诠释学的方法与基本原则也有关。

2. 中西医概念混淆

在对中医藏象学说的研究过程中，中西医概念混淆是十分普遍的现象。如不少学者在对肝为罢极之本的理解中，将中医的肝藏象与西医的肝脏混为一谈。陈列红等[1]认为肝主筋，司运动，耐受疲劳，是运动功能的根本。选择急性黄疸型甲型病毒性肝炎、慢性乙型病毒性肝炎、慢性重症病毒性肝炎、肝炎后肝硬化患者作为研究对象，其中肝胆湿热证 31 例，肝郁脾虚证 25 例，肝肾阴虚证 11 例，脾肾阳虚证 14 例，检测血清中铜、锌、铁、镁元素含量，试图从微量元素角度探讨肝为罢极之本的机理。结果四个证型均有不同程度的乏力，血清中 4 种微量元素大多呈逐步下降之势，并与乏力程度基本相一致。这里明显混淆了西医肝脏与中医肝藏象的概念，如 14 例肝病患者表现为脾肾阳虚证，则与中医肝藏象毫无关系。王辉武等[2]通过对 3413 例肝病患者的临床症状的分析，证明了疲乏症状的出现及减轻，与肝病的发生及好转关系密切。由此说明了正确理解“肝者，罢极之本”的重

[1] 陈列红，潘雪飞，张长法，等.试从微量元素角度探讨肝为“罢极之本”[J].江苏中医，1997，18（3）：46-47.

[2] 王辉武，吴行明，邓开蓉.《内经》“肝者，罢极之本”的临床价值——附3413例肝病的临床分析[J].成都中医药大学学报，1997，20（2）：9-10.

要临床价值。顾学兰[1]研究认为乏力症状是肝硬化主要临床表现，临床诊治过程中必须重视。史丽萍等[2]研究发现，小鼠力竭性运动可造成其肝脏的损害，肝糖原、肌糖原的减少，且随着力竭次数的增加其程度加重。认为此从一个侧面证明了中医“肝主藏血”“久行伤筋”等中医理论，为“肝为罢极之本”的理论提供了部分依据。朱海峰[3]以西医之肝脏解释中医肝藏象，从肝内能量代谢机制与疲劳、乏力症状的关系，论证“肝为罢极之本”对治疗慢性疲劳症状有重要的指导意义。以上都犯了相同的错误。

3. 以今释古，以西释中

在对中医藏象学说研究中，不考虑科学发展演变的历史进程，将现代科学研究的新成果套用在古人的论述之上，好像新的研究成果都是古已有之。如心藏神、主神明理论的形成，与古人在日常生活与临床实践中对心跳活动与大脑意识的关联性体验有关，由此也引起了后世中医心主神明、脑主神明、心脑共主神明的争议，古人根本不可能认识到心脏内分泌的功能。然现代有学者从心室合成和分泌 B 型利钠肽（BNP），BNP 除血管活性作用外，还与脑认知功能障碍呈高度相关，认为这些进一步为“心主神明”理论提供了依

[1] 顾学兰.75 例肝硬化患者乏力量表分析——兼谈“肝为罢极之本”[J].江苏中医药，2006，27（4）：20–21.

[2] 史丽萍.马东明，解丽芳，等.力竭性运动对小鼠肝脏超微结构及肝糖原肌糖原含量的影响——“肝为罢极之本”的实验研究[J].辽宁中医杂志，2005，32（9）：971–973.

[3] 朱海峰.对“肝为罢极之本”的现代医学诠释[J].甘肃中医，2007，20（5）：7–8.

据[1]。再如2017年4月*Nature*刊登美国Mark R.Looney教授团队的研究成果：首次证实肺是一个造血器官，动物体内有一半以上的血小板来自于肺部；更重要的是他们还首次发现肺部储存有多种造血祖细胞，这些细胞可以用于恢复受损骨髓的造血能力。也有学者试图以此论证中医学“肺朝百脉”的说法。这种以今释古，以西释中的做法，同样也混淆了中西医脏腑概念之间的差异。

总体上说，现代对藏象理论的研究，可谓投入较大，诠释性成果最多，而理论创新性成果较少，其中的经验与教训都需要认真加以总结。基于上述原因，以及“973”中医理论基础研究专项“中医理论体系框架的研究”项目和陕西省中医药管理局中医藏象学说重点研究室的支持，我们历经数年，对中华人民共和国成立以来中医藏象学说研究方面的资料爬梳剔抉，加以分析整理与评述，期望能为后来研究者提供帮助。但由于该领域研究涉及面很广，编者能力有限，不妥之处敬请各位同道批评指正。全套丛书的出版，得到了中国中医药出版社华中健老师的大力支持，在此表示衷心感谢。

邢玉瑞

2021年1月于陕西中医药大学

---

[1] 杨涛，赵明镜，王蕾，等.“心主神明”的内涵及现代科学依据［J］.北京中医药大学学报，2016，39（10）：811-814.

目录

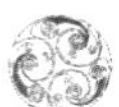

中医学术史上最怪诞的事情，大概莫过于西医学开始传入中国时，我们用中医学人体术语进行翻译，而当西医学在近现代科学技术支撑下快速发展，其话语权超越中医时，中医有关人体脏腑的术语反而不被现代人所理解，陷入说不清的境地了。从民国时期中西医汇通开始到现代，中医学界一项十分重要的工作，就是试图说清楚中医学脏腑到底是什么，其中恽铁樵可谓代表性人物之一。他面对人们对中医脏腑认识的质疑，在《群经见智录》卷一中明确指出："故《内经》之五脏，非血肉的五脏，乃四时之五脏。不明此理，则触处荆棘。"又在《生理新语》中说："治医之最要者，非脏腑之形状与位置，乃各脏器交互之关系与功用。明其交互，明其功用，则能知内部之组织，若何便能致病，若何便能健康。继此而推究之，则能知内部患病，则其著于外者当为何状，更验之实验而征信。"这种对中医藏象理论的解释性工作，随着现代医学以及科学的发展而不断深化，时至今日，仍然是中医理论研究的热点之一。现代对藏象学说的临床与实验研究，大多是一种科学诠释性工作，主要集中于五脏的研究方面。

第一章 心藏象的临床与实验研究

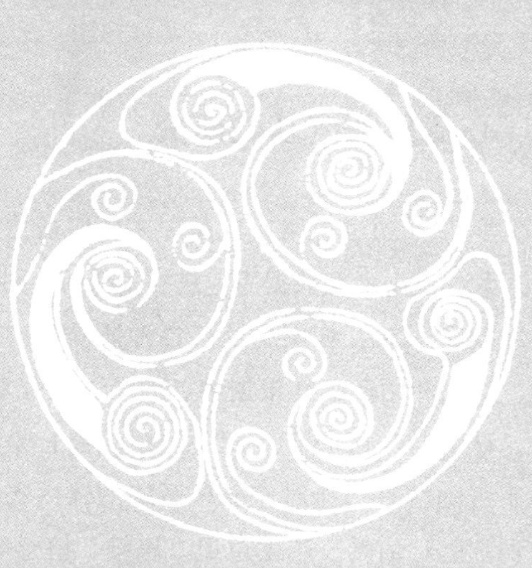

心藏象的临床与实验研究，主要是通过临床疾病状态下患者所表现出心气、心血、心阴、心阳亏虚等相关指标的检测，以及复制各种心病证候的动物模型，以研究心病证候的病理机制，探求心的功能失常的相关指征，并阐释中医心所涉及的人体组织器官及其功能。

第一节 心藏象临床基础研究

张启明等[1、2]通过总结有记载以来中医历史上156位著名医家的医案，建立大型数据库，进行Logistic回归分析，从统计学角度找到了对五脏疾病及其各种证候最重要的病因或病理结果、症状和用药，并根据中、西医学研究对象（人体）的一致性，认为与中医心直接相关的组织器官是心脏和大脑皮质，心系统的特有功能对应循环系统的体内物质运输功能以及脑的识别感觉信号，产生意识、思维、情感等精神活动；另外，肝、甲状腺、消化管、肾也与中医心有间接联系。毕榕等[3]认为，心为五脏六腑之大主，心主神明，是对精神－神经－内分泌－靶器官这个机体最重要的调控网络的整体概

[1] 张连才，张启明．中医心与现代西医学组织器官的相关性研究［J］．辽宁中医杂志，2004，31（12）：1000-1001.

[2] 张启明，张毅，解君，等．中医五脏系统的功能定位［J］．北京中医药大学学报，2014，37（7）：437-442.

[3] 毕榕，张泉，刘晋利，等．心主神明论与心脑疾病关系的研究进展［J］．中西医结合心脑血管病杂志，2007，5（4）：333-335.

括。综上所述，心脏、大脑、肝、甲状腺、肾等器官以及人体神经、内分泌、免疫等系统都与藏象学中的心有联系。

一、心主血脉的临床研究

（一）心主血脉与心脏功能研究

现代医学认为心脏是血液循环系统中最为重要的脏器，血液在血管内正常运行首先依赖心脏的泵血功能。心脏泵血在血液循环中占主导地位，体现了中医学心主血（心气推动血液运行）理论的科学性。心脏节律的搏动、舒缩将血液由心脏泵出，经动脉输送至全身脏腑组织器官，同时动脉血管的节律性收缩，使血流保持一定方向、一定途径循行。心脏节律的搏动、舒缩是血管节律性舒缩的动力，心脏节律的搏动、舒缩在血液循环中占主导地位，体现了中医学心主脉（心气调控脉管的舒缩以使脉管通利）理论的科学性[1]。

心功能的测定是研究心虚证的重要内容之一。樊良卿等[2]研究了心气虚患者的心脏收缩时间间期，发现冠心病心气虚患者的电机械收缩时间延长，左室排血时间（LVET）缩短，排血前时间（PEP）延长，各型患者 PEP/LVET 的异常率，心气虚组＞气阴两虚组，心阴虚无 1 例异常。史载祥等[3]发现心气虚患者 LVET 缩短，PEP、IVRT 延长，PEP/LVET 升高，反映了等容收缩阶段左心室内压上升

---

［1］ 李晓亮．基于“心主血脉”从心论治肢体动脉硬化闭塞症的理论与实验研究［D］．济南：山东中医药大学，2013.

［2］ 樊良卿，王坤根，沈文跃，等．冠心病中医辨证分型的客观指标探讨［J］．中医杂志，1981，22（7）：28-30.

［3］ 史载祥，廖家桢，武泽民，等．“心气虚”患者左心室功能的研究［J］．中医杂志，1982，23（12）：58-61.

速率减慢、射血分数减少以及左心室顺应性减低，并且这些改变随心气虚的加重而恶化。李绍芝等[1]观测了心气虚、心阴虚、心脉痹阻病人左心舒缩功能，发现在收缩功能受损方面，心气虚组＞心脉痹阻组，而心阴虚组无收缩功能受损；在舒张功能受损方面，心气虚＞心脉痹阻＞心阴虚组，提示血流动力学的不同改变是形成3种病证的内在本质之一。杨振平等[2]采用测试左心室收缩时相的方法，观察了心血虚患者静息及负荷刺激后两种状态下左心功能变化情况，结果表明心气虚患者存在着明显的左心功能不全，而心血虚患者则有潜在的左心功能不全。楼正家等[3]对75例心虚证病例的峰值速度E峰、A峰、A/E，舒张早期快速充盈加速度（AC），舒张早期快速充盈减速度（DC），1/2加速时间（1/2 AHT），1/2减速度时间（1/2 DHT），舒张早期血流速度包络线下的面积E，舒张晚期血流速度包络线下的面积A，A/E等10个参数进行了测定。结果表明左心室舒张功能障碍以心阳虚组最明显，其次为心气虚组，再次为心阴虚组。周英等[4]对心虚证患者的左心舒缩功能研究，发现心气虚组病人存在着全部舒缩功能的异常，且程度最重；心脉痹阻病人存在部分舒缩

---

［1］李绍芝，谭日强，颜文明．心气虚证患者左心室舒缩功能的初步研究［J］．中医杂志，1988，29（2）：50-52.

［2］杨振平，薛锦和，徐海萍，等．心血虚患者左心功能变化的初步观察［J］．中医杂志，1989，30（1）：45-47.

［3］楼正家，钱宝庆，潘农．心虚证与左心室舒张功能的关系［J］．中国中医急症，1995，4（4）：170-171.

［4］周英，邓绍宜，俞杉．心血管病表现心虚证患者左心室舒张功能观察［J］．中国中西医结合杂志，1995，15（1）：13-14.

功能指标的异常，且程度轻于心气虚组病人；心阴虚病人无收缩功能指标的异常，仅部分存在舒张功能指标的异常，且程度最轻。魏新军等[1]认为心功能障碍、心排血量减少、组织的绝对或相对灌注不足很可能是冠心病“虚证”的病理生理学基础。王金荣等[2]研究发现心虚组每搏输出量（SV）、每分排血量（CO）、心搏指数（SI）、心脏指数（CI）、左心有效泵力（VPE）低于对照组，总周阻力（TPR）高于对照组。李十红等[3]测定了69例心虚证患者的左心室舒张功能变化，结果除心血虚组外，其余均有不同程度的左室舒张功能异常，提示舒张功能各项指标的改变，可作为临床心虚证诊断的重要依据及评价心虚证疗效的客观定量指标。王硕仁等[4]观察了冠心病心气虚证与左心室功能和心肌缺血三者的相关性，认为冠心病心气虚证左室舒张和收缩功能部分检测指标有显著性差异，左室舒张功能的评价对心气虚证诊断有高敏感性，左室收缩功能则有高特异性。黄碧群等[5]采用心脏切面超声和M型超声心动图对86例心病主证患者的心脏结构和功能进行观测，其超声心动图异常的程度呈心脉瘀证＞心气虚证＞心血虚证趋势，心血虚证患者左房内径、

---

[1] 魏新军.冠心病辨证分型与左心功能关系的探讨［J］.河北中医，1996，15（5）：43-45.

[2] 王金荣，郭慧君，王知佳.339例老年心虚证的临床研究［J］.中国中医基础医学杂志，1996，2（2）：45-46，62.

[3] 李十红，李祥国，于英奇.大鼠心虚证模型左心室功能的研究［J］.江苏中医，1997，18（8）：41-42.

[4] 王硕仁，赵明镜，吕希滢，等.冠心病心气虚证与左心室功能及心肌缺血相关性的临床研究［J］.中国中西医结合杂志，1998，18（8）：457-460.

[5] 黄碧群，袁肇凯.心病气血辨证超声心动图参数分析［J］.湖南中医学院学报，1998，18（3）：2-4，72.

左室后壁厚度、室间隔厚度、主动脉内径均较肝血虚证患者显著升高，故超声心动图指标的改变是鉴别心肝血虚证的重要依据。刘黎青等[1]提出，长期以来，对心虚证的研究，主要集中在心脏的收缩功能上，然而冠心病、高血压病及少数肥厚型心肌病患者的早期，虽然出现了心虚证候，但收缩功能指标并无明显异常改变，据观察，此时已有舒张功能指标的异常。李岚[2]应用多普勒超声诊断仪进行心脏及颈部血管的常规检查，根据血流参数进行分组，观察心脏的左室射血分数（EF）和主动脉峰值血流速度（AV）对颈部血管血流参数的影响，并根据不同的临床辨证分型来观察颈部血管血流参数的情况。结果显示心气虚组与其他证型间左侧颈总动脉的收缩期峰值流速（Vmax）比较有明显差异。

（二）心主血脉与微循环研究

脉由内膜、中膜和外膜组成，可以容纳血液并承载血液的运行。血液能否在脉管中正常运行依赖心脏舒缩、心气鼓动，此外还需要脉管的通畅，这样才能保证脉管的舒缩和张力。黄琨[3]通过分析心脏、血管和活性物质的相关功能性和组织结构基础的变化，初步探索了心主血脉的科学内涵，认

---

[1] 刘黎青，慕小婧．心虚证的客观化研究进展［J］．中华中医药学刊，2007，25（1）：46–48.

[2] 李岚，张亦哲，吴艳春．超声心动图和颈动脉超声检查对“心主血脉”的认识［J］．现代中西医结合杂志，2012，21（21）：2329–2330.

[3] 黄琨．益气活血中药对心梗大鼠冠脉微血管功能障碍及相关分子调控机制的研究［D］．北京：北京中医药大学，2013.

为心主血脉体现了心脏泵血的机械作用和心血管系统的血管调节功能以及对机体的整体调节作用。从血管调节功能的角度而言，心脏的血管调整机制主要包括内皮依赖型功能调整和非内皮依赖型功能调整，这就涉及心脏的自分泌、旁分泌、内分泌及神经系统等多重因素。心脏不仅是动力射血器官和神经－体液作用的效应器官，同时也是一个内分泌器官。它的循环系统通过多种分泌方式，分泌多种生物活性物质，既能维持循环系统，又能参与多种生理病理过程，调节生命活动。心主血脉的功能正常发挥，心血管才能通过分泌并调节 NO/ET-1、PGI_2/TXA_2 等舒缩物质的平衡，调节血管平滑肌的收缩和舒张，调节全身血流分配，满足不同状态下各组织器官的血流需要。当脉道受损后，心血管会主导内皮分泌内皮损伤标志性蛋向 EPCR、TM，提示血管内皮的损伤程度，此时心主血脉功能失调，内源性收缩物质占优势，血管持续痉挛和收缩，加重缺血缺氧。经干预治疗后通过恢复血管内皮的功能保护脉道，继而反馈性抑制心肌组织 NF-κβ 的表达，并降低血清 TNF-α 水平，抑制炎症、免疫反应等对血管内皮的损伤；同时调节脉道内皮分泌血管舒缩物质的平衡，调节局部血供，改善缺血缺氧状态，调节微血管功能障碍。谭达人等[1]研究发现冠心病患者血黏度、全血还原黏度按阳虚、单纯阴虚、阴虚火旺呈依次递增趋势。认为冠心病阴虚、阳虚血流变存在差异的现象也许是阴虚阳虚血液理化性质异同的客观反映之一。杨丁友等[2]观察 72 例心虚证患者血小板活化因子 $CD_{62}P$ 和 CD_{63} 的

---

[1] 谭达人，吴式枢，高肇基，等．冠心病“阳虚”“阴虚”病人血液流变性的初步观察［J］．中医杂志，1981（8）：31-33.

[2] 杨丁友，段学忠．冠心病心虚证不同证型与血小板活化因子 $CD_{62}p$ 及 CD_{63} 表达的关系［J］．中国中医药科技，2001，8（5）：293

表达，发现二者表达量明显升高，提示在治疗心虚证的方药中酌加降低血小板功能的药物，有助于提高疗效。姚怡等[1]根据“心主血脉”理论，认为中医药通过调节心之气血阴阳，对于血管内皮或有一定的保护作用。

（三）心主血脉与神经系统研究

神经系统与心功能的关系非常密切，近年来有人提出了神经心脏病学概念，人体是一个有机整体，所有的功能活动都间接或直接受到神经系统调控，神经系统和心脏病理生理之间有联系。柳侃等[2]检测发现：心气虚患者的呼吸差较正常人明显降低，提示心气虚患者迷走神经功能减退；立卧差明显降低，提示心气虚患者的交感神经功能减退；心气虚患者迅速直立后，其心率比对照组上升缓慢，上升不明显或下降不明显，均提示其交感神经和迷走神经敏感性和协调功能紊乱显著；运动后心率复常时间明显延长；以上表明心气虚者心脏自我调节功能较对照组明显减退。张道亮等[3]对心阴虚、心气虚患者的植物神经系统功能活动进行研究，发现以心搏间距、平卧心率、卧位血压差、24 小时尿儿茶酚胺水平为观察指标，心阴虚、心气虚均有植物神经功能紊乱，其中

---

[1] 姚怡，王庆其．论《黄帝内经》“心主血脉”理论对冠心病诊治的启发［J］．中华中医药杂志，2017，32（6）：2397–2401.

[2] 柳侃，张丽秋，姜永珊．老年心气虚患者心搏间距变化和运动后心率复常时间检测的临床意义［J］．辽宁中医杂志，1989，16（6）：19–20，22.

[3] 张道亮，张晓星，屈松柏，等．心脏病患者心阴虚、心气虚证植物神经功能的研究［J］．中西医结合杂志，1995，15（10）：586–588.

心阴虚患者交感神经兴奋性增高，而气虚证的交感肾上腺系统的兴奋性虽有增高，但交感神经的敏感性下降，且迷走神经功能受损。

（四）心主血脉与内分泌系统研究

心脏是动力射血器官和神经－体液作用的效应器官，同时还是一个内分泌器官。它的循环系统通过多种分泌方式，分泌多种生物活性物质，既能维持循环系统，又能参与多种生理病理过程，调节生命活动[1]。现代研究相继在心血管系统中发现各种激素，包括心源性激素（如心钠素 AMP、肾素血管紧张素 RA、脑钠素 BNP 等）、血管内皮细胞产生的激素（如内皮舒缩因子 EDRF 和 EDCF、内皮素 ET、血小板活化因子 PAF 等）、心脏神经递质（如儿茶酚胺 CA、降钙素基因相关肽 CGRP 等），并把它们直接释放入血，周流到相应的靶器官及组织，发挥生物效应[2]。目前证明心血管系统本身就存在一个局部的肾素血管紧张素（RAS）系统，通过多种分泌方式合成并释放肾素和血管紧张素，调节局部血流和血管紧张性，在许多神经心血管疾病中起重要作用。血管作为运行血液的通道，它的内皮具有分泌多种化学物质的作用，如血管内皮舒张因子（EDRFs）和血管内皮收缩因子（EDCFs），参与体内平衡、炎症反应和免疫反应。血管内皮细胞产生的内皮素 ET 是目前最强的内源性缩血管物质，对脑血管和冠状血管具有强大的血管收缩作用。另如 CGRP 是神经血管系统调节肽中最强的扩血管物质，具有强大的舒张冠脉和脑血管的作用。由此可见，血管内皮是人体重要的调节器官。不单

[1] 孙树印，李慧，屈峰．心力衰竭与 BNP 研究进展［J］．济宁医学院学报，2010，33（1）：71–72.

[2] 王海杰．实用心脏解剖学［M］．上海：复旦大学出版社，2007.

纯是血管上的覆盖物，它通过参与机体平衡、炎症反应和免疫反应来维持心血管内环境稳定。

俞兵等[1]将心气虚患者分为心气虚重证组、轻证组、单心虚组，发现血浆心钠素含量在上述各组中依次递减，证实心气虚患者存在血浆心钠素水平的增高。血栓素（TXA2）和前列环素（PGI2）代谢平衡与否与血小板聚集、血栓形成密切相关。过鑫昌等[2]对68例冠心病心绞痛患者检测前列腺素、血小板功能和血浆抗凝蛋白C、蛋白S后发现，患者血栓素 B_2（TXB_2），β－血小板球蛋白（βTG），血小板第4因子（PF_4）显著增高，6－酮前列环素（6-keto-PGF_{1a}）降低。血瘀证与气证（气虚气滞为主）比较，30例血瘀证以 TXB_2 增高为主，βTG、PF4值高，蛋白C抗原（PC：Ag）降低，38例气证以6-keto-PGF1a降低为主，βTG，PF4增高没有血瘀证明显，PC：Ag代偿性增高。周英等[3]研究发现心血管病心虚证组血浆肾素活性（PRA）、血管紧张素Ⅱ（Ang Ⅱ）和醛固酮（ALD）增高，增高的程度与心虚证的类型有关，其规律是气阴两虚型＞心阳虚型＞心气虚型＞心阴虚型。肾素－

[1] 俞兵，戴瑞鸿，王勇雄，等.心虚证患者心钠素水平的初步观察及其临床意义探讨［J］.中西医结合杂志，1989，9（9）：526-528，515.

[2] 过鑫昌，丁怀翌，戚文航，等.冠心病中医辨证分型与前列腺素、血小板功能、蛋白C抗原的关系［J］.中西医结合杂志，1991，11（5）：263-264，259.

[3] 周英，谭国民，俞杉，等.心虚证患者血浆肾素、血管紧张素Ⅱ和醛固酮变化的观察［J］.贵州医药，1996，20（5）：260-261，321.

血管紧张素－醛固酮系统（RAAS）的测定结果可作为临床评定心虚证的依据。陈建鸿等[1]检测不同证型冠心病患者血浆内皮素（ET）、降钙素基因相关肽（GRP），发现冠心病偏实证组和偏虚证组 ET 增高。ET 增高可作为冠心病夹瘀证的依据；ET 明显增高可作为冠心病偏实各证型的重要依据；而异常增高的 ET 可作为心血瘀阻证的测定指标。文哲双等[2]测定了心阴虚、心气虚证患者的肾素、血管紧张素和醛固酮含量，心阴虚证、气虚证 RAAS 含量均明显增高，认为心脏疾病出现心阴虚证或心气虚证时，是心脏本身内分泌系统功能状态发生改变。梁国荣等[3]研究表明，心阳虚证患者中医证候积分随 B 型尿钠肽（BNP）水平增加而增加；心阳虚证积分与缬氨酸、亮氨酸、异亮氨酸浓度变化没有明显趋势关系，与苯丙氨酸呈正相关趋势。朱灵妍[4]等在 RAAS 生物学网络的平台中整合 RAAS 相关蛋白质水平、基因水平、代谢水平的各种信息，分析其代谢、基因调控途径，提出在“心主血脉”理论指导下的 RAAS 生物学网络研究思路，借此找出有特定生物功能的节点或结构，探索“血”“脉”相关疾病的治疗靶点及中医药如何调控该网络，可能为现代中医药

---

［1］陈建鸿，杜建．冠心病中医辨证与内皮素及降钙素基因相关肽关系的临床研究［J］．中医杂志，1998，39（2）：108-109，68.

［2］文哲双，周江华．心阴虚证心气虚证 RAAS 含量的改变及临床意义［J］．湖北中医杂志，1999，21（10）：445-447

［3］梁国荣，曾瑞峰，温丹婷，等．心衰心阳虚证血浆氨基酸（缬、苯丙、异亮、亮氨酸）代谢指纹图谱研究［J］．中华中医药杂志，2013，28（12）：3735-3738.

［4］朱灵妍，周端．“心主血脉”理论与肾素－血管紧张素－醛固酮系统生物学网络的相关性探讨［J］．广州中医药大学学报，2016，33（6）：875-877.

的研究提供思路。

（五）心主血脉与免疫系统研究

廖家祯等[1]观察了心气虚患者免疫功能变化，应用E花环形成试验、淋巴细胞转化试验、淋巴细胞酸性A-萘乙酸脂酶染色和IgG、IgM观察，结果提示反映细胞免疫的3项指标皆明显低于正常，而反映体液免疫的IgG等未见明显异常。易宇明等[2]观察心气虚患者的淋巴细胞转化率、E花环形成和ANAE染色的测定，显示细胞免疫功能降低；而反映体液免疫的三项免疫球蛋白中IgM有增高趋势，表明心气虚存在免疫功能的低下。张家仕[3]通过实验研究表明，MiR-499-5p的高表达能明显降低人类脐静脉血管内皮细胞的细胞增殖率，影响细胞生长；相反MiR-499-5p的低表达能明提高人类脐静脉血管内皮细胞的细胞增殖率，降低细胞凋亡率；人类脐静脉血管内皮细胞miR-499-5p的表达与SOX蛋白的表达呈负相关，miR-499-5p可能调控SOX6蛋白的表达间接参与炎症反应；心脉的病变是引起心痛重要因素，miR-499水平与冠心病的病变程度有一定的关系，可作为中医辨证分型的参考

---

［1］瘳家桢，康廷培，武泽民，等．冠心病患者免疫功能与中医辨证关系初探［J］．中西医结合杂志，1982（4）：206-208，194.

［2］易宇明．冠心病气虚型与血瘀型部分实验指标分析［J］．中国中西医结合杂志，1995，15（3）：188.

［3］张家仕.MiR-499-5p介导冠心病炎症机制初探及中医证型相关性研究［D］．广州：广州中医药大学，2017.

指标。陈锦[1]检测冠心病血瘀证患者外周血趋化因子 CX3CL1 及其受体 CX3CR1、干扰素－γ（IFN－γ）、肿瘤坏死因子－α（TNF－α）的水平，采用流式细胞术检测冠心病血瘀证患者外周血 CD4+CD28-CX3CR1+T 细胞的水平。结果表明冠心病血瘀证与 CX3CL1、IFN－γ、TNF－α、CD4+CD28-T 细胞、CD4+CX3CR1+T 细胞、CD4+CD28-CX3CR1+T 细胞水平正相关。

二、心主神明的临床研究

强世平[2]研究心主神志与西医学心脑特性之间的联系，从细胞的再生能力看，心肌细胞和神经细胞均为永久性细胞，其数量在胚胎期已固定，后天只有减少，不可再生。其次从细胞膜离子通道的角度看，心肌细胞和神经细胞膜上的钠通道和钙通道十分相近。许多影响心电生理的药物均可影响神经电生理，而骨骼肌、平滑肌腺体上的钠通道和钙通道与心脑细胞差异很大。再者从配体及受体的角度看，儿茶酚胺类（如多巴胺和去甲肾上腺素）对心肌细胞和神经细胞的影响十分明显，而第二信使 CAMP 是近年许多学者认为可作为心主神志的物质基础。景雅婷[3]认为《内经》所谓的神主要指神经－内分泌－免疫网络的信息处理功能。三者之间通过复杂机制互相作用、互相影响。神经系统通过神经纤维传达信息，左心房存

---

[1] 陈锦. 冠心病血瘀证患者 CX3CL1-CX3CR1 与 CD4+CD28-T 细胞及 IFN－γ、TNF－α 的相关性研究［D］. 北京：北京中医药大学，2018.

[2] 强世平. 心主神志与西医学心脑特性之间的联系［J］. 中医药学刊，2005，23（6）：1075-1076.

[3] 景雅婷，王凤荣. 中医心病对“心主神明”内涵的认识初探［J］. 辽宁中医杂志，2014，41（8）：1629-1631.

在容量感受器，颈动脉窦和主动脉体存在压力感受器，内分泌因子则是以血液循环为主要传输渠道，免疫因子主要以血管、组织液和淋巴管为循行通路，所以神经、内分泌、免疫系统都和心血管系统存在着一定的联系。心血管系统的反应调节是系统整合方式作用的主要途径，也就是神的变化。

肠道菌群在人类大脑发育、神经退行性病变中发挥着重要的作用。肠道菌群可通过免疫系统作用于大脑，进而影响机体正常的思维意识活动[1]。肠道菌群与神经系统疾病密切相关，如肠道菌群与帕金森病、阿尔茨海默病和亨廷顿病等神经（自身）免疫及神经退行性疾病相关[2]。此外，肠道菌群代谢产物可通过血脑屏障，进而调控大脑行为[3]。肠道菌群代谢物质可能是肠道微环境与神明密切相关的物质基础。张晓梅等[4]基于肠道微环境探讨“心主神明”。心与小肠相表里，肠道菌群是肠道微环境的核心组成部分，正常人体的肠腔内有大量的菌群共生，共同维系肠腔内环境的稳定。某些

---

[1] Winek K，Dirnagl U，Meisel A .The Gut Microbiome as Therapeutic Target in Central Nervous System Diseases：Implications for Stroke［J］.Neurotherapeutics，2016，13（4）：762–774.

[2] Tremlett H，Bauer K C，Appel–Cresswell S，et al.The gut microbiome in human neurological disease：A review［J］.Annals of Neurology，2017，81（3）：369–382.

[3] Bonini J A，Anderson S M，Steiner D F.Molecular Cloning and Tissue Expression of a Novel Orphan G Protein–Coupled Receptor from Rat Lung［J］.Biochemical & Biophysical Research Communications，1997，234（1）：0–193.

[4] 张晓梅，刘天浩，卫娜，等.基于肠道微环境探讨“心主神明”的内涵与外延［J］.中医杂志，2017，58（19）：1629–1632.

特定的菌群会对人体的精神、意识和行为产生影响。

杨涛等[1]认为中医“心主神明”功能虽然还不能完全被西医学所接受，但仍有大量的科学依据表明心脏的功能与大脑的精神意识和思维活动密切相关。①心脏泵血功能正常是脑功能正常的前提，“心主血脉”的功能正常是脑功能正常的重要保障。② B 型利钠肽（BNP）主要由心室合成和分泌，储存于心房中，并随血流分布全身。BNP 除血管活性作用外，还与脑认知功能障碍呈高度相关，这些进一步为“心主神明”理论提供了依据。③心血管疾病对焦虑、抑郁等精神疾病的发生具有促进作用，心脑之间密切相关[2]。④早期心功能异常患者和慢性心力衰竭（CHF）患者均存在明显的认知功能损害，CHF 患者认知功能损害较无 CHF 者明显增多，严重程度更重，认知障碍程度与 CHF 的心功能恶化程度呈正相关[3]。李氏[4]等通过对 1007 位老年患者的影像学检测发现，高血压患者存在脑白质损害，且大脑额叶与顶叶之间功能连接存在损害，该类患者认知功能将进展成为一种特定的认知功能下降模式。⑤其他依据。

---

[1] 杨涛，赵明镜，王蕾，等．“心主神明”的内涵及现代科学依据［J］. 北京中医药大学学报，2016，39（10）：811–814.

[2] Van Vliet P，Sabayan B，Wijsman L W，et al.NT–proBNP，blood pressure and cognitive decline in the oldest old：The Leiden 85–plus Study［J］. Neurology，2014，83（13）：1192–1199.

[3] CURETR，BLAUMCS，GIORDANIB，etal.Prevalence of Cognitive Impairment in Older Adults with Heart Failure［J］.Journal of the American Geriatrics Society，2012，60（9）：1724–1729.

[4] Li X，Liang Y，Chen Y，et al.Disrupted Frontoparietal Network Mediates White Matter Structure Dysfunction Associated with Cognitive Decline in Hypertension Patients［J］.Journal of Neuroscience，2015，35（27）：10015–10024.

心磁场在一定程度上会对脑细胞产生影响，进而对人体的精神、意识等脑功能发挥作用。A.H 克罗默测量人体生物磁场证明，心脑磁场与知觉、精神活动相关[1]。另外，近代随着医学的飞速进步，心脏移植手术得到快速发展，越来越多的心脏移植术后的患者其性格、思维、行为方式等都发生了改变。美国的一项调查结果显示，在接受心脏冠脉搭桥术的 129 名病例中有 55 人的智力下降，表现为反应迟钝、处理问题能力下降、记忆力减退等"神明"受损的症状，另有 8 名患者的脑功能直接受到损伤。这些证据似乎都提示心脏与精神、情绪、思维活动关系密切。

郑敏麟[2]提出"五藏"其实是细胞的"五脏"，其中"心"——细胞膜上的离子通道，它属于细胞膜应激系统的一部分（其功能不同于保持细胞内物质的稳态的载体，而更类似于受体－信号系统），也位于细胞的最外层，故都属上焦。心藏神的过程表现为：当突触后膜上的受体接受了其他神经元释放的递质后，立即引起神经元细胞膜上离子通道的改变，导致离子在细胞膜内外的进出和膜电位的变化。外界信息在大脑里内化为各种递质，而递质又通过突触后膜上的受体离子通道内化为神经元的膜电位的变化，从而最终导致神经元静息、抑制或兴奋状态的改变。宏观上则表现为思想和行动的改变。

---

[1] 克罗默．生命科学用物理学［M］．北京：人民卫生出版社，1980：400.

[2] 郑敏麟．中医藏象实质细胞生物学假说（下）［J］．中医药学刊，2004，22（7）：1235–1236，1291.

中医学理论认为“神明”和“血脉”作为心所主功能的2个重要方面，临床上存在“用”和“体”的辩证关系，现代临床研究也发现不同血液红细胞水平人群可能在情绪调节方面表现差异。机体内EPO的反馈调节可能与miR191、Riok3、Mxi1的转录调控相关，导致血中红细胞、血红蛋白数量与功能的变化，从而形成不同水平的个体差异，而这种差异变化与机体对情绪的调节能力密切相关，影响了人体日常情绪的调节能力。因此，扈新刚等[1]提出可以选取不同血液红细胞水平被试者，利用现代心理学情绪诱发实验技术及情绪量表研究方法观察被试者试验前后情绪变化特点，进一步探讨情绪变化与红细胞调控水平的关联性。基于上述分析可以看出，采用心理学情绪视频诱发实验的技术，通过对不同血液血红蛋白水平健康被试者进行视频刺激，分别诱发被试者处于愤怒、悲伤、愉悦、平静等不同情绪状态，选取情绪视频刺激后的不同时间点研究情绪的变化特点，分析被试者宏观情绪量表及微观EPO、miR191、Riok3、Mxi1等指标的变化，从基因水平探讨情绪变化与红细胞调控指标的相关性，是揭示中医“心主神明”理论科学内涵的重要途径和方法。

三、心开窍于舌的临床研究

舌的血流丰富，可以作为观察循环系统缺血缺氧的窗口，这与现代诊断学的观点一致。“心和知五味”有“臂舌循环时间测定”佐证：取10%葡萄糖5mL，加糖精2.5g，自正中静脉缓注，同时计

[1] 扈新刚，王雪，杨丽，等.从中医“心主神明”理论探讨情绪调节与红细胞调控水平相关的方法探析[J].世界中医药，2019，14(1)：228-231.

时，当病人报告有舌尖甜味时即停秒表。正常值为 10 ～ 17 秒；时间大于 20 秒见于左心衰竭、渗出性或缩窄性心包炎等症，时间小于 10 秒见于各种心排血量增多疾病，如甲状腺功能亢进、贫血、动静脉瘘等。此外，还见于先天性心脏病如法乐氏四联症。单纯右心衰竭者，臂至舌循环时间正常，同时有左心衰竭者，臂至舌时间明显延长[1]。

郅本海[2]在临床上发现老年冠心病患者多有舌干（病），自觉舌像木锉一样，夜间更甚。望之干枯，扪之无津，颗粒粗糙如砂石，有的扪之糙手，发出唰唰响声，有的舌光无苔，舌质紫暗，味蕾肿大红痛。结合中医学理论“心开窍于舌”“舌为心之苗”，推断冠心病患者不仅有冠状动脉粥样硬化病变，且同时有舌动脉硬化改变，因此导致舌缺血，舌的抗菌功能下降而引起舌炎，表现为舌干（病）。廖生[3]基于“心开窍于舌”理论研究冠心病（痰浊证）患者舌苔菌群构成，结果发现冠心病（痰浊证）患者与健康人群组之间以及急性心肌梗死（痰浊证）组与心绞痛（痰浊证）亚组之间比较在门、纲、目、科、属、种水平上均有相应的物种显著性差异，因此通过对冠心病（痰浊证）患者舌苔菌群的研究，

---

[1] 林棋．中医心理论与现代医学的联系［J］．中华中医药学刊，2011，29（12）：2610-2615.

[2] 郅本海．心开窍于舌与缺血性心脏病（冠心病）［A］．中国中西医结合学会．第二次世界中西医结合大会论文摘要集［C］．中国中西医结合学会：中国中西医结合学会，2002.

[3] 廖生．基于“心开窍于舌”探讨冠心病（痰浊证）与舌苔菌群的相关性［D］．广州：广州中医药大学，2016.

有助于完善冠心病（痰浊证）舌苔信息的识别、分析，有助于冠心病的诊疗。郭利平等[1]认为心和舌的生理、病理关系密切，从舌体的色泽、濡润、灵活度以及语言和味觉等方面，可以反映心主血脉的功能和气血运行情况，从而反映心的病变。其临床应用主要体现在以下几方面：由舌疗心，如舌下给药治疗冠心病、由舌象判断心功能、由舌象救治急性心梗患者等；由舌疗不寐，如通过观察舌上红点瘀点判断夜寐情况、通过舌象辨治不寐等；由心疗舌，如从心脾论治舌痛、口舌溃疡等。

四、心应夏的临床研究

史楠楠等[2]认为“心应夏”指心的生理特性与夏季阳热之性相通应，并顺应夏季调控机体生命活动。流行病学研究发现心血管系统疾病发病规律有明显的季节性倾向，心血管系统疾病发病率与季节因素密切相关，但主要与夏、冬两季最为相关。夏季是心血管系统疾病发病的低谷，冬季为发病高峰期，但也有一些研究认为夏季为心血管系统疾病发病第 2 高峰期。流行病学揭示出的心血管系统疾病发病规律与《内经》记载的心应夏理论相似，但在冬夏出现心脏病发病双高峰的研究结果似乎又与心应夏理论矛盾，心应夏理论的本质内容有待进一步研究。

光照的变化是昼夜和季节更替最为本质的标志，松果体具有感

---

[1] 王欢欢．郭利平教授从心论治舌疾验案举隅［J］．世界中西医结合杂志，2018，13（7）：914-917.

[2] 史楠楠，刘晓燕，袁卫玲，等．“心应夏”理论与心血管系统疾病现代流行病学研究［J］．北京中医药大学学报（中医临床版），2009，16（5）：34-35.

光和内分泌的双重功能，它通过颈上神经节接受视网膜传至视交叉上核的光照变化信息，并将之转化为褪黑素分泌上明显的节律性，成为生物体沟通内外环境的桥梁。中医学“心应夏”的这种血管随季节而变的调控，很可能也是通过松果体这一中介来完成的。石勇铨等[1]检测中期引产的胎儿心脏和动脉血管褪黑素受体蛋白及其 mRNA 的表达，发现心脏和主动脉血管存在褪黑素 Rl 和褪黑素 R2 受体蛋白及其 mRNA 的表达，说明心脏和主动脉血管是褪黑素作用的靶器官，褪黑素通过位于心脏和主动脉血管的褪黑素 Rl 和褪黑素 R2 受体发挥着对心脏和血管功能的直接调节作用。心血管系统的褪黑素受体表现高亲和力，具有饱和性、可逆性和稳定性的特点。间接调控作用通过其他激素来完成。褪黑素是一种调节性激素，直接或间接影响其他激素的分泌，从而间接调节心血管系统的活动。褪黑素在心脑血管系统功能的调节中发挥着重要的作用，它不仅具有明显的抗脂质过氧化防治缺血性再灌注心肌损伤和脑梗死的特性，还可降低血压，有助于恢复动脉血压的昼夜节律。此外，褪黑素具有强大的清除自由基功能，可消除多种类型的高脂血症。

五、心与小肠相表里的临床研究

王锡宁[2]通过移植“大陆板块漂移”学说，发现“人体

[1] 石勇铨，陆祖谦，何金，等.人胚胎心血管褪黑素受体的鉴定及其生物学特性［J］.中国病理生理杂志，2000（10）：221.

[2] 王锡宁.论人体巨系统的解剖构成原理：结绳原理［J］.医学理论与实践，1993，6（1）：40–43.

巨系统的解剖构成原理——结绳原理”及“颈上人与颈下人”的解剖对称结构，成为第一个发现“腹脑”的人。现代医学研究证实，心与小肠来源于同一胚层，早期胚胎发育中产生的神经脊，一部分进入了中枢神经系统，另一部分变成肠神经系统[1]。王惠等[2]研究发现，临床有患者在小肠梗阻的同时出现了一些精神症状，并且伴随着小肠梗阻的缓解和彻底解除，精神症状逐步减轻直至消失。周正华等[3]基于肠梗阻患者出现心动过缓而提出肠心反射学说，现代医学用“心磁场”“脑肠互动学说”解释肠易激综合征的发生机制，又为“心（脑）与小肠相表里”理论提供了科学依据。刘声等[4]研究表明，小肠上端的 H.D 细胞分泌血管活性肽，可以使小肠和胰液分泌增加，以利于小肠的消化、吸收，同时血管活性肽可增强心肌收缩力，对心冠状动脉、肝动脉有强烈的扩张和降血压的作用。另外，现代医学研究发现，循环血量的改变不仅影响小肠吸收、分泌，还直接影响其运动，而小肠分泌的激素同样也可影响到心脏。分布在小肠上段肠黏膜腺窝处、十二指肠球部、空肠、回肠的 S 细胞分泌的促胰腺素，能够增加心排出量，并对肠系膜动脉、肝动脉有直接扩张作用。学者还发现，半结扎小肠可引起心脏的变化，用肉眼或显微镜观察均可见心脏不同程度的病理损害，而结扎大肠则未见

---

[1] 罗正威．中医五脏实质为三胚层说［J］．中国中医基础医学杂志，2002，8（9）：3-6.

[2] 王惠，冯治平，唐文富，等．“心与小肠相表里”理论治疗小肠梗阻合并精神症状 1 例及其文献回顾［J］．河北中医，2013，35（5）：698-699.

[3] 周正华，马玲玲．从“心与小肠相表里”探讨肠易激综合征［J］．中国中医基础医学杂志，2014，20（6）：731-733.

[4] 刘声，杨国旺，王笑民．“心与小肠相表里”浅释［J］．中医学报，2015，30（3）：376-377.

此变化。这为中医学的“心与小肠相表里”理论找到了有力的证据。

王玲等[1]探讨冠心病患者的肠道菌群变化及肠道菌群对尿酸的分解活性之间的相关性。结果患者组粪便中肠道细菌总负荷明显增加，其中，双歧杆菌及乳酸杆菌明显减少；大肠杆菌、幽门螺杆菌、链球菌均明显增加，以链球菌更为明显。患者组肠道菌群对尿酸的分解活性及血尿酸水平均明显升高，肠道菌群对尿酸的分解活性与粪便标本中细菌总负荷及大肠杆菌含量呈正相关，以与大肠杆菌含量的相关性明显，并与血尿酸水平呈正相关。说明冠心病患者存在肠道菌群紊乱，并与肠道细菌对尿酸的代谢活性相关，提示肠道菌群的变化与冠心病的发生及发展机理有一定关系，肠道菌群失衡可能是促进冠心病发生的原因之一，肠道菌群对尿酸的代谢能力可能参与这一致病过程。赵颖等[2]也提出肠道菌群可能通过参与调节宿主胆固醇代谢、氧化应激和炎症从而促进心血管疾病的发生、发展。胡海兵等[3]研究发现冠心病患者与健康人群的肠道菌群在菌群结构上存在较大差异；同时冠心病患者肠道菌群致病菌数量多于健康人群，而拟杆菌类有益

---

[1] 王玲，李群．冠心病患者肠道菌群分布及其与尿酸代谢的关系分析［J］．现代消化及介入治疗，2012，17（6）：327–329.

[2] 赵颖，付军．肠道菌群与心血管疾病的研究进展［J］．中国老年学杂志，2014，34（3）：1443–1446.

[3] 胡海兵，崔立，郭靓骅，等．基于高通量测序技术的冠心病患者肠道菌群多样性研究［J］．上海交通大学学报（农业科学版），2016，34（2）：1–11.

菌则低于健康人群。曲华等[1]基于中医“心合小肠”理论，通过对小肠生理病理的分析，结合现代医学肠道微环境研究进展，总结动脉粥样硬化和小肠功能、肠道微环境之间的病理生理关系。认为肠道微环境的稳态是小肠发挥正常生理功能的基础，动脉粥样硬化的发生发展与小肠“泌别清浊”“受盛化物”功能异常和肠道微环境稳态失调密切相关。郭宗耀等[2]将心与小肠关系总结为三个方面：①颅脑肠脑（腹脑）说；②冠心病与肠道菌群关系；③经络相关。苟小江等[3]研究认为，胆固醇的吸收和代谢、冠状动脉硬化斑块的炎症损伤等均与肠道微生物的作用具有密切相关性，肠道微生物可以通过调节宿主胆固醇代谢、改变炎症反应等过程影响冠心病，三者之间存在紧密相关的联系，充分体现了“心与小肠相表里”理论。基于中医理论“心与小肠相表里”，可以利用中医药调控肠道微生物的动态平衡达到预防冠心病等心血管疾病的效果。

针刺研究结果显示，电针心经、小肠经腧穴可改善急性心肌缺血大鼠心电图，降低急性心肌缺血大鼠血清肌酸激酶和乳酸脱氢酶活性水平，对急性心肌缺血具有保护作用[4]。心经和小肠经的腧穴

---

[1] 曲华，姜众会，杨巧宁，等．基于“心合小肠”论动脉粥样硬化与肠道微环境的关系［J］．中医杂志，2018，59（23）：2009-2012.

[2] 郭宗耀，刘芸，高玉萍，等．“心与小肠相表里”理论的源流与发展［J］．中医杂志，2017，58（2）：96-99.

[3] 苟小江，王培利，王承龙．基于“心与小肠相表里”审视冠心病与肠道微生物的关系［J］．中西医结合心脑血管病杂志，2019，17（19）：2956-2959.

[4] 周美启，周逸平，汪克明，等．电针心经、小肠经对心肌缺血损伤大鼠心电图和心肌酶学的影响［J］．中医药临床杂志，2005，17（6）：572-573.

可改善冠心病患者心肌供血，并且腧穴的治疗作用有相对特异性[1]。对针刺心经与小肠经腧穴干预心脏和下丘脑基因表达谱的比较研究则表明，在心脏和下丘脑差异基因数目上，均显示心经组和小肠经组变化趋于一致[2]。

六、心肾相交的临床研究

陈伟等[3]提出，中医学“肾”的现代生物学本质已被证明与维生素 D 轴存在关系，中医学“心”的部分脏腑功能维持及失常被认为与肾素 - 血管紧张素系统激活有关，通过对最新 VitaminD–FGF23–Klotho 轴以及 RAS 相关的研究进展进行回顾，提出中医学“心肾相交”理论的物质基础可能与 VitaminD–FGF23–Klotho 轴、RAS、维生素 D 轴功能有关。

临床发现心血管疾病、慢性肾功能疾病患者常伴发贫血。心血管疾病、慢性肾功能疾病、贫血三者之间相互影响，任何一方的恶化都会加重其他两方的进展，最终形成一个恶性循环，即心肾贫血综合征[4]。心肾贫血综合征概念的提出也

[1] 王艳静 . 针刺心、小肠和大肠之原穴对冠心病患者心电图即刻效应的对比观察［D］. 济南：山东中医药大学，2008.

[2] 周美启，周逸平，汪克明，等 . 针刺心经与小肠经干预心脏和下丘脑基因表达谱比较研究［J］. 安徽中医学院学报，2007，26（2）：18–21.

[3] 陈伟，吴建屏，管连城，等 . 从 VitaminD–FGF23–Klotho 轴角度关于“心肾相交”理论的现代医学本质探讨［J］. 中华中医药学刊，2018，36（10）：2491–2493.

[4] 王志向，李保春 . 心肾贫血综合征的研究进展［J］. 中国中西医结合肾病杂志，2007，8（9）：551–553.

说明心血管疾病、慢性肾功能疾病、贫血三者之间有着纵横交错的联系，同时从另一角度也说明心肾精血同源互化也是心肾相交的重要内容。研究表明，中医补肾法在治疗冠心病、心律失常、慢性心衰等疾患中优势更加凸显[1]。黄梅花等[2]提出，蛋白尿是心血管疾病发生的早期预测因子，动脉粥样硬化性心血管疾病是蛋白尿患者的主要合并症。蛋白尿与冠状动脉动粥样硬化性心脏病（CHD）都存在着本虚标实的病机特点，本虚为脾肾两脏虚损，标实皆以痰湿、瘀血为主；从心肾理论来看，“心肾相交”“水火既济”，心肾功能才能协调，故肾病可及心，为肾心同病，肾心阴阳失调。因此，蛋白尿与 CHD 间有着必然的内在关系，降低微量白蛋白尿具有心血管保护作用。

第二节　心藏象实验研究

心藏象的实验研究，主要涉及心主血脉、心主神明的机理，以及心气通应于夏、心与小肠相表里关系等问题展开。

---

［1］林飞，王阶．“心肾相交”在现代心血管疾病中的应用［J］．中华中医药杂志，2014，29（9）：2867–2870.

［2］黄梅花，方锦颖．中医对蛋白尿与冠状动脉粥样硬化性心脏病相关性的认识探讨［J］．河北中医，2016，38（12）：1887–1889，1894.

一、心主血脉的实验研究

刘雪强[1]在肺主行水与心主血脉密切相关的基础上，复制了肺不行水的寒饮蕴肺证家兔病理模型，对肺行水失常影响心主血脉功能的有关机制进行了探析。结果表明，病模的血液流变学指标升高，TXB2 升高、6-Keto-PGF1α 减低，血管紧张素降低，心肺组织的 NO、SOD、MDA 的含量都有相应的改变。张明雪等[2]应用多元逐步回归模型对冠心病心阳虚证大鼠模型血小板功能及形态变化进行分析，结果血小板功能亢进与心阳虚程度呈正相关，提示血小板变化可以作为冠心病心阳虚证的客观指标。李晓亮[3]基于“心主血脉”理论，认为动脉硬化闭塞症（ASO）病变虽在脉管，但其根本在五脏之心，治疗当从心论治。实验结果说明养心通脉汤能通过调节血管内皮紊乱、抑制血管平滑肌细胞增殖、抗炎、降脂等作用机制有效防治 ASO，为从心论治 ASO 提供了科学依据和有效方药；心脏分泌的 BNP 为“心主血脉”的物质基础之一，为进一步诠释“心主血脉”的科学内涵提供了科学依据。

---

[1] 刘雪强．肺主行水与心主血脉相关性的研究［D］．济南：山东中医药大学，2002.

[2] 张明雪，常艳鹏，曹洪欣．温阳活血中药复方调控冠心病（心）阳虚血瘀证大鼠血小板内受体、信号转导的作用机制研究［J］．中华中医药杂志，2008，23（6）：494-497.

[3] 李晓亮．基于“心主血脉”从心论治肢体动脉硬化闭塞症的理论与实验研究［D］．济南：山东中医药大学，2013.

莫楠[1]探讨具体证“心血瘀阻证”和基础证“血瘀证”在心肌细胞损伤方面是否存在差异及其可能机制。发现血液流变学改变是二者的共性特点之一；“心血瘀阻证”具有心肌细胞损伤的个性证候特征，心肌组织 SOD 活性的下降是其可能机制之一。简维雄等[2]通过对心血瘀阻证大鼠血浆的代谢产物、血液流变学指标的变化，以及养心通脉方干预后指标改变的分析识别，探讨大鼠心血瘀阻证血浆代谢产物的“组装”规律。结果表明发生改变的乳酸、丙氨酸、缬氨酸、琥珀酸、苹果酸、硬脂酸、花生四烯酸、果糖等 8 种代谢物与反映“血瘀”病理的血液流变学指标的改变具有一致性，有可能作为心血瘀阻证代谢性生物标志物。郑景辉等[3]探讨心血瘀阻证大鼠血浆代谢网络模型。结果发现 9 个代谢产物参与了 15 条代谢通路，其中泛酸盐和 CoA 生物合成、丙酸代谢、不饱和脂肪酸生物合成通路参与大鼠心血瘀阻证的病理过程。郑景辉等[4、5]建立大鼠急性心梗心血瘀阻证模型，发现基质金属蛋白酶 –2、9 参与心血瘀阻证心肌微环境的变化，心肌微环境磷酸化 p38（p–p38）信号转导通

[1] 莫楠．心血瘀阻证与血瘀证大鼠心肌细胞损伤的实验研究［D］．长沙：湖南中医药大学，2007.

[2] 简维雄，黄献平，陈清华，等．基于气相色谱 – 质谱的大鼠心血瘀阻证血浆代谢组学研究［J］．中华中医药学刊，2009，27（4）：796–798.

[3] 郑景辉，莫云秋，简维雄，等．心血瘀阻证大鼠血浆代谢网络模型分析［J］．世界科学技术 – 中医药现代化，2014，16（7）：1614–1618.

[4] 郑景辉，杨恒宝，宁桂兰，等．心血瘀阻证心肌微环境基质金属蛋白酶 –2、9 表达的实验研究［J］．中华中医药学刊，2014，32（6）：1290–1292.

[5] 郑景辉，袁肇凯，莫云秋，等．心血瘀阻证模型大鼠心肌微环境 p38 信号通路的变化及在骨髓间充质干细胞移植中的作用［J］．中医杂志，2014，55（10）：875–878.

路激活，可促进移植的骨髓间充质干细胞向心肌细胞方向分化。张月娟[1]通过实验研究结果表明，与冠心病急性血瘀证不同，冠心病慢性血瘀证早期首先是血管内皮功能，能量/物质代谢，细胞增殖/凋亡，细胞信号传导、炎症反应、免疫反应、血小板聚集等生理过程发生病理改变，发展到中、后期才会出现心肌损伤、纤维化等通路的改变。揭示了冠心病慢性血瘀证的病理机制很有可能在于炎症反应、免疫反应、缺氧及血管内皮生长因子/血小板因子诱发的能量代谢障碍与细胞增殖/凋亡程序的启动。

二、心主神明的实验研究

心和脑之间有着密切的联系，心功能的降低可以引起脑部神经系统的生理功能出现紊乱，这对阐述中医“心主神明”理论的科学内涵提供依据。Boubacar 等[2]观测心肌梗死大鼠脑内细胞凋亡的发生情况，心肌梗死大鼠的杏仁核显示磷脂酰肌醇-3-激酶（PI3K）活性降低，而 Bax/Bcl-2 比率、caspase-3 和 TUNNEL 阳性染色细胞数量显著增加。心肌梗死对凋亡的影响可以完全被一种细胞因子合成抑制剂己酮可可碱（PTX）逆转。研究结果表明，心肌梗死诱导的杏仁核细胞凋亡为细胞因子的敏感性机制，这一机制可以阐释心梗后

[1] 张月娟.冠心病慢性血瘀证循环 miRNA 指纹图谱及网络构建的研究［D］.长沙：湖南中医药大学，2017.

[2] Wann BP，Boucher M，Kaloustian S，et al.Apoptosis Detected in the Amygdala Following Myocardial Infarction in the Rat［J］.Biol Psychiatry，2006，59（5）：430-433.

严重抑郁障碍的发生。进一步观察发现，心梗后SD大鼠的蔗糖水消耗和强迫游泳时间显著减少，额前皮质和下丘脑的Bax/Bcl–2比率显著增加，认为心肌梗死后行为缺失和边缘系统细胞凋亡与人心肌梗死后抑郁情况相一致[1]。郁志华[2]实验研究显示，心气虚证动物模型会出现脑内胆碱能系统的变化，AchE活性增加、M受体Rt值降低，从而造成Ach量的不足，是造成学习记忆能力下降的原因之一。

顾燕频等[3]基于Sigma–1受体功能探讨中医心主神明理论的物质基础，Sigma–1受体广泛分布于哺乳动物大脑，特别在大脑的情感调节区和脑干运动区有较多的分布，脑黑质、尾状核、小脑、红核、杏仁核、海马、扣带回等具有高度表达[4]。而随着研究深入，发现Sigma–1受体在心脏、肺、肝以及肾上腺等组织均有表达，其在左右心室中的含量尤为丰富（比大脑提取物高出8～10倍）。目前研究显示，Sigma–1受体与学习、记忆、精神分裂症、心理渴求、觅药行为及药物介导的行为敏化等密切相关，在认知记忆活动、抑郁

[1] Wann BP，Bah T M，Boucher M，et al.Vulnerability for apoptosis in the limbic system after myocardial infarction in rats：a possible model for human postinfarct major depression.［J］.Journal of Psychiatry & Neuroscience，2007，32（1）：11.

[2] 郁志华，林水森，陈久林.心气虚证模型大鼠学习记忆和脑内胆碱能系统变化［J］.中国老年学杂志，2010，30（19）：2782–2784.

[3] 顾燕频，陶丹红.基于Sigma–1受体功能探讨中医心主神明理论的物质基础［J］.中国医刊，2017，52（3）：7–30.

[4] Johannessen M，Fontanilla D，Mavlyutov T，et al.Antagonist action of progesterone at σ–receptors in the modulation of voltage–gated sodium channels.［J］.Am J Physiol Cell Physiol，2011，300（2）：C328.

症、焦躁症、药物成瘾、精神分裂症、脑缺血保护，还有运动功能失调如帕金森等疾病的发病过程中起重要作用，参与多种精神调节活动。此外，Sigma-1 受体下调能够降低对小鼠心肌细胞钠通道的抑制，其内源性配体 DMT 则通过 Sigma-1 受体抑制小鼠心肌细胞钠离子通道的电流[1]。Sigma-1 受体的拮抗剂黄体酮还可能参与脑部和心血管的内分泌调节过程。Zhang 与 Cuevas[2] 在大鼠心脏内的副交感神经元上发现 Sigma 受体的激动剂能够可逆性地抑制延迟外向整流钾通道、大电导的敏感的钾通道和不失活的钾电流，Sigma 受体直接与心脏神经元中的钾通道结合来进行调控，且不依赖于胞内第二信使或者蛋白。Ito 等[3] 研究发现在压力超负荷诱导的心衰模型，大鼠脑内 Sigma-1 受体表达下降，并出现抑郁样症状。继而，Ehmke 等[4] 发表评述，Sigma-1 受体可能成为“双心”之间的桥梁，并鼓励临床研究去重新评估 Sigma-1 受体治疗心力衰竭患者抑郁症的价值。Sigma-1 受体可以通过 PLC-PKC-

---

［1］ Fontanilla D, Johannessen M, Hajipour A R, et al.The Hallucinogen N, N-Dimethyltryptamine（DMT）Is an Endogenous Sigma-1 Receptor Regulator［J］.Science，2009，323（5916）：934-937.

［2］ Zhang H，Cuevas J . σ Receptor Activation Blocks Potassium Channels and Depresses Neuroexcitability in Rat Intracardiac Neurons［J］. Journal of Pharmacology & Experimental Therapeutics，2005，313（3）：1387-96.

［3］ Ito K，Hirooka Y，Matsukawa R，et al.Decreased brain sigma-1 receptor contributes to the relationship between heart failure and depression［J］.Cardiovascular Research，2012，93（1）：33-40.

［4］ Ehmke H .The sigma-1 receptor：a molecular chaperone for the heart and the soul？［J］.Cardiovascular Research，2012，93（1）：6-7.

IP3 通路，使内质网钙库释放 Ca^{2+}，从而使胞内 Ca^{2+} 浓度升高，在这个过程中伴随着 Sigma-1 受体向细胞膜和细胞内的转移。SA4503 为选择性 Sigma-1 受体激动剂，具有抑制由 Ang Ⅱ 诱导心肌细胞引起的肥大，从而推测兴奋 Sigma-1 受体可能帮助心力衰竭患者改善因心肌肥厚引起的功能衰竭[1]。长期服用氟哌啶醇的精神分裂症患者有可能出现心力衰竭，而该药则是 Sigma-I 受体的拮抗剂。Hirano 等[2]发现在主动脉结扎小鼠诱发心力衰竭模型，氟哌啶醇可通过让心脏中 Sigma-1 受体失活和（或）减少其表达来改变线粒体 Ca^{2+} 转运导致三磷酸腺苷产量减少。氟伏沙明因与 Sigma-1 受体的高度亲和力改善了肥厚性心肌细胞的线粒体 Ca^{2+} 转运及三磷酸腺苷产量[3]。可调节精神情志疾病的 Sigma-1 受体被发现在心脏中广泛表达，在“心”疾病关联性研究中起到重要的调控作用。根据上述，推测 Sigma-1 受体正常表达与心主神明存在一定相关性。

三、心应夏的实验研究

王志飞[4]提出“心应夏”脏腑适应性调控假说。实验结果发现，

---

［1］ 高晓飞 .Sigma-1 受体的激动剂对电压门控型钠离子通道 Na_v1.2 的调节作用研究［D］. 上海：复旦大学，2012，96.

［2］ Hirano K，Tagashira H，Fukunaga K .Cardioprotective Effect of the Selective Sigma-1 Receptor Agonist, SA4503[J].YAKUGAKU ZASSHI, 2014, 134(6): 707-713.

［3］ Tagashira H，Bhuiyan M S，Shioda N，et al.Fluvoxamine rescues mitochondrial Ca^{2+}，transport and ATP production through σ 1 -receptor in hypertrophic cardiomyocytes［J］.Life Sciences，2014，95（2）：89-100.

［4］ 王志飞 .“心应夏”理论及其受体调控机制研究［D］. 北京：北京中医药大学，2010.

相对于冬季而言，夏季实施松果体摘除手术或伪手术的大鼠，其受体的表达与生理情况下相比差异较大。推测其原因可能是机体的季节性调控系统冬季的表达较弱，这样当调控被阻断时，指标水平的变化不大；而夏季则不然，由于调控较强，当阻断这一调控时，就会表现出与生理状态下的显著性差异，说明从心主血脉的角度认识"心应夏"，可能主要表现为其调控功能在夏季加强。因此"心应夏"调控以心主血脉为基础，但不能简单地理解为心血管舒缩功能的季节性不同，心血管系统的调控在夏季加强，可能是"心应夏"脏腑适应性调控的一个重要方面；而在"心应夏"的调控网络中，松果体介导的光信号转导通路起着重要作用，但并非沟通人与自然界季节变化的唯一途径。张华[1]基于中医"心应夏"理论的冬夏变化对血管内皮功能物质影响的实验研究表明：①冬、夏季血管内皮功能物质 ET-1 和 NO 均有极显著差异。其中具有缩血管、升压、促血栓作用的 ET-1 表现为冬高夏低，具有舒血管、降压、抗血栓的 NO 表现为夏高冬低。②血管内皮功能物质的冬夏变化与松果体的高位调节作用有关。手术组大鼠在摘除松果体后，ET-1 和 NO 水平均表现为冬夏无显著差异。而松果体是分泌褪黑素的主要器官，所以这种差异与褪黑素有重要的联系。③ ET-1 与 NO 在冬季出现平衡失调，在夏季基本平衡。ET-l/NO 的值在冬季趋近于 4，在夏季趋近于 1。vWF 的含量冬、夏季存在极显著差异，且与 ET-1 正相关，

[1] 张华．基于中医"心应夏"理论的冬夏变化对血管内皮功能物质影响的实验研究［D］．北京：北京中医药大学，2010.

与NO负相关。vWF作为血管内皮受损的标志物，在大鼠体内也存在冬高夏低的规律，说明冬季确实容易发生血管损伤，进而导致心血管病的加重。赵永峰[1]提出心与夏季相通应，心气旺于夏，在夏季心主血脉功能处于支配地位；而在其他季节，心的生理功能应时而变，处于从属地位。实验结果表明，在生理状态下大鼠血浆血栓素B_2（TXB_2）含量冬季高于夏季的变化，且差异非常显著；6-酮-前列腺素F1a（6-keto-PGF1a）含量呈现夏季高于冬季的变化趋势，且差异非常显著。通过对冬夏两季大鼠血浆TXB_2、6-keto-PGF1a含量比值分析后，发现正常生理状态下T/K比值冬季显著高于夏至。因此认为TXB_2/6-keto-PGF1α在冬夏季含量的变化是“心主血脉”功能在生物学上的体现，TXB_2/6-keto-PGF1α的含量变化与褪黑素的节律性调节有关。常瑞华等[2]研究心应夏理论与褪黑素的关联性，结果说明松果腺摘除手术组大鼠褪黑素下降可能影响其血浆心钠素水平，心钠素可能参与了褪黑素对心血管系统的调控过程；心气虚证大鼠血清褪黑素降低，应夏的能力下降。

四、心与小肠相表里的实验研究

郭宗耀[3]采用高脂饲料喂养和腹腔注射维生素D_3、异丙肾上腺素（ISO）的方法制备大鼠冠心病血瘀证模型，基于中医藏象学说

---

[1] 赵永峰.冬夏变化对大鼠血浆TXB_2、6-Kuto-PGF1a含量影响的研究[D].北京：北京中医药大学，2010.

[2] 常瑞华，梁红娟，王艳，等.心应夏理论与褪黑素关系初探[J].辽宁中医杂志，2013，40（7）：1354-1356.

[3] 郭宗耀.基于“心与小肠相表里”探讨养心通脉方对冠心病血瘀证大鼠肠道菌群的影响[D].长沙：湖南中医药大学，2017.

“心与小肠相表里”理论，探讨冠心病血瘀证与肠道菌群的关系及养心通脉方对冠心病血瘀证大鼠模型肠道菌群的影响。结果发现，冠心病血瘀证大鼠肠道存在严重的炎性反应，乳酸杆菌及双歧杆菌的数目都明显减少，大肠杆菌及真菌数目明显增多，冠心病血瘀证可能与肠道菌群失衡存在相互影响。吴生兵等[1]观察电针心经干预心肌缺血模型大鼠的作用及对小肠肠道菌群的影响，结果发现，与伪手术组比较，模型组大鼠血清 CK 含量明显升高；与模型组比较，电针组 CK 含量显著下降；模型组心肌细胞变性明显，大量平滑肌断裂；与模型组比较，电针组细胞变性明显减少，仅有少量平滑肌断裂；三组肠道菌群组成存在明显差异，其中，电针组厚壁菌门上升，拟杆菌门、变形菌门、梭杆菌门、放线菌门均下降，厚壁菌门与拟杆菌门比例显著上升。说明肠道菌群可能参与了电针心经改善心肌缺血效应。刘声[2]观察各组家兔心脏超声实时影像、血清心肌酶谱、血清尿素氮与肌酐、酚红排泄率、小肠吸收能力、空肠平滑肌张力与收缩频率，讨论心与小肠的联系。结果表明，各组家兔心功能比较，除舒张末期左室后期厚度各组比较无显著性差异外，心火亢盛证组与小肠实热证组其余各指标，如心率、左室舒张末期内径、左室收缩末期内径、左室射血分数、左室短轴缩短率、血清磷酸肌酸激酶、肌酸激酶同工酶、乳酸脱氢酶比较，差异均有统

[1] 吴生兵，刘苗苗，王堃，等.电针心经对心肌缺血大鼠小肠肠道菌群的影响[J].中医药临床杂志，2018，30(3)：471-474.

[2] 刘声，杨国旺，王笑民.基于病证相关的“心与小肠相表里”实验研究[J].中医学报，2017，32(1)：78-82.

计学意义，而与肾实热证组无显著差异；与小肠实热证组相比，肾实热证组各指标存在显著差异性。各组家兔肾功能比较：心火亢盛证组血清尿素氮、肌酐与小肠实热证组比较，差异均有统计学意义，而与肾实热证组无显著差异；与小肠实热证组相比，肾实热证组各指标差异显著；酚红排泄实验显示，与正常组比较，3 个时间段各模型组家兔酚红排泄率均下降；心火亢盛证组与小肠实热证组比较，差异有统计学意义，而与肾实热证组无显著差异；与小肠实热证组比较，肾实热证组各指标差异显著。小肠功能观察，灌胃后血中葡萄糖浓度，心火亢盛证组、肾实热证组之间差异亦不显著，与小肠实热证组比较，差异有统计学意义；3 个模型组空肠离体平滑肌张力和肌收缩频率也均较正常组增高，心火亢盛证组与小肠实热证组比较，差异有统计学意义，而与肾实热证组无显著差异，与小肠实热证组相比，肾实热证组各指标存在显著差异性。结论：在中医相关证候状态下，心与肾功能变化及其联系，较之小肠似乎更为紧密，“心与小肠相表里”之实质大致应该更多地从现代解剖学心与肾之间的关联去探讨。

第二章 肝藏象的临床与实验研究

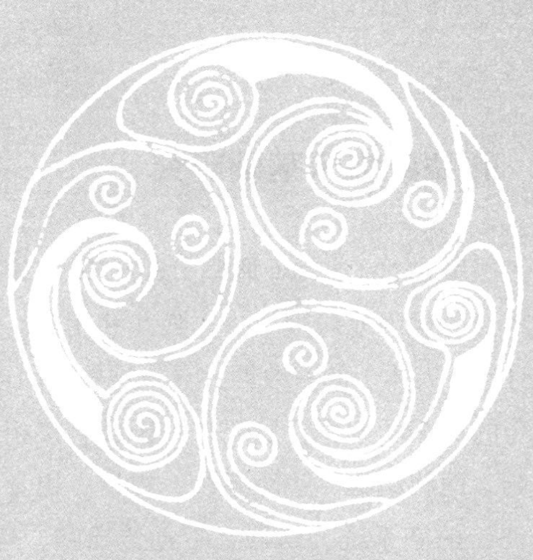

从20世纪50年代开始，人们采用多种方法与技术手段，从理论探讨、临床研究、实验研究等多方面、多层次对肝藏象进行了深入研究，其中国家重点基础研究发展计划（973计划）项目1项、相关国家自然科学基金项目达20余项。有关肝藏象的研究，主要集中于肝的生理功能、特性以及肝系证候、肝气通于春等方面。

第一节　肝藏象临床基础研究

对古代医案进行Logistic回归分析，找到对中医肝病及其证候最重要的病因或病理结果、症状和用药。根据中、西医学研究对象（人体）的一致性，寻找这些病因或病理结果、症状和用药的西医学解释，发现与中医肝直接相关的组织器官是下丘脑、网状结构、边缘系统、视器、视觉传导路、本体觉传导路、前庭系统、蜗器、听觉传导路、运动传导路、支配肝、胆、胃、食管、脾曲结肠、胰腺、肺、胸膜的内脏感觉神经。另外，与支配生殖系统的神经也有一定联系[1]。

[1] 张启明.中医肝与西医学组织器官的相关性研究[J].辽宁中医杂志，2003，30（7）：530-531.

一、肝藏血的临床研究

（一）肝藏血与肝系疾病的临床研究

邢金丽等[1]通过规范采集100例乙肝肝硬化患者的临床信息，建立数据库，分析研究乙肝肝硬化"肝不藏血"的证型特点、发生与发展机制及其与凝血功能变化之间的关系。结果显示，神疲、乏力、懒言、目涩、皮肤瘙痒、肌肤甲错、肝掌、蜘蛛痣、出血等症状、体征在代偿期与失代偿期出现频率均较高，且失代偿期比代偿期出现频率更高；反映凝血功能的化验指标凝血酶原时间、凝血酶时间、活化部分凝血活酶时间、纤维蛋白原在代偿期已经出现异常变化，失代偿期异常变化更加明显。认为患者体内凝血因子的改变是中医"肝不藏血"重要的客观物质基础。崔丽安等[2]观察300例慢性肝炎、肝硬化的住院患者，探讨其出血倾向与中医"肝藏血"理论的关系，将患者分为湿热中阻证、肝郁脾虚证、肝肾阴虚证、脾肾阳虚证及肝郁血瘀证，观察各证型之间出血时间、凝血时间、血小板计数、凝血酶原时间及凝血酶原活动度的变化，结果肝肾阴虚证患者血小板计数最低，肝郁脾虚证、肝肾阴虚证及肝郁血瘀证患者的食道静脉曲张、脾肿大等体征较为明显。由于肝气郁滞等原因使得肝失疏泄，从而导致肝藏血功能失常，从而出现出血等表现。

---

［1］邢金丽，张秋云，王天芳，等．乙肝肝硬化中医肝不藏血的证候特征及与凝血功能变化的关系［J］．中国医刊，2014，49（3）：97-99.

［2］崔丽安，张俊富．从慢性肝炎、肝硬化出血倾向探讨中医"肝藏血""脾统血"理论的意义［J］．中西医结合肝病杂志，2002，12（1）：48-49.

徐鸿达等[1]测试了100名弦脉患者的肝血流图。研究表明，心收缩期向肝脏射血，引起肝容积的轻度膨胀，而心舒张时血液回流，肝容积稍缩小。因此容积的变化，可作为衡量肝弹性的指标。肝质地好，容积变化就大，肝瘀血尤其是肝硬化时容积变化就小或消失，容积改变实际上是血流量的改变。因此，它同时也反映肝脏调节血量的功能，所以肝血流图的异常，既反映了肝脏弹性的减弱，又反映了肝脏调节血量功能的减小。

（二）肝藏血与血证的临床研究

赵会芳等[2]观察60例血证患者，其具体表现包括咯血、吐血、黑便、鼻衄，其病机分别为肝火犯肺、肝火犯胃及肝火上炎，并设立30例健康者作为对照组，观察两组间凝血指标、抗凝指标的关系，结果凝血酶原时间测定（PT）、血浆因子Ⅶ活动度测定、白陶土部分凝血活酶时间测定（KPTT）均明显延长，而血浆因子Ⅴ促凝活性测定（V：c）和肝促凝血活酶试验（HPT）则显著下降。结果表明，肝不藏血导致的实验室检查指标表现为凝血因子合成减少，且活性降低，凝血功能障碍。洪亚庆等[3]总结了沈舒文从“肝藏血”论治原发性血小板减少性紫癜的经验，认为肝主疏泄又藏血，在血液

[1] 徐鸿达，王俭，李萍，等．百例弦脉与肝血流图关系的分析［J］．甘肃中医学院学报，1984，1（1）：52-53.

[2] 赵会芳，张义生，胡敏麟．肝不藏血之出血机理初探［J］．中国医药学报，1991，6（4）：5-7.

[3] 洪亚庆，常玉双，沈舒文．沈舒文教授从肝藏血治疗原发性血小板减少性紫癜临床经验［J］．陕西中医，2010，31（1）：73-74.

的归经运行中发挥着重要的作用，在肝藏血理论指导下，从肝肾精血生成补充血量，肝气的疏达调节血量，从活血、温经、固摄调治，同时协调脾统血、心主血脉的功能，使血小板得到了显著的提高。

（三）肝藏血与失眠的临床研究

张华锋[1]采用慢性肝病患者睡眠状况调查表、睡眠状态自评量表（SRSS）、匹茨堡睡眠指数量表（PSQI）、焦虑自评量表（SAS）和抑郁自评量表（SDS）等形式，调查了520例慢性肝病患者睡眠障碍情况，统计其中与失眠相关联的中医证候和慢性肝病的临床症状。其中慢性肝病睡眠障碍形式表现最明显的为睡眠不足，发生人数220例，占73.3%，其次为睡眠质量差、入睡困难、早醒、多梦和睡眠不安稳，分别为170（56.7%）例、154（51.3%）例、115（38.3%）例、90（30%）例和86（28.7%）例。部分慢性肝病失眠患者伴有全身或局部症状，其中以倦怠感、胁部不适、腹胀、嗳气和食欲不振为主。研究认为，血乃精微物质，濡养神魂，由肝所藏。血不归肝，肝不藏魂，则睡眠紊乱。通过本次研究，明确了睡眠与“肝藏血，血舍魂”理论之间的联系，特别认识到慢性肝病失眠是“肝藏血，血舍魂”功能紊乱状态的一种具体表现，提出了睡眠障碍的不同表现形式与中医证候相关，阐明血瘀和血虚是慢性肝病失眠的病因病机之一。

---

[1] 张华锋.从“肝藏血，血舍魂”理论探讨慢性肝病失眠的中医证候学特点[D].武汉：湖北中医药大学，2010.

二、肝主疏泄的临床研究

（一）肝主疏泄与神经－内分泌－免疫系统的研究

李运河等[1]通过对34例肝郁气滞病人及30例健康人植物神经功能进行系统检查，结果发现肝郁气滞病人绝大多数表现为植物神经功能障碍。脑皮质兴奋及抑制过程的紊乱，内抑制过程减退，影响到皮质下植物神经中枢、小脑－下丘脑，可导致植物神经功能紊乱，交感神经兴奋性增强。在植物神经功能紊乱的状况下，可引起消化系统、内分泌系统、代谢和水电解质平衡的紊乱，这说明肝脏功能与植物神经功能存在着内在联系。胡随瑜等[2]研究发现中医肝病常见证型患者普遍存在植物神经功能状态失调，肝病虚、实两大类证候的植物神经功能失调类型各具特征，实证以交感神经功能偏亢为主，虚证则以副交感神经功能偏亢为主。肝病各个证型的植物神经功能失调存在以下变化规律，交感神经功能偏亢：肝气郁结证、肝胆湿热证＜肝阳上亢证、肝火上炎证＜肝阳化风证；副交感神经功能偏亢：肝肾阴虚证＜肝血虚证＜肝气虚证。

严灿等[3]从免疫学角度，通过对50例肝郁证患者的免

---

［1］李运河，成秀梅．肝郁气滞证患者植物神经功能状态的调查与分析［J］．黑龙江中医药，1989，18（5）：48-49.

［2］胡随瑜，潘其民，王勇华，等．中医肝病常见证型的植物神经功能状态研究［J］．湖南中医杂志，1996，12（1）：11-14.

［3］严灿，张轩春，邓中炎．肝主疏泄免疫学机制的临床与实验研究［J］．中国中医基础医学杂志，1995，1（3）：36-38.

疫、消化、内分泌功能等有关指标的检测，发现肝郁证患者的T淋巴细胞转化率、尿木糖排泄率、cAMP及cAMP/cGMP均下降。认为机体的体液免疫对外来的感染存在着免疫应答反应，中医肝对人体免疫功能的影响可能是通过调节cAMP和cGMP这一途径而实现的，当肝失疏泄，免疫功能下降时，其中cAMP下降，cGMP升高，cAMP/cGMP比值下降是一个重要的作用环节。肝郁证患者免疫功能的下降和紊乱，可能是肝郁导致脾虚进而营养吸收障碍引起的。黎杏群等[1、2]通过放射免疫法，测定164例中医肝病各证型的血浆环核苷酸含量，与健康人37例比较，发现肝气郁结证、肝阳上亢证、肝阳化风证、肝火上炎证、肝血虚证均呈cGMP升高，cAMP变化无显著性差异，cAMP/cGMP比值降低，提示与植物性神经递质释放水平有关。又测定中医肝病各证型的血浆血栓素B2（TXB_2）和6-酮-前列腺素F1α（6-keto-PGF1α）的含量与健康人45例比较，发现肝气郁结证、肝阳上亢证、肝阳化风证、肝火上炎证、肝血虚证均呈TXB_2升高，除肝火上炎证外，其余4证6-keto-PGF1α下降；5类证型TXB_2/6-keto-PGF1α比值均升高，提示与植物性神经功能异常，神经递质释放水平和环核苷酸代谢有关。

陈泽奇[3]采用放射免疫法测定了辨证属肝气郁结证的神经衰弱、乳痛症、慢性胃炎和慢性胆囊炎等患者54例。结果表明肝气郁结证

---

［1］黎杏群，李学文，陈泽奇，等.中医肝病各证患者的血浆环核苷酸变化［J］.湖南中医学院学报，2001，21（2）：4-6.

［2］黎杏群，李学文，陈泽奇.中医肝病各证患者血浆血栓素B_2和前列环素I_2水平研究［J］.湖南中医学院学报，2001，21（4）：9-11.

［3］陈泽奇，陈国林，石林阶，等.肝气郁结证患者血浆L-ENK、AVP、ANP含量分析［J］.湖南中医学院学报，1997，17（3）：38-40.

患者血 L-ENK、ANP 含量显著低于健康人，AVP 含量显著高于健康人，认为血浆 L- ENK 含量显著降低，可能是肝气郁结证患者中枢神经对精神情志活动调节功能异常而致情绪不稳定的重要病理生理基础；血浆 ANP 含量降低和 AVP 含量升高可能是肝气郁结证患者中枢调节功能失常而导致血管紧张度增加，水钠潴留致血压升高等不良后果的重要病理生理基础之一。并通过 RIA 法检验血浆抗利尿激素含量变化与肝气郁结证的相关性，设置两批患者进行血浆抗利尿激素含量测定，结果分别为 52.8ng/L ±19.1ng/L 和 48.5ng/L±16.2ng/L，显著高于健康人对照组的 29.9ng/L±10.4 ng/L 和 28.3ng/L±9.8ng/L（t =5.79 和 4.94，$P < 0.01$）。认为肝气郁结证患者多处于精神紧张状态，持久的情绪变化使中枢调节紊乱，从而表现为交感神经功能亢进，ADH 及肾素 - 血管紧张素分泌或释放增加等一系列神经内分泌变化，这些变化可能是肝气郁结证重要的病理生理基础。由此提出，血浆抗利尿激素水平升高是肝气郁结证相关性较强的指标之一，肝气郁结证与中枢神经对精神情绪调节功能异常密切相关[1]。

宋洪运等[2]运用代谢组学方法，研究经前期综合征（PMS）肝气逆证患者尿样代谢物变化及经前平颗粒对其干预作用，探索与 PMS 肝气逆证发病机理密切相关的代谢组学特

---

[1] 陈泽奇，陈国林，李学文，等．肝气郁结证患者血浆抗利尿激素的变化［J］．华人消化杂志，1998，6（6）：30-40.

[2] 宋洪运，孙鹏，罗国安，等．经前平颗粒干预经前期综合征肝气逆证患者尿液代谢组学研究［J］．世界科学技术——中医药现代化，2010，12（2）：195-201.

征和小分子标志化合物。应用 UPLC–Q–TOF 结合 PCA 模式分析，对 PMS 肝气逆证患者不同时间点尿样进行代谢组学分析，区分代谢轮廓并寻找可能的生物标记物及代谢通路。结果显示：PMS 肝气逆证组经前尿样代谢轮廓显著偏离对照组经前、经后及 PMS 肝气逆证组经后尿样。PMS 肝气逆证组尿样较对照组 N– 乙酰谷氨酸 – γ – 半醛显著降低；组氨酸、香草扁桃酸显著升高。经前平颗粒可以显著修复 PMS 肝气逆证内源性小分子代谢紊乱。从微观代谢物角度印证了 PMS 肝气逆证患者经前系列症状及“经前症状，经后消失”的特点。

张震[1]通过临床筛选，收录肝气郁型经前期综合征患者经前期抑郁自评量表（SDS）30 份（病例组 15 份，对照组 15 份），同时患者利用 BOLD– 功能磁共振成像技术（fMRI）对相关脑区进行定位，在任务态，病例组和对照组在扫描过程中均观看中性和负性情绪诱发图片。结果显示，图片任务状态，病例组比对照组在小脑等脑区激活增强，在前额叶部位激活减弱。SDS 研究分析中，病例组患者在负性情绪图片刺激作用下，额叶脑区激活与 SDS 量表的躯体性障碍分值相关性具有统计学意义（$r=-0.4986$，$P < 0.05$），两者呈负相关。对照组在负性情绪图片刺激作用下，额叶脑区激活与 SDS 量表的躯体性障碍分值相关性具有统计学意义（$r=0.3892$，$P < 0.05$），两者呈正相关。研究认为：① PMS 肝气郁证主要调控脑区在额叶（尤其是眶额部皮质、额叶内侧面）、小脑相关脑区，说明肝主疏泄调畅情志的主要脑区是额叶和小脑。② PMS 肝气郁证患者 SDS 躯

[1] 张震 . 肝疏泄失常深层机制探索——经前期综合征肝气郁证抑郁情绪与主要脑区相关性研究［D］. 济南：山东中医药大学，2015.

体性障碍因子与额叶相关性显著，说明 PMS 肝气郁证患者抑郁情绪与额叶密切相关。

（二）肝主疏泄与情志疾病的研究

刘汶等[1]收集了 267 例功能性消化不良患者，其中辨证为肝郁型占 58.4%，且肝郁病例中，情绪差的患者占 86.5%，反映了情志不和与肝失疏泄的密切关系。

王德敬等[2]运用无创性 PET-CT，采用成组 t 检验的统计方法与测定双侧脑区视觉分析放射性分布不对称指数（AI），研究经前期妇女、肝气郁型 PMS（经前期综合征）的郁怒者，揭示经前期妇女、肝气郁型 PMS 郁怒症者脑发病机制。结果显示：①与正常妇女经前期比较，PMS 肝气郁结郁怒者组相关脑区多呈现葡萄糖代谢减低，右侧额中回有非常显著性差异（$P < 0.01$）；中脑、左侧额下回、右侧额下回等有显著性差异（$P < 0.05$）。②正常妇女经前期与 PMS 肝气郁结郁怒者组相关脑区不对称指数（AI）测定。双侧脑区视觉分析异常区勾画感兴趣区（ROI），测定放射性分布不对称指数（AI）。正常妇女经前期未见明显有规律性差异。PMS 肝气郁结郁怒组，葡萄糖代谢明显有规律性差异的是右侧额中回，代谢明显低于左侧额中回，提示右前额皮层与消极感情有关，左前额皮层与积极感情有关。由此认为：①经前期妇女脑葡萄糖

---

[1] 刘汶，范萌，王仲霞，等.功能性消化不良中医证型与情绪的关系[J].中医杂志，2008，49（9）：825-827.

[2] 王德敬，郭晓艳，林乐军，等.PET-CT 对肝气郁型经前期综合征患者郁怒症脑功能成像研究[J].辽宁中医杂志，2014，41（2）：232-236.

代谢未见明显有规律性差异。②肝气郁型 PMS 郁怒者的实质是与脑功能异常有关的情绪失常，即情志致病。③肝与脑密切相关，是进行肝气郁型 PMS 郁怒者脑功能成像的基础。④右前额皮层与肝气郁型 PMS 郁怒症患者的消极感情有关，右前额皮层支配身体的左侧，这与中医的肝胆之气行于身体的左侧是一致的。

（三）肝主疏泄与甲状腺疾病的研究

钟永亮等[1]检测 53 例甲亢患者的一些肝功能指标，结果显示甲亢患者的血清 GGT 和 ALP 均升高，与 T3、T4 的升高呈正相关。根据中医理论，这种异常又可能主要是肝主疏泄异常所致，提示肝主疏泄功能与甲亢的发病机理似有一定的关系。庞健丽等[2]认为肝是中医学调控甲状腺功能异常引起精神障碍的中枢，对于由情志活动异常的心理应激反应引起的甲状腺功能异常引起精神障碍，调肝具有主体作用。

第二节　肝藏象实验研究

肝藏象的实验研究，主要围绕肝藏血、肝主疏泄的机理以及肝气通于春等问题进行，而肝主疏泄的研究为其重点与热点。

---

［1］钟永亮，唐荣德．肝主疏泄与甲亢病机关系初探［J］．湖南中医学院学报，1994，14（3）：14-16.

［2］庞健丽，倪青，王洪武，等．浅析肝主疏泄功能在甲状腺功能异常引起精神障碍中的主体作用［J］．辽宁中医杂志，2010，37（2）：265-266.

一、肝藏血的实验研究

阎晶璐等[1、2]以四氯化碳皮下注射法建立肝纤维化肝气郁结证大鼠模型，探讨中医藏象理论“肝藏血主疏泄”相关的肝脏生理病理生物学基础。采用肝脏超声检测和功能核磁灌注方法，检测肝气郁结证大鼠动态活体肝纤维化过程中脑部和肝脏血管血流速度、血管直径、血流量变化，同时进行大鼠大脑功能核磁分析。结果显示，在肝纤维化肝气郁结证病程中，大鼠肝动脉、肝静脉血管管径及血流量明显增加，海马及下丘脑脑区灌流量明显增加，且脑杏仁核异常激活。研究认为，脑部和肝脏血流变化与肝藏血理论之间具有相关性，肝藏血功能异常与肝脏和脑部血流动力学改变密切相关。同时利用血生化检测法及高效液相色谱检测法，研究其血清及脑部主要蛋白标志物的含量变化。结果显示，在肝纤维化病程之中大鼠的肝纤维化标志物 ALT、AST、IV–C、HA、TGF–b，脑血管轴标志物 ANG– Ⅱ、NE，脑肠轴标志物 5–HT、CRH–ACTH–CORT 等均有升高，神经内分泌轴标志物等多种蛋白含量均有发生变化。研究认为，血清及脑部主要蛋白标志物含量变化与肝藏血主疏泄理论具有相关性。

---

[1] 阎晶璐，薛晓兴，李君玲，等. 肝纤维化大鼠肝气郁结证与肝藏血关系的研究［J］. 中西医结合肝病杂志，2016，26（6）：354–357.

[2] 阎晶璐，薛晓兴，李君玲，等. 肝纤维化大鼠肝气郁结证与肝藏血关系的研究［J］. 中西医结合肝病杂志，2017，27（2）：97–100.

魏珂等[1]基于中医“肝藏血”理论，将40只SD大鼠随机分为四组（正常组、模型组、秋水仙碱组、刺血组），每组10只，观察刺络泻血疗法对肝纤维化大鼠肝组织中肝星状细胞（HSC）凋亡的影响，进而探究刺络泻血疗法治疗肝纤维化的作用机制。研究认为，大鼠肝纤维化后，HSC活化明显增多。与模型组比较，刺血治疗和秋水仙碱灌胃都可以促进HSC凋亡，而且刺血效果要优于秋水仙碱，因此大鼠肝经刺血可有效促进HSC凋亡，减轻大鼠肝纤维化程度，逆转肝纤维化。这提示刺络泻血疗法是一种有效治疗肝纤维化的方法，而促进HSC凋亡可能是刺络泻血疗法防治肝纤维化的重要机制之一。

二、肝主疏泄的实验研究

（一）肝主疏泄与神经－内分泌－免疫关系研究

当代医学界对肝主疏泄的生理机制研究，大多集中于神经－内分泌－免疫系统。神经系统、内分泌系统和免疫系统之间的交互信息传递机制逐渐成为研究热点，也被认为是现代医学对人体整体性认识的一个重要理论。刘瑜等[2]探讨了神经内分泌免疫（NEI）网络与藏象的内在联系，检索以NEI网络相关指标为主要方法研究藏象本质的期刊文献，对病位、证型、治则治法、病证结合与NEI网络指标进行关联规则分析，结果发现肝的强链接指标较少，侧重下

---

[1] 魏珂，柳杨，田年秀，等.基于“肝藏血”理论探究刺络泻血疗法对四氯化碳诱导的肝纤维化大鼠肝星状细胞凋亡的影响[J].中华中医药学刊，2015，33（10）：2493–2495.

[2] 刘瑜，项红，战丽彬，等.藏象本质与神经内分泌免疫网络指标相关性研究[J].中国中医药信息杂志，2014，21（7）：19–21.

丘脑垂体三轴指标，免疫及细胞因子等相关指标研究较少，肝系证候主要涉及肝阳上亢证、肝气郁结证，以弱链接为主，侧重 ET 及 NO 等血管内皮功能指标及 5-HT 等部分神经递质，且肝病证候均有 NEI 功能紊乱。

乔明琦等[1、2]通过对 PMS 肝气逆、郁两证大鼠模型的研究，发现肝疏泄太过所致烦躁易怒等表现可能与边缘叶 DA 水平上升，下丘脑 DA、边缘叶 5-HT 水平下降密切相关；肝气疏泄不及呈现抑郁萎靡等症状可能与下丘脑 NE 水平上升，下丘脑、边缘叶 DA 水平下降，5-HT 水平上升有密切关系。据此推测，肝主疏泄的功能定位为脑中枢，尤其是下丘脑。又进一步采用 BOLD- 功能磁共振成像技术对 PMS 肝气郁证组患者进行脑功能定位研究。发现 PMS 肝气郁证患者与正常对照组相比，额叶、枕叶、岛叶、边缘叶、基底核、扣带回等脑区激活增强。PMS 肝气郁证患者发病与额叶、枕叶、岛叶、边缘叶、基底核、扣带回等脑区有关。张惠云等[3、4]以

[1] 巢玉彬，魏盛，乔明琦，等．经前期综合征肝气逆、郁两证大鼠模型血清及不同脑区单胺类神经递质含量分析［J］．医学研究杂志，2010，39（4）：19-22.

[2] 高冬梅，于艳红，乔明琦，等．应用 fMRI 技术探查静息态经前期综合征肝气郁证患者中枢脑区定位［J］．世界科学技术——中医药世界化，2015，17（4）：800-803.

[3] 张惠云，乔明琦，马月香，等．大鼠模拟经前期综合征肝气逆证不同脑区 5- HT1A 受体基因表达 mRNA 水平变化［J］．世界科学技术，2005，7（5）：15-17.

[4] 马月香，乔明琦，张惠云．大鼠模拟经前期综合征肝气逆证不同脑区 E_2 受体、P 受体基因表达 mRNA 水平变化［J］．世界科学技术——中医药现代化，2008，11（1）：68-70.

肝失疏泄所导致的始发证候肝气逆证为切入点，运用现代分子生物学技术，对肝失疏泄产生肝气逆证时的主要改变指标五羟色胺（5-HT1A）受体、ER、PR的基因表达在中枢不同脑区（下丘脑、边缘叶）mRNA水平上的变化进行了探讨。结果显示，在肝失疏泄产生肝气逆证时中枢神经系统中5-HT1A受体的基因表达在mRNA水平均受到一定的抑制，即在肝失疏泄产生肝气逆证时5-HT1A受体的活性明显下降，且下丘脑中5-HT1A受体的活性要比边缘叶中5-HT1A受体的活性下降得显著；在肝失疏泄产生肝气逆证时ER、PR的活性皆明显下降，且在下丘脑中以PR的活性下降为主，在边缘叶中以ER的活性下降为主。因此，中枢神经系统下丘脑中5-HT1A受体的活性下降，及中枢神经系统下丘脑中PR的活性下降和边缘叶中ER的活性下降，可作为诊断肝失疏泄产生肝气逆证的微观指标之一。这从基因水平上进一步验证了“肝主疏泄与调节机体单胺类神经递质和性激素及其调节激素水平有关”的科学假说。张惠云等[1]用放射免疫法测定血清与不同脑区中E_2、P、PRL含量，探索“肝失疏泄”的微观机制。结果肝气逆证模型大鼠症状呈现其血清中E_2和P含量均呈下降趋势，肝气郁证模型大鼠血清中E_2和P含量亦较正常对照组明显降低。中枢内激素变化与血清中相反。提示PMS两证症状产生可能与体内性激素及其调节激素异常波动有关。石忠峰等[2]以PMS肝气逆证为切入点，采用非人灵长类动物猕猴造模研究，并

---

[1] 张惠云，魏盛，乔明琦，等.经前期综合征肝气逆、郁病证结合模型大鼠外周血和不同脑区性激素及其调节激素含量变化的实验研究［J］.世界科学技术——中医药现代化，2010，12（1）：51-55.

[2] 石忠峰.“肝主疏泄与单胺类神经递质和性激素及其调节激素有关”假说新证据［D］.济南：山东中医药大学，2002.

认为该病证模型微观病变与催（泌）乳素（PRL）、β－内啡肽（β－EP）和孕酮（P）及递质去甲肾上腺素（NA）、5－羟色胺（5-HT）有密切关系，从而表明肝主疏泄的微观机制与单胺类神经递质和性激素及其调节激素有关。

于艳红等[1、2]在前期微观层面研究基础上，针对PMS开展了发病机制的深入探讨，首次将抑制性消减杂交技术（SSH）引入中医藏象研究领域，从基因差异表达角度，研究PMS肝气逆证基因转录水平的变化，初步筛选出差异表达基因片段，显示PMS肝气逆证病证表现与肝疏泄太过病机演变具有基因层面的深层关系。成功构建了该病证猕猴模型不同脑区正反向消减DcNA文库和蛋白质双向电泳指纹图谱。运用该文库制备表达谱基因芯片进行差异表达基因研究。结果显示，在猕猴模型边缘系统中中枢单胺类神经递质受体5－羟色胺1A受体（$5\text{-}HT_{1A}R$）、5－羟色胺2A受体（$5\text{-}HT_{2A}R$）mRNA表达均升高；γ－氨基丁酸A受体（GAB_AAR）mRNA表达降低；中枢甾体激素受体雌二醇α受体（$E_\alpha R$）、雌二醇β受体（$E_\beta R$）mRNA表达降低；孕酮受体（PGR）mRNA表达升高。提示上述6个受体基因与PMS肝气逆证中枢发病

［1］于艳红．肝疏泄太过深层机制探索［D］．济南：山东中医药大学，2005.

［2］于艳红，高冬梅，乔明琦．经前期综合征肝气逆证猕猴模型边缘系统关键受体基因的差异表达［J］．中华中医药杂志，2010，25（12）2228–2231.

机制关系密切。张惠云[1]通过电刺激复制经前期综合征肝气逆证大鼠模型，用 UPLC-TOF-MS 法检测各组大鼠尿液的代谢指纹变化，结果表明造模过程中，大鼠内源性代谢物谱逐渐偏离正常组的代谢谱，发现并鉴定了 14 个与 PMS 肝气逆证造模过程密切相关的代谢物，得到了 PMS 肝气逆证代谢轮廓图，为肝主疏泄情志病证的发病机制及模型评价研究提供了新手段，显示出代谢组学在中医证候研究中的可行性。黎莉等[2]以 UPLC/Q-TOFMS 为技术平台，建立大鼠血清代谢指纹谱，通过代谢组学方法研究白香丹胶囊（白芍、香附和丹皮）干预经前期综合征肝气逆证大鼠血清内源性代谢物的变化，探索与该病证密切相关的代谢模式及白香丹胶囊的作用途径。结果显示模型组、给药组与对照组的血清内源性代谢物发生了明显变化，模型组血清中肾上腺素、四氢脱氧皮质酮、5a- 四氢皮质醇、雌酚酮、赖氨酸、5- 羟基赖氨酸、乙酰半胱氨酸水平升高，孕二醇水平降低，给药组中显示白香丹胶囊对其有调节作用。白香丹表现出糖皮质激素、雌激素、神经递质及氨基酸等多靶点的作用特点。认为应用代谢组学方法可以从整体出发研究 PMS 肝气逆证及中药复方干预后的代谢模式差异，为 PMS 的临床诊断和治疗提供依据。李倩[3]采用强迫游泳应激（Forced Swim Stress）诱导经前烦躁障碍

---

［1］ 张惠云，罗国安，孙鹏，等．基于 UPLC-Q-TOF 的经前期综合征肝气逆证大鼠模型代谢表征研究［J］．医学研究杂志，2010，39（1）：30-33.

［2］ 黎莉，孙鹏，乔明琦，等．白香丹胶囊干预经前期综合征肝气逆证大鼠血清代谢组学研究［J］．中成药，2011，33（5）：762-767.

［3］ 李倩．肝疏泄失常深层机制——从 ALLO 和 $GABA_AR4\alpha$ 亚基基因及蛋白表达变化探讨 PMDD 肝气郁证发病机制［D］．济南：山东中医药大学，2017.

（PMDD）肝气郁证大鼠模型，通过检测模型大鼠外周血及脑中枢关键生物指标改变，以期筛选并锁定与PMDD肝气郁证发病密切相关的生物标记物。研究认为，肝疏泄失常与上述指标异常存在高度相关性，其深层机制可能以ALLO和$GABA_AR4α$亚基基因及蛋白表达变化为关键，ALLO可以直接与脑内$GABA_AR$结合，一是通过开放GABA上的$C1^-$通道，引发氯离子内流，产生一系列抑制效应；二是通过阻碍GABA对HPA轴的抑制，影响GABA摄取而调节神经元的兴奋与抑制，从而产生各种肝疏泄失常的病证。

陈淑娇等[1]通过监测围绝经期综合征（PPS）肝郁证大鼠外周与中枢海马的雌激素、雌激素受体以及神经递质的变化，证实了PPS肝郁证与神经递质表达的变化相关，进一步明确了PPS肝郁病理和Ca^{2+}/CaMK Ⅱ通路之间的关系，并证实了PPS肝郁证和神经内分泌网路之间的关系。严灿等[2]通过建立肝郁证大鼠模型，观察全血T淋巴细胞转化率、免疫球蛋白（IgG、IgM、IgA）、补体（C_3）、尿木糖排泄率、血浆环磷酸腺苷（CAMP）、环磷酸鸟苷（CGMP）。结果显示，肝郁型大鼠细胞免疫功能下降，血浆皮质酮水平升高。研究认为，肝郁证大鼠血浆皮质酮水平升高，从而提示大鼠下丘脑－垂体－肾上腺轴的兴奋性升高，而下丘脑－垂体－肾上腺皮质系统能维持免疫系统的相对稳定性。糖皮质激素（在大鼠

---

［1］陈淑娇．围绝经期综合征肝郁病理特征及生物学机制研究［D］．福州：福建中医药大学，2013：42-45.

［2］严灿，张轩春，邓中炎．肝主疏泄免疫学机制的临床与实验研究［J］．中国中医基础医学杂志，1995，1（3）：36-38.

主要是皮质酮）对免疫系统和免疫功能的各个环节都具有明显的抑制作用，从而提示肝郁证大鼠血浆皮质酮水平的上升，下丘脑－垂体－肾上腺轴兴奋性升高是肝郁证动物出现免疫抑制的一个重要的病理因素。有学者对大鼠束缚制动刺激造模，研究中枢脑肠肽 NPY、CCK 系统、促肾上腺皮质激素（ACTH）、β－内啡肽（β－EP）、糖皮质激素受体（G R）、神经肽－Y（NPY）、缩胆囊素（CCK）、亮氨酸脑啡肽（L–ENK）含量变化及逍遥散的调节作用，认为脑肠轴神经肽 NPY、CCK 系统可能是肝主疏泄的病理生理学基础之一，提示神经系统的改变为其部分机制[1、2]。赵彬元等[3]以夹尾法刺激大鼠打斗建立肝郁证大鼠模型，通过电刺激单、双侧迷走神经来观察大鼠脑内去甲肾上腺素（NE）、多巴胺（DA）、5–羟色胺（5–HT）和 5–羟吲哚乙酸（5–HIAA）的变化。结果显示，与空白对照组对比，模型对照组大鼠脑内 NE、DA、5–HT 和 5–HIAA 明显降低；与模型对照组对比，刺激迷走神经各组大鼠脑内 NE、DA、5–HT 和 5–HIAA 含量均升高；与刺激右侧迷走神经组对比，刺激左侧与双侧迷走神经组大鼠脑内 NE、DA、5–HT 和 5–HIAA 含量均高于右侧迷走神经组；刺激左侧与双侧迷走神经组对比，差别无统计学意义。认为电刺激左侧迷走神经能够明显改善肝郁证大鼠模型脑 NE、DA、

[1] 饶红梅.慢性束缚应激大鼠行为学及 NPY、CCK 变化与肝主疏泄的关系［D］.北京：北京中医药大学，2007.

[2] 马梦茵.慢性束缚应激中枢 L–ENK 与肝主疏泄相关性研究［D］.北京：北京中医药大学，2004.

[3] 赵彬元，李玉霞，明海霞，等.电刺激单、双侧迷走神经对肝郁证大鼠模型脑内 NE、DA、5–HT 和 5–HIAA 的影响［J］.中医研究，2013，26（1）：64–66.

5-HT 和 5-HIAA 的含量，能对抗肝郁证的病理损害，对肝郁证有一定的治疗作用，并对机体产生一定的保护作用。

孙洪福等[1]通过建立肝郁型慢性非细菌性前列腺炎（CNP）大鼠模型，观察肿瘤坏死因子 -α（TNF-α）、白介素 -8（IL-8）的变化。结果显示，正常饲养的 CNP 模型组 TNF-α、IL-8 浓度较空白组明显升高，肝郁型 CNP 模型组 TNF-α、IL-8 浓度明显高于正常饲养的 CNP 模型组，认为肝郁能够加重 CNP 炎性改变。

（二）肝主疏泄与小肠吸收功能研究

张沁园等[2]从肝主疏泄和小肠吸收之间关系的角度设计动物对照实验，选取与吸收功能密切的三方面指标观察。结果发现，无论是肝郁组还是肝气逆组，小肠电活动性、小肠吸收细胞酶活性（三磷酸腺苷酶、碱性磷酸酶、葡萄糖 -6-磷酸酶、琥珀酸脱氢酶、乳酸脱氢酶）、空肠头段吸收细胞的超微结构等都较正常组弱，提示肝气不疏可导致小肠吸收功能低下，揭示了肝主疏泄与脾胃运化的密切关系。沈东舜等[3]研究显示，正常组大鼠空肠头段电频率、幅值、运动指数大于肝气逆组同项指标，同时肝气逆组又大于肝气郁组；肝气郁和肝气逆组与正常组比较，五种酶活性都显著减弱；

---

［1］孙洪福，刘燕，颜培正，等．肝郁型 CNP 大鼠模型的建立及免疫学的初步研究［J］．中华中医药杂志，2016，31（3）：1074-1076.

［2］张沁园，刘燕池，陈利国．肝失疏泄对小肠吸收功能影响的实验研究［J］．北京中医药大学学报，1999，22（4）：32- 34.

［3］沈东舜，张沁园．肝失疏泄对小肠吸收功能影响的实验研究［J］．河南中医学院学报，2009，24（2）：18-20.

电镜下肝气逆组小肠吸收细胞部分线粒体肿胀，基质减少、空化，嵴萎缩、变短变少。肝气郁组细胞器破坏更为严重。研究认为，肝主疏泄对脾主运化具有促进作用，当肝失疏泄时即可致脾失健运。

（三）肝主疏泄与心理应激的研究

李艳等[1]通过实验研究发现“肝主疏泄”的生理调控机制可能与调节应激状态下导致的HPAA功能亢进有关，并认为与“肝主疏泄”关系密切的中枢部位是下丘脑。胡海燕等[2]通过观察疏肝解郁药物四逆散对于慢性应激抑郁模型大鼠的干预实验发现，四逆散可以改善因慢性心理应激所造成的海马神经干细胞的增殖与分化，并认为肝主疏泄功能可以加速海马神经干细胞的增殖，在一定程度上逆转慢性心理应激所造成的海马损伤。吴丽丽[3]以心理应激损伤所致抑郁症为研究对象，通过观察应激动物模型后认为，“肝主疏泄”在下丘脑的高位脑区——海马的调控机制可能是通过下调兴奋性氨基酸受体，保护海马神经元，保证海马对HPA轴的调控作用，使得机体对应激反应关闭机制得以正常实施，防止HPA轴过度激活。黄学宽[4]研究电针对抑郁模型大鼠肝主疏泄功能的影响，以四关穴作为针刺实验治疗用穴，从血液流变学、肝脏组织、胃肠功能、记忆能力、性功能等方面观察电针对抑郁模型大鼠肝主疏泄功能的影响。

---

［1］ 李艳．从心理应激探讨“肝主疏泄”的中枢神经生物学机制［D］．广州：广州中医药大学，2002.

［2］ 胡海燕．调肝治法影响慢性应激大鼠海马神经干细胞分化机制的研究［D］．广州：广州中医药大学，2015.

［3］ 吴丽丽．运用肝主疏泄理论防治应激性抑郁症的基础研究［D］．广州：广州中医药大学，2006.

［4］ 黄学宽．电针对抑郁模型大鼠肝主疏泄功能影响的实验研究［D］．重庆：重庆医科大学，2008.

研究认为，电针“四关”穴具有改善抑郁状态下大鼠血液流变学特性，改善抑郁模型大鼠大脑记忆功能，调节抑郁模型大鼠性功能以及保护大鼠肝脏组织和抑郁状态下大鼠结肠组织的作用。

刘环宇[1]采用激惹刺激，诱导大鼠出现心律失常，动态观察造模前后大鼠习性、外观的变化，探讨肝主疏泄调节易激惹诱导大鼠与快速性心律失常的相关性，以及 NPY 在发病机制中的作用。结果显示，大鼠经激惹刺激诱导发生了快速心律失常事件，同时观测到造模前后血浆 NPY 水平发生不同程度的改变，与造模前比较有明显升高（$P < 0.01$），而且这种状态持续存在。大鼠经情志刺激诱导后表现为以快速性心律失常为特征的心电改变。研究认为，肝主疏泄功能的表达中，有 NPY 的直接参与，而且 NPY 起到了主导作用，NPY 参与了快速性心律失常产生的病理生理过程。肝主疏泄功能的失常是快速性心律失常的主要病理机制，应用疏肝解郁法干预有利于快速性心律失常早期病变的发生发展，检测患者 NPY 水平含量可能有助于评估快速性心律失常的程度及转归。

另外，郭正阳等[2]以孤养结合 CUMS（慢性轻度不可预见性应激）以及单纯束缚为造模方法，模拟肝失疏泄的动物模型，从 SRB Ⅰ基因（B 族Ⅰ型清道夫受体）入手，观察肝

---

［1］ 刘环宇. 肝主疏泄调节易激惹诱导大鼠 NPY 与快速性心律失常的相关性［D］. 沈阳：辽宁中医药大学，2014.

［2］ 郭正阳，倪祥惠，赵博，等. 肝主疏泄功能对模型动物 SRB Ⅰ基因 mRNA 表达的影响［J］. 中国中医基础医学杂志，2016，22（7）：904–905.

主疏泄功能对 SRB Ⅰ基因 mRNA 表达的影响。研究认为，肝的疏泄功能失常能够影响到肝脏中 SRB Ⅰ基因 mRNA 的表达并使其升高，是形成胆固醇性胆结石的重要因素之一。史丽萍等[1、2]通过观察力竭性小鼠肝脏超微结构、肝糖原、肌糖原含量的变化，发现小鼠力竭性运动可造成其肝脏的损害，肝糖原、肌糖原减少，且随着力竭次数的增加其程度加重，从另一个侧面为中医“肝主藏血”“久行伤筋”“肝为罢极之本”的理论提供了依据。养肝柔筋方对不同程度肝损伤小鼠的肝脏和骨骼肌能荷变化有改善作用，其能明显提高肝损伤小鼠肝 / 骨骼肌能荷，并能在一定程度上改善疲劳小鼠骨骼肌能源物质的储备和代谢状态。

三、肝应春的实验研究

陈玉萍等[3]通过观察下丘脑褪黑素合成限速酶芳香烷基胺 –N– 乙酰基转移酶（AANAT）mRNA 季节变化规律，探讨“肝应春”的调控机制，为季节性情感障碍（SAD）发病的病理生理机制的认识提供实验依据。实验选用健康雄性叙利亚金黄地鼠分别在二分二至前 5 周购入，在自然环境下饲养至二分二至之日，取下丘脑检测褪

[1] 史丽萍，胡利民，马东明，等．不同程度肝损伤小鼠肝脏和骨骼肌能荷的变化及养肝柔筋方对其的影响［J］．天津中医学院学报，2000，19（3）：36–37.

[2] 史丽萍，马东明，解丽芳，等．力竭性运动对小鼠肝脏超微结构及肝糖原肌糖原含量的影响——“肝为罢极之本”的实验研究［J］．辽宁中医杂志，2005，32（9）：971–973.

[3] 陈玉萍，马淑然，王乐鹏，等．中医“肝应春”调控机制与下丘脑褪黑素合成限速酶芳香烷基胺 –N– 乙酰基转移酶 mRNA 表达相关性的研究［J］．中华中医药杂志，2013，28（5）：1556–1559.

黑素合成限速酶 AANAT mRNA 表达，观察其变化规律。结果发现，下丘脑褪黑素合成限速酶 AANAT mRNA 表达水平依次为夏季组＜春季组＜秋季组＜冬季组，其中夏季组＜春季组＜秋季组具有显著性差异（$P < 0.05$），秋季组与冬季组相比，虽有秋季组低冬季组高的趋势，但差异无统计学意义。得出结论：①下丘脑褪黑素合成限速酶 AANATmRNA 表达存在着季节性的变化规律，这可能是“肝应春”调控机制之一。② SAD 季节性发病规律可能与下丘脑 AANAT mRNA 节律性调节相关。

吴菁等[1]通过观察春秋两季大鼠海马、额叶中 5- 羟色胺（5-HT）含量的变化规律，探讨“肝应春”对肝主疏泄功能影响的调控机制。结果表明春季组海马中 5-HT 含量低于秋季组，有显著性差异。春季组额叶中 5-HT 含量与秋季组比较无显著差异。由此认为，海马中 5-HT 含量存在着季节变化规律，这可能是“肝应春”的调控机制之一，情志疾病春季高发可能与春季 5-HT 含量较少有关。

秦子舒[2]通过大鼠造模方法，从现代医学过敏免疫角度研究中医“肝应春”理论的免疫学内涵，检测分析血清免疫应答相关物质：IgG、IgE、TNF-α 和 IL-13。结果显示，血清 IgG、IgE 可能与春季高发的过敏性疾病有关，而血清

[1] 吴菁，倪祥惠，赵博，等. 从“肝应春”理论探讨肝主疏泄对中枢神经递质 5- 羟色胺浓度的影响［J］. 中华中医药杂志，2015，30(2)：513-515.

[2] 秦子舒. 肝应春与过敏免疫相关性的理论和实验研究［D］. 北京：北京中医药大学，2012.

TNF-α 和 IL-13 可能与冬季高发的过敏性疾病有关。在选择的四组过敏免疫指标中，血清 IgG、IgE 都有春季明显升高的趋势，而血清 TNF-α 和 IL-13 则都有冬季明显升高的趋势。研究认为，松果腺及褪黑素对过敏免疫具有调节作用。具体表现为松果腺对机体血清免疫因子具有抑制作用，而对免疫器官的发育具有调节作用；褪黑素对机体的免疫系统具有复杂的调节作用。中医肝应春的内涵与松果腺褪黑素及机体过敏免疫具有相关性。

刘仕奇等[1]选用健康 SD 大鼠分别在立春、春分前 34d 进行实验，随机分为空白组、手术组（松果腺摘除组）、伪手术组、肝郁组。于立春、春分当日取材，检测各组血清中 MT、NO 及脑中 5-HT 含量，并计算胸腺、脾脏指数，探讨中医“肝应春”理论与神经内分泌、免疫调节的关系。结果显示，①立春时，手术组 MT 含量较空白组明显降低（$P < 0.01$）；手术组及肝郁组 5-HT 含量均较空白组降低（$P < 0.05$）；手术组脾脏指数较空白组减小（$P < 0.01$）。②春分时，手术组及肝郁组 5-HT 均较空白组降低（$P < 0.05$，$P < 0.01$）；手术组与肝郁组的胸腺指数与脾脏指数较空白组均明显降低（$P < 0.01$）。③春分与立春比较，空白组、手术组及肝郁组 MT 均明显下降而 5-HT 均明显升高（$P < 0.01$）；手术组及肝郁组 NO 均明显升高（$P < 0.01$），胸腺指数及脾脏指数均下降（$P < 0.05$，$P < 0.01$）。研究认为，立春与春分时节摘除松果腺可产生与肝失疏泄之肝郁证类似的 MT、5-HT、NO 及免疫功能的变化，

---

[1] 刘仕琦，贾宇平，张峰，等.从摘除松果腺大鼠与肝郁大鼠 MT、5-HT、NO 和免疫功能的变化探讨“肝应春”的作用机制［J］.中华中医药杂志，2016，31（10）：4194-4197.

并且从立春到春分呈规律性变化，推测可能均与春天阳气渐旺，肝之疏泄功能渐增有关，可能是“肝应春”理论的现代物质基础，并与神经内分泌、免疫调节有关。

张和犇[1]以二分二至（春分、秋分、夏至、冬至）为时间点，选取5周龄SD雄性大鼠，观察时令季节对不同状态下（生理组、手术组、伪手术组）相关激素及单胺类神经递质——褪黑素（MT）、促肾上腺皮质激素释放因子（CRF）、肾上腺皮质激素释放激素（ACTH）、皮质酮（CORT）、5－羟色胺（5–HT）、多巴胺（DA）、去甲肾上腺素（NE）的浓度变化，研究时令季节变化对大鼠下丘脑－垂体－肾上腺轴－海马、松果腺神经内分祕相关指标的影响，以及褪黑素对海马以及下丘脑－垂体－肾上腺轴的调控和影响。实验结果表明，生理情况下，HPA轴相关激素及海马中单胺类神经递质具有季节节律性，摘除松果腺后其节律有某种程度的紊乱或消失。由此认为HPA轴激素和海马中单胺类神经递质的分泌具有一定的季节节律性；HPA轴与海马中单胺类神经递质的季节节律性变化与松果腺－褪黑素密切相关，褪黑素对HPA轴和海马神经递质的调节表现出季节选择性、层次选择性、调节程度差异性及调节机制的双向性；松果腺－褪黑素通过节律性分泌影响HPA轴和海马神经递质的季节性改变可能是“肝应春，主疏泄、调节情志”理论的现代科学内涵，也可能是SAD季节性发病的内在基础之一。

[1] 张和犇．“肝应春，主疏泄、调节情志”理论与实验研究［D］．北京：北京中医药大学，2018.

第三章 脾藏象的临床与实验研究

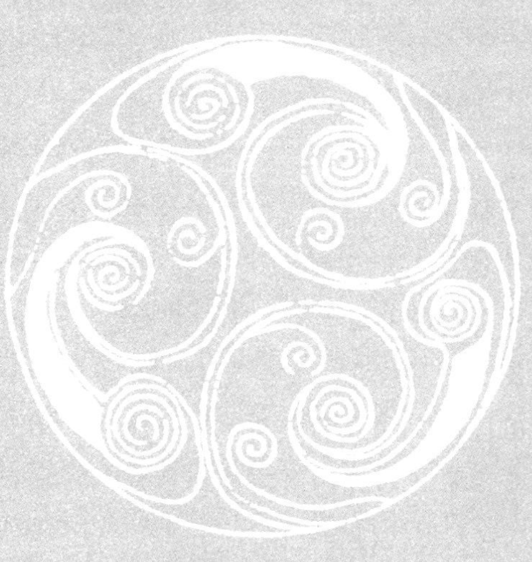

自20世纪50年代开始，人们陆续采用多种方法与技术手段，对脾藏象开展了多层次、多系统深入研究，其中国家重点基础研究发展计划（973计划）项目1项，代表性著作有吴咸中等《脾虚证的现代研究》、邓伟民等《中医脾本质的现代研究》、尹光耀《中医脾胃的中西医结合研究》等。

第一节　脾藏象临床基础研究

脾藏象临床基础研究，主要收录了临床上不同系统的疾病，按照中医辨证属于脾虚（气虚、阴虚、阳虚）的患者，采用现代医学的技术与手段，从病人的胃肠功能、免疫功能、神经内分泌、能量代谢、微量元素、血液流变学及微循环等方面进行的广泛而深入的研究文献并加以综述，以便于了解与掌握脾藏象临床研究的最新动态与发展趋势，为临床从脾论治的疾病找到现代科学依据。

张启明等[1]通过对中医脾病及其证候和用药的分析，认为与中医脾相关的西医学组织器官主要是消化系统。另外，大脑皮质、肾上腺皮质、甲状腺、垂体前叶、免疫器官也与中医脾有密切关系。早在20世纪80年代初，高墀岩等[2]临床观察也发现，脾虚患者不仅有胃肠道方面的改变，而且还

---

[1] 张启明，张惠珍．中医脾与西医学组织器官的相关性研究［J］．辽宁中医杂志，2004，31（1）：22-23.

[2] 高墀岩，林求诚．脾虚病人某些检查指标的变化［J］．中医杂志，1980，21（9）：27-30.

有植物神经功能、内分泌和代谢、微循环及细胞免疫功能等多系统、多方面的改变。在胃肠道方面表现为胃张力降低，胃黏膜增粗和胃酸高分泌倾向，小肠吸收功能减退，大肠运动功能亢进；植物神经功能方面表现为副交感神经偏亢，交感神经张力降低，体温调节中枢或血管运动中枢失调；内分泌和代谢方面表现为甲状腺功能减退，水液排泄功能障碍；微循环方面可见有微循环灌注不足；免疫功能方面可见有细胞免疫低下的倾向。

一、脾主运化的临床研究

（一）脾主运化与胃肠研究

1. 胃肠黏膜

许长照等[1]通过光镜、电镜和组织化学方法，观察脾虚患者及非脾虚患者的十二指肠标本，发现脾虚组的十二指肠炎较多；碱性磷酸酶和酸性磷酸酶在十二指肠绒毛功能部增强，顶部减弱；微绒毛稀疏、缩短；绒毛上皮细胞间隙增宽，杯状细胞、内分泌细胞、隐窝处低分化细胞、上皮内淋巴细胞浸润及固有膜各种炎性细胞均增多；细胞器一般也增多等病理改变。傅湘琦等[2]采用扫描电镜观察发现脾虚组大鼠胃黏膜上皮由略隆起的上皮细胞连成凸出皱襞，皱襞互相连接成小区状结构，在小区周围凹陷较深，上皮细胞表面电镜下放大1000倍时，可以找到溃烂灶。在肠黏膜上皮表面呈凸出的小块状皱襞，小块大小不等，肠黏膜上皮的游离缘看到有破溃的

---

[1] 许长照，张琦瑶，刘隆棣，等．脾虚证患者十二指肠的病理形态及组织化学研究［J］．中西医结合杂志，1987，7（12）：722-726.

[2] 傅湘琦，侯燕鸣．过劳和饮食失节塑造大白鼠“脾气虚证”模型胃肠黏膜变化的扫描电镜观察［J］．解剖学杂志，1988，11（3）：156-159.

小区。刘友章[1]通过扫描电镜观察，发现脾胃气虚胃脘痛病人出现胃黏膜上皮细胞萎缩变平，微绒毛减少，胃小凹变形等改变。郑樨年等[2]研究发现，胃黏膜腺体萎缩和肠上皮化生，特别是中、重度腺体萎缩和肠上皮化生病变在脾虚证患者与实证患者间有显著性差异，脾虚证组胃窦黏膜D细胞数较实证明显减少（$P < 0.01$）。劳绍贤等[3]发现脾虚患者胃、结肠黏膜组织学发生改变，其主要表现为胃黏膜微绒毛变稀，线粒体数目明显少于健康人，并有肿胀、膜缺损、嵴断裂、基质变淡等改变，其主细胞的酶原颗粒数也明显减少；结肠黏膜柱状细胞微绒毛较正常人变稀、数目明显减少等改变。刘友章等[4]发现脾胃气虚胃脘痛患者壁细胞线粒体数目、主细胞单位面积内酶原颗粒计数较正常组、肝胃不和组明显减少；壁细胞及浆细胞均可见线粒体肿胀、膜缺损、嵴断裂、基质变淡等变化，与对照组相比有明显差异。认为中医脾主运化不仅仅是指食物在胃肠道的消化吸收，更重要的是在线

---

[1] 刘友章.脾胃气虚与肝胃不和型胃脘痛患者胃黏膜的扫描电镜观察[J].广州中医学院学报，1988，5（1）：16–19.

[2] 郑樨年，黄玉芳，丁金芳，等.脾虚证胃痛与胃窦黏膜D细胞关系的探讨[J].江苏中医，1990，（1）：36–38.

[3] 劳绍贤，连至诚，王建华，等.脾胃虚实患者的消化道组织超微结构及运动功能改变[J].中国中西医结合脾胃杂志，1993，1（1）：11–15.

[4] 刘友章，宋雅芳，劳绍贤，等.胃脘痛患者胃黏膜超微结构研究及中医“脾–线粒体相关”理论探讨[J].中华中医药学刊，2007，25（12）：2439–2442.

粒体的氧化磷酸化过程。任宏义等[1]对慢性萎缩性胃炎脾虚证患者病理组织学与超微结构的研究显示，线粒体的退行性病变是脾虚证发生的病理基础。韦嵩等[2、3]观测不同程度脾虚胃脘痛患者胃黏膜血流量及防御功能变化，发现随着脾虚程度加重，胃黏膜血流量（GMBF）及胃黏膜前列腺素（6-keto-PGF1α）均呈下降趋势，且二者正相关；木糖吸收率越降低，而胃液氨基已糖则相反。

2. 胃肠动力

冯庚玮等[4]通过消化道钡餐透视观察胃的位置形态、蠕动功能和排空时间，发现脾阳虚患者胃蠕动功能减低，单位时间内同时可见蠕动波数较正常对照组偏低（$P < 0.01$）。胃排空时间多数延长，排空时间达 4 ～ 6 小时，与正常对照组比较差异显著。李长生等[5]对 1000 例胃脘痛辨证分型的 X 线征象进行研究，发现脾胃虚弱型患者胃肠蠕动排空功能减弱，胃张力低，胃内炎症范围多在 5 厘米内。周斌等[6]采用不透 X 线标志物法——钡条法测定了 32 例脾虚气滞型运动障碍样消化不良患者胃排空功能。结果显示 13 例（40.6%）

---

[1] 任宏义，牛灵地，郝万青，等 . 慢性萎缩性胃炎脾虚证的病理组织学与超微结构观察［J］. 中国中西医结合杂志，1992，12（10）：593–599.

[2] 韦嵩，孙弼纲，沈鹰，等 . 不同程度脾虚胃脘痛患者胃黏膜血流量变化［J］. 安徽中医学院学报，1998，17（2）：15–17.

[3] 韦嵩，孙弼纲，沈鹰，等 . 不同程度脾虚胃脘痛患者胃黏膜防御功能变化［J］. 广州中医药大学学报，1998，15（3）：188–190.

[4] 冯庚玮，冯广圃，赵春荣，等 . 脾阳虚患者胃形态和运动功能的观察分析［J］. 中医杂志，1980，21（4）：32–33.

[5] 李长生，周祝谦，于红，等 . 胃脘痛中医辨证分型的 X 线征象［J］. 山东中医学院学报，1994，18（1）：30–32.

[6] 周斌，李乾构，任蜀兵，等 . 脾虚气滞型运动障碍样消化不良患者胃排空功能测定［J］. 中国中西医结合脾胃杂志，1997，5（2）：84–86.

排空迟缓，4 例处于临界值（12.5%），15 例（46.9%）排空率正常，提示该类患者存在着胃排空延迟的状态。朱力萤等[1]发现胃脘痛脾胃虚寒型患者 X 线表现多见胃张力下降，空腹滞留液量较大，胃排空时间明显延长，胃黏膜、胃小区皱襞病变较重。

潘志恒等[2]采用放射性核素标记试餐法测定了慢性胃脘痛患者的液体胃排空功能，发现慢性胃脘痛脾气虚组、非脾气虚组和对照组的胃半排空时间分别为（29.73±9.73）分、（47.56±12.41）分和（39.67±14.69）分，脾气虚组胃半排空时间缩短（$P<0.01$）。马伟丰[3]报道脾虚患者的胃超声图像，发现存在着胃的位置下移、空胃、积液、低张胃、排空延迟或增快、胃壁层及黏膜层光洁度改变等现象。

张兵等[4]研究结果显示：各型脾虚证患者胃电节律紊乱的程度和电－机械脱偶联率均显著高于健康人；腔内压力波的各项指标均较健康人降低；血浆胃动素水平呈增高趋势，并与胃电节律紊乱呈正相关。提示各型脾虚证患者胃运动功能异常的可能机制是血浆胃动素水平增高→胃电节律紊乱→胃机械运动功能障碍。

---

[1] 朱力萤，王嘉彦，孟伟，等.胃脘痛中医辨证分型的影像学变化［J］.中国中医药科技，2002，9（4）：246–247.

[2] 潘志恒，梁九根，陈国浩，等.慢性胃脘痛脾虚证患者核素胃排空功能观察［J］.中国中西医结合杂志，1997，I7（5）：542–543.

[3] 马伟丰.脾虚患者胃形态和运动功能的超声图观察［J］.浙江中医杂志，1991，26（4）：184.

[4] 张兵，张万岱，李黎波，等.脾虚证患者胃运动功能的研究［J］.中国中西医结合杂志，1994，14（6）：346–350.

3. 胃肠消化酶

危北海等[1]研究认为脾虚病人多数可见血清胃泌素含量降低、小肠吸收功能减退（木糖排泄率多降低）、胰分泌淀粉酶功能下降和消化道运动排空速度加快等。这些改变总的反映出胃肠道的消化吸收功能减弱。金敬善等[2]研究发现老年人和脾虚患者 D– 木糖排泄率与胰功肽显著降低，初步表明二者均有不同程度的消化吸收功能障碍。杨维益等[3]临床实验结果表明，脾气虚证时，血清淀粉酶及其胰淀粉酶同工酶、胰脂肪酶的活性下降。进一步将胰淀粉酶同工酶与临床脾气虚证的程度结合分析，可以看出，随着脾气虚证的加重，胰淀粉酶同工酶活性呈递减趋势；当脾气虚证经健脾治疗后，其胰淀粉酶同工酶的活性恢复。李常青等[4]研究也发现脾气虚消化性溃疡患者唾液淀粉酶活性比值、D– 木糖排泄率和胃电图餐前、餐后幅值均低于健康组，差异均具有显著性意义（$P < 0.05$）。三者合参，对脾气虚证诊断的阳性率为 95.10%。王清云等[5]临床研究显示，脾胃气虚证病人的 17–OHCS、17–KS、VMA 均高于正常人；补体 C_3、IgG、IgM 均低于正常人；异柠檬酸脱氢酶（ICD）活性、

[1] 危北海，金敬善，张绳祖 . 对“脾主运化”的初探［J］. 中医杂志，1981，22（3）：61–63.

[2] 金敬善，王丽华，陈桂君，等 . 老年人和脾虚患者消化系统功能的观察［J］. 中西医结合杂志，1984，4（8）：164–166.

[3] 杨维益，梁嵘，陈家旭，等 . 脾气虚证与胰腺外分泌功能关系的临床研究［J］. 中国中西医结合杂志，1996，16（7）：414–416.

[4] 李常青，王建华 . 唾液淀粉酶活性比值、D– 木糖排泄率和胃电图三者合参对脾气虚证的研究［J］. 湖南中医学院学报，1998，18（2）：8–9.

[5] 王清云，孙红光，赵君玫，等 . 脾胃气虚生物化学基础的研究［J］. 河南中医，1986（3）：6–12.

乳酸脱氢酶（LDH）总活性及其同工酶 LDH_3 相对活性，均低于正常人。

韦嵩等[1]观察不同程度脾虚胃脘痛患者部分胃液成分变化，发现随着脾虚程度逐渐加重，胃液中氨基已糖、三羟胆酸含量逐渐升高，胃液分泌性免疫球蛋白（SIgA）和胃蛋白酶含量逐渐下降（$P < 0.05$ 或 $P < 0.01$）。提示脾虚证的发展是动态演变过程。戴小华等[2]测定了 32 例脾虚患者的血清游离氨基酸（FAA）含量，与 20 名健康成年人测定值比较，提示脾虚患者血清中有多种 FAA 含量降低，可能与肠道吸收不良有一定的关系，患者血清蛋白浓度及免疫功能低下可能与 FAA 水平降低有关。刘健等[3]观察脾气虚患者的木糖吸收率、血清总蛋白、白蛋白、血清游离氨基酸总量（FAA 总量）、必需氨基酸总量（必需 AA）及支链氨基酸（支链 AA）等指标，与健康对照组相比，发现上述指标均降低，且随木糖吸收率的降低而逐渐下降，提示脾气虚证低蛋白血症是一个由轻到重、逐渐发展的渐变过程，与营养物质吸收障碍的程度密切相关。

---

[1] 韦嵩，沈鹰，刘正民，等．不同程度脾虚胃脘痛患者胃液成分的变化［J］．安徽中医学院学报，1996，15（1）：20-21.

[2] 戴小华，孙弼纲，等．脾虚患者血清游离氨基酸的变化［J］．中国中西医结合杂志，1994，14（7）：403-405.

[3] 刘健，戴小华，刘春丽，等．脾气虚证蛋白质代谢动态变化的临床与实验研究［J］．中国中医基础医学杂志，1998，4（5）：35-37.

4. 胃肠激素

郑樨年等[1]研究发现，脾虚证组患者G、D细胞数均较实证对照组患者明显减少，G/D比值明显增高，故相应激素含量都处于低水平状态，胃泌素含量相对增多而出现一系列相应症状。任平等[2]报道脾虚泄泻患者血浆、十二指肠降段的胃动素（MOT）低于对照组和非脾虚泄泻组，降结肠、直肠的前列腺素（PGE_2）高于对照组和非脾虚泄泻组，认为脾虚患者MOT和PGE_2含量的异常可能是脾失健运的实质之一。毛炯等[3]发现脾阴虚患者血浆血管活性肠肽（VIP）含量，与对照组比较无显著性差异（$P > 0.05$），脾气虚组显著增高（$P < 0.01$）。认为脾阴虚证、脾气虚证患者运化失常的客观病理基础与血管活性肠肽水平变化相关。金敬善等[4]研究发现脾气虚证胃动素升高，免疫球蛋白下降可能是脾气虚证的病理机制之一，说明脾气虚证与神经内分泌免疫网络之间有一定的内在联系。

毛炯等[5、6]发现脾阴虚患者的血浆胃动素水平比健康组显著升高（$P < 0.01$），但显著低于脾气虚组（$P < 0.01$）。3组间总变异

[1] 郑樨年，黄玉芳，丁金芳，等.脾虚证胃痛与胃窦黏膜G和D细胞关系［J］.中西医结合杂志，1990，10（1）：33.

[2] 任平，宋国增，夏天，等.对脾虚泄泻患者胃动素及前列腺素的初探［J］.中国医药学报，1993，8（1）：22-25.

[3] 毛炯，李艳嫦，朱伟淑，等.脾阴虚与脾气虚血浆血管活性肠肽水平对比研究［J］.中医药学刊，2003，21（5）：693.

[4] 金敬善，邓新荣，邹世洁，等.脾气虚证与神经内分泌免疫网络相关性的研究［J］.中国中医基础医学杂志，1997，3（3）：34-38.

[5] 毛炯，伍怡和，司徒净普，等.脾阴虚证与血浆胃动素水平关系初探［J］.中国中西医结合杂志，1994，14（11）：653-657.

[6] 毛炯，李艳嫦，朱伟淑，等.脾阴虚证30例血浆P物质水平测定研究［J］.中医药学刊，2003，21（8）：1275.

有显著性意义（$P < 0.01$）。推测脾阴虚患者血浆胃动素水平升高与迷走神经兴奋性增高、胃肠道内环境受损，消化、吸收功能低下有关。脾阴虚证患者血浆SP的含量显著低于健康人组、脾气虚组（$P < 0.05$）。说明脾阴虚证"运化央司"的客观病理基础与SP水平变化相关，血浆SP水平对脾阴虚证的诊断有一定的临床意义，顾宇春等[1]对脾阴虚证患者的血浆胃动素水平进行了测定，结果发现脾阴虚证患者血浆胃动素水平显著高于肾阴虚证组和健康人组（$P < 0.05$）；但肾阴虚证组和健康对照组之间无显著差异，提示血浆胃动素水平的测定有可能成为脾阴虚证和肾阴虚证鉴别诊断的一个客观指标。

5. 肠道菌群

任平等[2]对脾虚腹泻患者肠道菌群的研究发现，脾虚腹泻患者较非脾虚腹泻患者存在着更严重的菌群失调，其中双歧杆菌、乳杆菌、拟杆菌量减少明显，肠杆菌、梭菌量增多显著。吴三明等[3]对脾虚泄泻病人及正常成年人粪便中的10种厌氧菌、需氧菌进行定量研究。结果显示：脾胃虚弱型病人中，双歧杆菌、拟杆菌、消化球菌等厌氧菌明显减少；脾虚肝郁型病人中，则肠杆菌相对增多；脾虚泄泻患者双歧杆

[1] 顾宇春，陈德珍，魏睦新，等．脾阴虚证病人血浆胃动素水平的变化［J］．浙江中医杂志，1998（4）：154.

[2] 任平，夏天，李平，等．脾虚腹泻患者肠道菌群的研究［J］．中医杂志，1992（6）：33-34.

[3] 吴三明，张万岱．脾虚泄泻患者肠道微生态学的初步研究［J］．中国中西医结合脾胃杂志，1996，4（4）：203-204.

菌（B）/ 肠杆菌（E）比值低于正常人。揭示厌氧菌减少、B/E 值改变是脾失健运患者肠道微生态学主要特征。林璋[1]对脾气虚和脾阳虚患者开展了基于 UPLC-QTOFMS 的代谢组学和 16S rDNA 的肠道菌群测序研究。结果显示：脾虚证患者肠道菌群的结构改变对机体的代谢紊乱有重要影响。粪便肠道菌群的结果表明不同证型的脾虚患者肠道菌群结构与健康对照组均存在明显的不同，通过 Lefse 多级物种差异分析发现脾气虚患者肠道的蓝藻菌门、蓝藻菌属细菌显著性增高；fusicatenibacter 和反刍梭菌属细菌含量下降；脾阳虚患者肠道的硬壁菌门细菌含量明显较高；梭杆菌门及拟杆菌属细菌含量显著下降。血浆和尿液的代谢组学结果提示，脾气虚患者的代谢异常主要涉及精氨酸和脯氨酸等氨基酸代谢紊乱；脾阳虚患者的代谢异常主要与 TCA 循环、糖酵解等能量代谢障碍和肠道菌群介导的色氨酸等代谢通路有关。将获得的肠道微生物数据与代谢谱的数据进行关联性分析，发现肠道菌群的结构变化与宿主代谢谱具有强烈相关性，进一步分析发现脾虚患者的肠道菌群主要是通过宿主的黏膜完整性、胆汁酸代谢和多糖分解等途径从而影响机体整体的代谢表型。

（二）脾主运化与物质能量代谢研究

1. 物质代谢

毛炯等[2]发现脾阴虚证患者血浆总蛋白、γ－球蛋白均显著高于正常组，血浆白蛋白、α_1－球蛋白均非常显著低于正常组。章梅

---

［1］ 林璋．脾虚证候患者肠道微生物和宿主代谢表型的关联性研究［D］．上海：上海交通大学，2018.

［2］ 毛炯，贝叔英．脾阴虚证的中医临床观察和血浆蛋白测定［J］．浙江中医杂志，1990，25（8）：363.

等[1]发现脾虚型肾脏疾病患者血中 $β_2$ 微球蛋白（$β_2$-MG）较正常人显著增高，血中 TH 精蛋白（THP）含量则显著低于正常人。同时尿中的 $β_2$-MG 和白蛋白均比正常人组高，但 THP 却低于正常人，IL-6、IL-8、TNF 明显升高。赵建明等[2]应用荧光偏振光技术观察了脾虚患者红细胞膜流动性的改变，发现脾阳虚、脾阴虚患者红细胞膜荧光偏振度明显高于正常人组，脾虚患者（MDA）丙二醛含量高于正常对照组（$P < 0.05$），SOD 活性均低于正常对照组（$P < 0.05$）。认为脾虚发病过程中，脂质过氧化可能是导致红细胞流动性下降的机制。

基因组学、蛋白质组学与代谢组学作为系统生物学的重要组成部分，也被广泛应用于中医脾藏象的研究之中。王桂香[3]对脾虚证与正常人胃黏膜的差异表达基因进行研究，结果脾虚证与正常人比较，上调 24 条（28.9%），下调 51 条（61.4%），上下调趋势不明显 9 条（8.6%）。83 条差异基因中主要是与蛋白质合成运输代谢、基因转录调节、免疫炎症应答、能量及营养物质代谢、细胞骨架、细胞周期、信号转导

---

[1] 章梅，张仲海，夏天，等.四君子汤对脾虚型肾脏疾患血清、尿蛋白含量和细胞因子的影响［J］.中国医药学报，1999，14（2）：32–33.

[2] 赵建明，赵淑媛.脾虚证红细胞膜流动性改变的临床研究［J］.中国中西医结合杂志，1996，16（6）：350–351.

[3] 王桂香.慢性胃炎脾虚证消化吸收障碍亚型差异表达基因生物信息学及临床研究［D］.广州：广州中医药大学，2007.

等相关的基因。陈蔚文等[1]研究慢性胃炎脾气虚证患者的特征性基因差异表达，发现差异表达基因 54 条，72.2% 下调；其中与营养物质代谢和免疫调节相关差异表达基因 45 条，71.1% 下调；差异基因中有 4 条基因为显著差异表达基因；实时定量 PCR 检测差异基因 5 条，4 条与芯片结果一致。提示慢性胃炎脾气虚证具有特征性的基因差异表达图谱，主要表现为与营养物质代谢及免疫调节相关基因呈下调趋势。杨泽民等[2、3]分析慢性浅表性胃炎脾虚证与脾胃湿热证患者体内脂类、蛋白质、核酸、糖类、微量元素和能量代谢情况，从物质能量代谢的角度探讨脾虚证病理发生机制。结果获得与物质能量代谢相关且表达倍数＞ 2 的显著差异表达基因 56 个，其中上调基因 11 个，下调基因 45 个。说明脾虚证患者体内脂类、蛋白质、核酸、糖类、微量元素和能量代谢水平明显降低，这可能是导致脾虚证疾病发生的重要机制。对慢性浅表性胃炎脾虚证研究，获得 15 个与物质能量代谢相关差异基因，占总差异表达基因（20 个）的 75%，其中上调基因 1 个，下调基因 14 个，11 个基因为酶基因。其中脂类代谢相关差异基因有 ACAA2 和 CYP20A1，表现为脂肪酸分解和胆固醇转化降低；蛋白质代谢相关差异基因有 ALDH9A1、ASI、ASS1、PCYOX1L、RPS28、UBE2D2、UBXN1、B3UNT1、GCNTl

---

［1］ 陈蔚文，王颖芳，劳绍贤，等．脾气虚证患者基因差异表达研究［J］．中国病理生理杂志，2008，24（1）：148-152.

［2］ 杨泽民，陈蔚文，王颖芳．慢性浅表性胃炎脾虚与脾胃湿热证患者物质能量代谢基因差异表达研究［J］．中国中西医结合杂志，2012，32（9）：1180-1197.

［3］ 杨泽民，陈蔚文，王颖芳．慢性浅表性胃炎脾虚证患者与健康人物质能量代谢基因差异表达研究［J］．中国中西医结合杂志，2013，33（2）：159-163.

和 PPP1R3C，表现为影响自主神经、尿素循环等生物学过程的氨基酸代谢降低，蛋白质合成降低，错误折叠蛋白泛素化降解增加，翻译后糖基化和磷酸化修饰降低；糖类代谢相关差异基因有 PPP1R3C、B3GNT1 和 GCNTl，表现为糖原和聚糖合成降低；核酸代谢相关差异基因有 RMIl、SMARCD3 和 PARP 1，表现为 DNA 复制和转录降低，DNA 损伤修复增加。提示慢性浅表性胃炎脾虚证患者体内脂类、蛋白质、糖类和核酸代谢水平明显降低，并且主要表现为酶基因表达下调，推测此可能是导致脾虚证营养代谢障碍的重要机制之一。

崔海珍等[1]探讨亚健康脾虚证的尿液代谢组学特征，结果显示：亚健康脾虚证患者与健康人尿液样本之间的代谢物含量有明显差异，脾虚证组尿液中 3- 羟基丁酸、乳酸、甘氨酸、肌酐、马尿酸的含量低于正常组，而氧化三甲胺、柠檬酸的含量则高于正常组，其谱峰相对积分面积明显增高。战丽彬等[2]通过分析血浆小分子代谢组成分，发现脾气虚证代谢综合征组患者呈现出不同于正常对照组和代谢综合征组的代谢图谱，脾气虚代谢综合征组 GPCho（38：6）、carnitine C8：0 和分子量为 341.282 的未知化合物浓度是明显降低的，

[1] 崔海珍，陈家旭. 亚健康脾虚证的尿液代谢组学研究［J］. 山东中医杂志，2011，30（7）：468-470.

[2] 战丽彬，初艳，赵欣捷，等. 基于代谢组学的脾气虚证本质研究［J］. 世界科学技术——中医药现代化，2011，13（4）：622-625.

可能为脾气虚证代谢综合征的潜在标志物。刘雅荣等[1]研究脾虚湿盛证肝癌患者血浆代谢变化情况，结果：与非脾虚湿盛证肝癌患者相比较，脾虚湿盛证肝癌患者血浆中亮氨酸、缬氨酸、异亮氨酸、组氨酸、苯丙氨酸、谷氨酰胺、谷氨酸、酪氨酸、甘氨酸、丙氨酸等多种氨基酸含量明显偏低（$P < 0.05$），血浆中肌酸、肌酸酐等代谢物含量也明显偏低（$P < 0.05$），而脾虚湿盛证肝癌患者血浆中乳酸、丙酮、β-葡萄糖、α-葡萄糖、不饱和脂类等代谢物含量升高（$P < 0.05$）。说明脾虚湿盛证肝癌患者脂肪代谢增强，糖代谢紊乱，蛋白质合成代谢异常，体内多种正常生命代谢的紊乱程度较非脾虚湿盛证肝癌患者严重。牛晓曼等[2]通过收集脾虚型及非脾虚型痛风患者和健康人群粪便进行检测和数据分析。结果显示，与健康人相比，脾虚型痛风患者粪便中丁酸、丙酸含量减少，乙醇、谷氨酰胺、牛磺酸、葡萄糖含量增加；与非脾虚型痛风患者相比，脾虚型痛风患者粪便中异亮氨酸、亮氨酸含量增多，甘氨酸含量减少。脾虚证痛风患者的氨基酸代谢异常可说明脾主运化功能的失调。

2. 能量代谢

金友等[3]选择十二指肠球部溃疡患者，电镜下观察不同证型线粒体结构及细胞色素氧化酶分布情况。结果显示，与正常组比较，

[1] 刘雅荣，李晶洁，吕书勤．基于核磁共振的脾虚湿盛证肝癌患者血浆代谢组学研究［J］．世界科学技术——中医药现代化，2016，18（2）：296-301.

[2] 牛晓曼，汪梅姣，何志兴，等．基于粪代谢组学的痛风脾虚证实质研究［J］．中华中医药杂志，2016，31（8）：3071-3075.

[3] 金友，刘友章．不同中医证型十二指肠球部溃疡线粒体细胞色素氧化酶电镜观察［J］．中华中医药学刊，2014，32（7）：1593-1596.

脾气虚组患者线粒体数量减少，线粒体结构有明显的损伤，壁细胞线粒体面积Am、周长Bm减小，δm、Ae、R_{me}的值均减小。说明线粒体及细胞色素氧化酶的改变，是脾虚证候的一个重要超微病理基础。胡齐[1]临床研究发现，脾气虚证重症肌无力（MG）患者存在mtDNA缺失，导致呼吸链氧化磷酸化功能异常，最终引起细胞能量代谢障碍；脾气虚证MG患者外周血线粒体OGG1、NTHI、MPG的mRNA表达均很高，机制可能为脾气虚证存在线粒体损伤，引起线粒体DNA的自我修复，故三个糖基化酶均高表达。采用利血平造模法复制脾虚证大鼠模型，研究发现，脾虚证模型大鼠骨骼肌线粒体SOD、GSH-Px活性降低，MDA含量升高，表明脾虚证模型大鼠体内存在脂质过氧化损伤，提示脾虚证与线粒体氧化损伤密切相关。

姜洪华[2]对脾气虚证患者十二指肠黏膜线粒体DNA（mtDNA）全序列与线粒体超微结构进行初步探讨，结果显示：同一证型（脾气虚证）不同病种（慢性浅表性胃炎和十二指肠球部溃疡）线粒体超微结构的改变不相同；脾气虚证mtDNA序列存在多态性改变；脾气虚证慢性浅表性胃炎组在D-LOOP区突变率高，可能是脾气虚证的分子基础。徐

[1] 胡齐.基于线粒体氧化损伤与修复探讨脾虚证能量代谢障碍机制[D].广州：广州中医药大学，2014.

[2] 姜洪华.脾气虚证患者线粒体DNA多态性与超微结构的初步研究[D].广州：广州中医药大学，2007.

升[1]研究发现脾虚证患者存在 mtDNA 碱基点突变、缺失或插入，并造成编码氨基酸组成以及阅读框架的改变，导致 mtDNA 损伤，进而基因表达的下降，使得生成功能异常或无功能的亚基蛋白而直接影响 F_0F_1–ATPase 的活性，最终影响细胞的能量代谢，造成细胞能量供应不足。脾虚证大鼠组织的线粒体膜电位比配的降低，说明脾虚证模型存在线粒体功能的损伤，脾虚证与线粒体膜电位密切相关。孙莹[2]研究发现，脾气虚证重症肌无力患者外周血淋巴细胞线粒体膜电位较正常对照组明显降低，表明线粒体内膜通透性增加，ATP 合成减少，细胞能量代谢发生障碍，脾虚证能量代谢与线粒体膜电位密切相关。动物实验显示，脾虚模型大鼠肝、脾组织线粒体膜电位水平与正常组相比明显降低，骨骼肌线粒体 Na^+–K^+–ATPase、Ca^{2+}–Mg^{2+}–ATPase 活性比正常组明显下降。

祁建生等[3、4]测定慢性胃炎病人和正常人基础和胰岛素刺激后红细胞膜 Na^+–K^+–ATPase 活力、红细胞 ATP 含量及 24 小时尿 17–OHCS 排出量。结果表明：脾胃湿热证膜 Na^+–K^+–ATPase 活力和细胞内能量代谢亢进；脾胃气虚证膜 Na^+–K^+–ATPase 数量有一定程度减少，细胞内能量代谢在应激情况下有所减退。脾胃湿热证细胞内

[1] 徐升．脾虚证线粒体氧化损伤以及线粒体基因及其表达改变的研究［D］．广州：广州中医药大学，2007.

[2] 孙莹．脾虚证能量代谢障碍与线粒体膜电位及 ATP 酶的相关性研究［D］．广州：广州中医药大学，2014.

[3] 祁建生，李秀娟，杨春波，等．红细胞膜 Na^+–K^+–ATPase 活性与慢性胃炎中医辨证分型关系的研究［J］．新中医，1999，31（1）：34–36.

[4] 祁建生，李秀娟，杨春波，等．慢性胃炎脾胃虚实证红细胞游离 Ca^{2+} 及膜 Ca^{2+}–Mg^{2+}–ATPase 研究［J］．中国中西医结合脾胃杂志，1999，7（1）：16–18.

外 Ca^{2+} 转换率加快，膜 Ca^{2+}–Mg^{2+}–ATPase 活性和细胞内 ATP 合成量呈代偿性亢进；脾胃气虚证 Ca^{2+} 转换率有所下降，膜 Ca^{2+}–Mg^{2+}–ATPase 活性明显低于湿热，组织细胞代谢的代偿功能有所降低。

另外，陈德珍等[1]发现脾阴虚患者血清丙二醛（MDA）含量高于健康人组，总抗氧化能力却低于健康人组。丁霞等[2]研究认为脾虚不能升清致神失所养是能量代谢失常诱发抑郁症的中医病机。线粒体可能是能量代谢失常致抑郁发生的超微结构基础，应激状态下内质网和线粒体的功能障碍可导致三磷酸腺苷（ATP）降低和神经元凋亡，而自噬是抑郁症发病的重要调控机制。

杨维益等[3]研究发现脾气虚证患者治疗前的血清肌酸磷酸激酶（CPK）及肌型肌酸磷酸激酶（CPK–MM）活性明显低于与之对照的脾胃湿热组和肝胃不和组，并且酶活性的降低尚与脾气虚证的轻重程度有量的相关性。经服用一个月的扶正健脾液后，随着脾气虚证的消失，CPK 及 CPK–MM 的活性升高，从而认为，CPK–MM 可在一定程度上反映脾气的盛衰。刘友章等[4]认为脾主肌肉是依靠脾主运化的功能实现的，

---

[1] 陈德珍，魏睦新，顾宇春，等．脾肾阴虚证血清氧自由基损伤初探［J］．华人消化杂志，1998，6（8）：660–662.

[2] 丁霞，靖林林，文戈，等．论脾虚及能量代谢障碍是抑郁症发病的关键病机［J］．中医杂志，2016，57（11）：924–926.

[3] 杨维益，梁嵘，文平，等．脾气虚证时肌酸磷酸激酶及其同功酶活性变化的临床研究［J］．中国医药学报，1992，7（4）：22–26.

[4] 刘友章，刘江凯，弓淑珍，等．中医“脾主肌肉”与骨骼肌舒缩运动中能量代谢关系的探讨［J］．江苏中医药，2009，41（4）：5–7.

采用电镜观察发现，痿证患者骨骼肌细胞的线粒体数目减少，线粒体肿胀、嵴断裂，而经过健脾益气治疗后上述改变得到改善。

3. 水液代谢

脾主运化水液与水通道蛋白（AQP）有关。周正等[1]研究发现，脾胃湿热证组患者胃黏膜 AQP4 蛋白、AQP4 mRNA 表达量高于脾气虚证组（$P < 0.01$）和正常组（$P < 0.05$）；而脾气虚证组的 AQP4 基因表达量和蛋白表达量均低于正常组，其中两组的 AQP4 基因表达量有显著性差异（$P < 0.05$），但两组的蛋白表达量差异则无显著性差异（$P > 0.05$）。梅武轩[2]通过检测中医不同证型和脾胃湿热证不同程度慢性浅表性胃炎患者胃黏膜中 AQP3、AQP4 的基因表达，研究脾主运化水液与胃黏膜水通道蛋白 3、4 表达的相关性。结果显示胃黏膜 AQP3、AQP4 的过高或过低表达是机体对水液代谢全身调节的局部表现，脾主运化水液与胃黏膜 AQP3、AQP4 相关，胃黏膜 AQP3、AQP4 可能成为脾虚湿困、寒湿困脾、脾胃湿热、胃阴不足等病证的发生机制之一。脾胃湿热程度与胃黏膜 AQP3、AQP4 基因表达相关，提示 AQP3、AQP4 与中医的“湿热”有某种内在的联系，而湿热的产生与脾主运化水液失常有关。

（三）脾主运化与免疫功能研究

脾气虚时患者细胞免疫、体液免疫功能皆下降。许永照等[3]观

---

［1］周正，劳绍贤，黄志新，等．从水通道蛋白 4 的表达探讨脾胃湿热证的机理［J］．广州中医药大学学报，2004，21（5）：369-372.

［2］梅武轩．脾主运化水液与胃黏膜水通道蛋白 3、4 表达的相关性研究［D］．广州：广州中医药大学，2006.

［3］许永照，陆跃鸣，张瑜瑶，等．脾虚证免疫状态的研究——61 例分析［J］．南京中医学院学报，1984，（4）：38-40.

察到脾虚患者血中巨噬细胞吞噬率及吞噬指数明显下降。徐重明等[1]研究表明脾虚证患者非特异性免疫功能失调，全血白细胞吞噬功能显著下降。刘健等[2、3]观察脾虚泄泻患者红细胞免疫功能，结果表明：脾虚泄泻组的红细胞 C_3b 受体花环率（RBC–C_3b–RR）显著低于脾虚非泄泻组和健康对照组（$P < 0.01$）；脾虚泄泻组的红细胞免疫复合物花环率（RBC–IC–R）显著高于脾虚非泄泻组和健脾对照组；而且 C_3b–RR 与木糖吸收率、红细胞数、血红蛋白、血浆白蛋白等呈显著正相关，IC–R 与上述指标显著负相关。提示脾虚证者小肠吸收功能障碍所致的贫血、低蛋白血症使红细胞 C_3b 受体数量减少或损伤或活性下降，导致红细胞免疫功能降低，脾虚泄泻患者病变程度较重，故其红细胞免疫功能降低也明显，并发现脾虚证患者外周淋巴细胞转化率低于正常。丁洁等[4、5]研究发现，脾虚证患者与正常人相比，末稍血中 T 淋巴细胞总数、辅助性 T 细胞（T_H）明显减少，抑制性 T 细胞（T_S）相对增多，T_H 与 T_S 比值异常，单位淋巴细胞体外分泌 IL2 功能

---

[1] 徐重明，汪自源，夏天，等．脾虚证患者全血白细胞吞噬功能的临床研究［J］．海军医学，1996，14（4）：367–369.

[2] 刘健，孙弼纲．脾气虚证淋巴细胞转化率的研究［J］．中医药研究，1992，（3）：19–21.

[3] 刘健，孙弼纲．脾虚泄泻患者红细胞免疫功能的临床研究［J］．中国中西医结合杂志，1994，14（9）：531–533.

[4] 丁洁，吴咸中，薛小平．脾虚证患者部分细胞和局部免疫功能指标的测定［J］．中国中西医结合杂志，1992，12（2）：77–81.

[5] 丁洁，吴咸中．脾虚症患者部分体液免疫功能指标的测定［J］．中西医结合杂志，1994，（S1）：238–239.

无明显改变；唾液 sIgA 水平在酸刺激前明显高于正常人，负荷实验储备力降低。说明脾虚证患者细胞免疫功能降低，免疫调节机制紊乱，免疫抑制占优势，消化道局部免疫功能低下。脾虚证患者末梢血血清中 IgG、IgA、IgM 的值均比健康人稍低，但无显著性差异；补体 C_3、C_4 含量却明显增高，有非常显著性差异。王植等[1]研究发现，脾虚证组静脉血中免疫球蛋白 IgG、IgA、IgM 和 IgD 的水平均较正常对照组为低，其中以 IgA 和 IgG 最为明显。

章梅等[2、3、4、5、6、7]对脾虚与免疫功能的系列研究发现，脾虚患者淋巴细胞对 PHA 诱导的增殖反应明显低于正常组（$P < 0.01$），且 PHA 诱导的淋巴细胞增殖的培养上清 SIL-2R 量亦低于正常组（$P < 0.01$），说明脾虚患者 T 淋巴细胞功能下降，呈现免疫抑制状

[1] 王植，齐清会．外科脾虚证与免疫功能的关系（附 49 例报告）[J]．天津医药，2000，28（11）：690-691.

[2] 章梅，夏天，张仲海，等．脾虚患者 SIL-2R 与淋巴细胞增殖活性相关性研究[J]．安徽中医学院学报，1999，18（6）：19-20.

[3] 章梅，夏天，南耘，等．脾虚患者血浆纤维连接蛋白和巨噬细胞功能的变化[J]．浙江中医学院学报，1999，23（5）：36-38.

[4] 章梅，张仲海，夏天，等．四君子汤对脾虚患者血清可溶性细胞黏附分子 -1 水平和单核细胞功能的影响[J]．中国中西医结合杂志，1999，19（5）：270-272.

[5] 章梅，夏天，颜真，等．四君子汤对脾虚患者外周血单个核细胞白细胞介素 -6mRNA 表达的影响[J]．中国中西医结合杂志，2000，20（9）：671-672.

[6] 章梅，邱根全，夏天．脾虚患者脂质过氧化和红细胞免疫功能关系[J]．安徽中医学院学报，2001，20（2）：43-45.

[7] 章梅，夏天，张仲海，等．四君子汤对脾虚患者血浆细胞因子的影响[J]．第四军医大学学报，2002，21（4）：411-413.

态。在检测脾虚病人外周血单个核细胞（PBMC）对PHA诱导的淋巴转化程度与72h淋巴细胞培养上清SIL-2R含量之间相关性发现，淋巴细胞转化程度较高者，培养上清中SIL-2R的含量也相对增高，反之亦较少。这说明脾虚病人血清中过量的SIL-2R抑制T细胞活化增殖及B细胞的功能，使其免疫功能呈现抑制状态。脾虚时血浆纤维结合蛋白（血浆Fn）水平和巨噬细胞吞噬功能下降，且二者呈高度正相关（r=0.936），认为血浆Fn水平下降是脾虚证非特异性免疫功能失调的重要方面之一。脾虚患者血清可溶性细胞黏附分子-1（sICAM-1）水平升高，IL-15分泌减少，单核细胞抗体依赖性细胞介导的细胞毒反应（ADCC）功能下降，表现为免疫功能低下。脾虚患者IL-6升高，sIL-6R表达增多，IL-6mRNA呈高表达水平，与对照组比较，有显著性差异（$P < 0.01$），可以在一定程度上作为解释“脾胃所伤，百病由生”的微观物质基础。脾虚患者红细胞膜C_3b受体花环率（RBC-C_3bRR）和红细胞膜免疫复合物花环率（RBC-ICR）明显降低，血浆丙二醛（MDA）和红细胞膜MDA明显升高；RBC-C_3bRR与血浆MDA、红细胞膜MDA呈负相关，其中红细胞膜MDA和RBC-C_3bRR关系更为密切。提示红细胞膜脂质过氧化损害对RBC-C_3bRR有不利影响。脾虚患者IL-2、ILK、IL-5、TNFα、IgE水平下降，sICAM-1和sIL-2R水平升高，外周淋巴细胞IL-4mRNA、IL-5mRNA和CD_2 mRNA弱表达，表现为免疫功能下降。

另外，杨国红等[1]发现慢性浅表性胃炎患者脾虚证组、脾胃湿热证组的细胞凋亡指数高于正常对照组，脾虚证组的细胞凋亡指数高于脾胃湿热证组，差异均有统计学意义（$P < 0.01$）；COX-2蛋白表达脾虚证组、脾胃湿热证组强于正常对照组；脾胃湿热证组强于脾虚证组，差异均有统计学意义（$P < 0.01$）。刘传珍等[2]发现脾气虚证胃肠病患者尿中肌酐、尿酸、尿素氮均明显低于正常值（$P < 0.01$），淋巴细胞刺激指数显著降低，免疫复合物（CIC）阳性率显著增高（$P < 0.001$），全血比黏度明显降低（$P < 0.01$），RBC电泳时间明显缩短，RBC压积显著降低（$P < 0.01$）。证实“脾气”可包括现代医学的人体免疫功能，脾气虚则运化无力，导致血液生成、输布障碍。

张跃飞[3]发现红细胞C_3b受体花环作用试验的结果呈胃中积热＞血热妄行＞正常组＞脾气虚＞脾不统血的规律，C_3b受体免疫复合物花环试验结果呈正常组＞胃中积热＞血热妄行＞脾不统血＞脾气虚的规律。提示脾不统血机体免疫力下降，且符合中医脾气虚是脾不统血的基础及“出血致虚”等特点。张朝明等[4]检测紫斑脾不统血证、脾气虚弱证、血热妄行证、吐血黑便脾不统血证者PAIgG、PAIgM、PAIgA 3项免疫学指标，发现紫斑患者3项指标都明显增高，

[1] 杨国红，张然，李合国．慢性浅表性胃炎脾虚证胃黏膜细胞凋亡、环氧合酶-2表达的意义［J］．中医学报，2012，27（11）：1472-1473.

[2] 刘传珍，周丽华，水正，等．胃肠病脾气虚证三方的临床研究［J］．山东中医学院学报，1995，19（2）：111-113.

[3] 张跃飞．脾不统血红细胞免疫黏附作用的测定——附164例临床测定资料［J］．中国中西医结合脾胃杂志，1995，3（2）：96-97.

[4] 张朝明，郭勃，杨明均，等．紫斑脾不统血患者血小板相关抗体的实验研究［J］．中国中医急症，1996，5（3）：129-132.

各证候中以紫斑脾不统血证增高突出，3 项指标中以 PAIgG 增高的阳性率大。联合测定 3 项指标可使紫斑脾不统血证患者阳性率达到 90.3%。杜联等[1]发现紫斑脾不统血、脾气虚弱、血热妄行组及吐血黑便脾不统血组的 RBC-C_3b 率均低于正常组，RBC-IC 率均高于正常组，表明各组均有继发性红细胞免疫功能降低，紫斑脾不统血组的 RBC-C_3b 率低于血热妄行与脾气虚弱组，而 RBC-IC 率前者却均高于后二组，说明同属紫斑出血，脾不统血证组的免疫功能更低。

（四）脾主运化与神经内分泌研究

陈洁文等[2]测试了 100 例脾虚病人和 50 例有明显肝郁兼证的脾虚病人在安静状态下的掌心皮肤电位和 4℃冷刺激引起的皮肤电活动，并与正常人进行对照，发现脾虚病人在安静状态下的皮肤电位和冷刺激引起的皮肤电活动均明显低于正常人，表明脾虚患者交感神经中枢的兴奋水平无论从静态或动态角度看都比正常人低。采用 Pisano 法测定了 12 例脾虚病人尿中 VMA（苯乙醇酸）含量，与正常人比较，脾虚患者尿中 WMA 含量明显低于正常人，提示其交感神经末梢释放的去甲肾上腺素减少，从而反应脾虚患者交感神经的兴奋水平比正常人低。另测定 17 例脾虚病人血浆中 cAMP 含

---

[1] 杜联，杨明均，刘松山，等.紫斑脾不统血患者红细胞免疫及血小板免疫黏附功能的测定［J］.中国中医药科技，1999，6（5）：284-285.

[2] 陈洁文，纪奇惠，杨国樑.脾虚病人的皮肤电位和指血管容积的初步观察［J］.新中医，1981，（10）：46-48.

量，比正常组低，经健脾治疗后相应恢复。恽敏[1]对脾虚泄泻病例的肠道进行 X 线观察，有 91% 的病例表现为肠张力增高、蠕动亢进、排空加快等一系列的肠功能亢进征象，符合副交感神经兴奋性增强的表现，故认为脾虚患者的胃肠功能呈现亢进征象。张桂珍等[2]发现脾虚气滞组患者胆碱能神经终末内乙酰胆碱递质小泡显著多于脾胃气虚组（$P < 0.01$），血浆 cGMP 含量明显高于脾胃气虚组和正常对照组（$P < 0.02$）；cAMP/cGMP 比值则明显低于其他两组（$P < 0.05 \sim 0.01$）。钱先等[3]观察到脾阴虚证，包括消化道疾病、甲状腺功能亢进、多种癌症手术后和夏季热等，其血浆 cAMP 明显降低、cGMP 明显升高，变化趋势与脾气虚证相近。曹俊敏等[4]研究发现肝胃不和证患者血浆 cAMP 显著高于正常人（$P < 0.01$），cAMP/cGMP 比值高于正常人及脾胃虚弱证患者（$P < 0.01$）；脾胃虚弱证患者血浆 cAMP、cGMP 均明显高于正常人（$P < 0.01$），而 cAMP/cGMP 则略低于正常对照组（$P > 0.05$）。提示慢性胃炎肝胃不和证患者存在着机体交感神经功能偏亢，而脾胃虚弱证患者交感、副交感神经功能均有一定的亢进，但以副交感神经偏亢尤甚。

---

［1］ 恽敏．从脾虚泄泻的肠道 X 线观察对脾主运化的初步探讨［J］．南京中医学院学报，1987，（1）：9-10.

［2］ 张桂珍，李织，王纪芳，等．脾虚患者胃黏膜胆碱能神经终末的形态变化与功能意义的探讨［J］．中国医药学报，1989，4（6）：6-10.

［3］ 钱先，贝叔英．脾胃阴虚证血浆环核苷酸的对比研究［J］．中医杂志，1990，31（1）：49-50.

［4］ 曹俊敏，严茂祥．血环核苷酸与慢性胃炎中医证型的关系分析［J］．浙江中医学院学报，1998，22（3）：17.

吴玉生等[1]发现脾气虚型胃肠道疾病患者的血浆神经降压素（NT）水平明显高于正常对照组（$P < 0.01$），并认为NT水平增高与胃肠道疾病脾气虚证的形成有一定的内在联系。陈华等[2、3]也发现脾胃气虚型厌食症患儿血浆NT含量较对照组明显增高，而血浆酪神经肽（NPY）含量较正常对照组明显降低。

金敬善等[4]发现脾虚证病人血中PGE_2水平明显升高，$PGF_{2\alpha}$明显降低；尿中PGE_2水平和$PGE_2/PGF_{2\alpha}$比值明显升高。苏汉东等[5]发现脾阴虚患者血浆前列腺素E_2含量显著低于脾气虚组和正常组，血浆前列腺素$F_{2\alpha}$含量显著高于脾气虚组和正常组（均$P < 0.01$）。

另外，金敬善等[6]观察脾气虚病人的神经介质、胃肠激素、白细胞介素Ⅱ受体、免疫球蛋白等指标，发现脾气虚证和非脾气虚证之间指标变化有相似之处，但经相关分析，发

[1] 吴玉生，王凤香．神经降压素对胃肠病患者脾气虚证形成的作用［J］．中国中西医结合脾胃杂志，1998，6（4）：253.

[2] 陈华，严茂祥．脾虚型小儿厌食症与血浆酪神经肽关系的探讨［J］．浙江中医学院学报，1999，23（3）：17.

[3] 陈华，谢思韫．脾虚型小儿厌食症与血浆神经降压素关系探讨［J］．中国中医基础医学杂志，2000，6（6）：45-46.

[4] 金敬善，赵荣莱，危北海，等．胃十二指肠疾病血、尿PGE_2和$PGF_{2\alpha}$含量及其与中医证型的关系［J］．中医杂志，1992，33（7）：43-46.

[5] 苏汉东，毛炯，贝叔英．脾阴虚证前列腺素调节功能探讨［J］．深圳中西医结合杂志，1996，6（3）：12-13.

[6] 金敬善，邓新荣，邹世洁，等．脾气虚证与神经内分泌免疫网络相关性的研究［J］．中国中医基础医学杂志，1997，3（3）：34-38.

现两种证型之间有明显差异。脾气虚证病人胃动素与胰高血糖素，胃动素与 IgA 之间呈正相关性，生长抑素与 IgG 和 lgA 之间呈负相关性。非脾气虚病人胰高血糖素与 IgG、胃泌素与 IgA 和 IgM 之间呈正相关性。说明了各种证型之间神经内分泌网络的内在差异，认为脾气虚证胃动素升高，免疫球蛋白下降可能是脾气虚证的病理机制之一。

（五）脾主运化与微量元素研究

李建生等[1]测定脾气虚患者血浆与红细胞中微量元素，发现红细胞中铁升高，铜降低；血浆中锌降低，铜、铁升高，差异均有显著性意义。焦君良等[2]测得脾虚证血浆锌、铜含量均降低，但铜、锌比值升高（$P < 0.05$），硅降低，铝有升高倾向。梁民里道等[3]发现脾气虚证患者血清锌、镁含量均明显降低，铜的含量明显升高，铜 / 锌比值明显高于正常组；钙、铁的含量虽有轻微升高，但与正常组比较均无显著差异。提示脾气虚患者存在有微量元素代谢的异常，其含量的变化与中医脾虚证有一定的关系。尹光耀等[4]探索胃黏膜细胞核线粒体的生物活性物质与脾虚证分型的关系，结果：胃黏膜 cAMP、SOD、锌（Zn）、铜（Cu），线粒体 Zn、Cu 含量，随

---

［1］ 李建生，杨士杰．脾气虚证与血浆、红细胞中微量元素关系的研究［J］．中医研究，1990，3（2）：19–21.

［2］ 焦君良，要丽瑛．慢性胃病脾胃虚寒证病人血清中某些微量元素含量的观察［J］．辽宁中医杂志，1990，17（6）：42–43.

［3］ 梁民里道，陈英洋，陈小花，等．脾气虚证血清锌、铜、钙、镁、铁的变化及其意义［J］．中国医药学报，1992，7（1）：22–25.

［4］ 尹光耀，何雪芬，张武宁，等．脾虚证分型与胃黏膜细胞核及线粒体生物活性物质的量变关系［J］．中国中西医结合脾胃杂志，1999，7（3）：145–148.

健康对照组、无器质性病变存在型（F）脾气虚证组、F脾阳虚证组、有病无证组、有器质性病变存在型（G）脾气虚证组、G脾阳虚证组、脾阴虚证组和脾虚气滞证组的顺序递减（$P < 0.05 \sim 0.01$），而细胞核DNA Zn、Cu含量则随以上顺序递增（$P < 0.05 \sim 0.01$）。提示胃黏膜cAMP、SOD、Zn、Cu，细胞核DNA Zn、Cu和线粒体Zu、Cu的量变是脾虚证分型的病理生理学基础。

（六）脾主运化与微循环研究

杜岁增[1]观察50例各类消化道疾病脾虚证患者，发现甲皱微循环血流缓慢，血细胞积聚袢顶25例，管袢模糊、苍白和血管变异23例，红细胞数减少36例。聂志伟等[2]观察了5种疾病脾虚证患者甲皱微循环变化，发现管袢形态多有改变，血流流态与袢周状态均有改变。马宗林等[3]发现脾虚证存在明显的甲皱与舌微循环障碍，脾阳虚与脾阴虚组的加权积分值均明显高于对照组。赵志国等[4]发现脾气虚患者存在明显甲皱微循环的异常变化，主要表现在血流速度减慢，多呈粒线流或粒流，甚至呈现粒缓流，血色多为浅淡红色或暗红色，红细胞聚集明显；在袢周状态方面，表现为乳头下静脉丛充

[1] 杜岁增．脾虚患者基础生物电和甲皱微循环的观察［J］．实用中西医结合杂志，1990，3（3）：165-166.

[2] 聂志伟，陈治水，郭黎明，等．脾虚证五种疾病甲襞微循环观察［J］．辽宁中医杂志，1990，17（10）：11-13.

[3] 马宗林，包力，刘翠霞，等．脾虚证外周微循环对比观察［J］．辽宁中医杂志，1995，22（10）：437-438.

[4] 赵志国，梁嵘，杨毅玲，等．脾气虚证患者甲襞微循环状况的临床观察［J］．北京中医药大学学报，1999，22（4）：59-61.

盈可见，管袢之间可见白色扭曲状线条的汗腺导管等。

贾钰华等[1]观察脾虚证微循环和血液流变学改变的特点，发现脾虚患者甲皱微循环微血流流速减慢，可出现红细胞聚集及管袢周围出血、管袢交叉和畸形增多、清晰度下降、微血管袢顶瘀滞，因此脾虚各型的积分值均明显高于正常。舌尖微循环主要表现为异形管袢增多，部分可见袢周出血。脾虚证血液流变学改变的特点可以概括为全血黏度和血浆黏度增高、血沉增快、血小板聚集率增高。黄贤樟等[2]检测脾虚证病人的血液流变性及甲皱微循环情况，结果表明脾虚病人的血液流变性表现为高黏状态、供血障碍、出血倾向，并有贫血现象，即血浆比黏度及红细胞硬化指数明显增高，红细胞聚集指数及红细胞压积明显降低；甲皱微循环则表现为组织器官供血不足。杨建华等[3]研究发现，脾阴虚证患者血液流变学主要改变为全血比黏度、血浆比黏度、红细胞硬化指数增高，血沉增快；甲皱微血管血色暗红、袢顶扩张、红细胞聚集、血流缓慢瘀滞，甲皱微循环形态积分值、流态积分值、袢周状态积分值及总积分值均增高。揭示了脾阴虚证与微观血瘀证同时共存的客观现象及两者内在的相关性。

---

[1] 贾钰华，徐复霖，许俊杰，等.脾虚证的微循环和血液流变学同步观察[J].中医药研究，1991（6）：55-58.

[2] 黄贤樟，许鑫梅，方永奇.脾虚证患者血循环特征的初步研究[J].甘肃中医，1992，5（4）：3-4.

[3] 杨建华，黄英俊.脾阴虚证与微观血瘀证的相关性研究[J].中国中西医结合杂志，1996，16（2）：93-94.

二、脾主涎的临床研究

有学者对脾虚患者唾液淀粉酶活性的研究发现，脾虚患者安静状态时（即酸刺激前），唾液淀粉酶的活性较正常人高，提示脾虚患者安静状态时可能有副交感神经功能偏亢的现象存在；酸刺激后，脾虚患者唾液淀粉酶活性显著降低[1]。冯群先等[2]研究认为，脾虚患者经酸纸刺激后，酶活性不但不升，反而下降，所以酶活性差为负值，说明脾虚患者消化腺分泌的储备力不足。郭姣[3]测定了脾气虚、心气虚、肺气虚患者的唾液淀粉酶活性，结果表明：三个气虚组患者的唾液淀粉酶活性比值均下降（$P < 0.01$）；脾气虚组唾液淀粉酶活性比值又低于肺气虚组和心气虚组（$P < 0.01$），同时，在脾气虚组和心气虚组内，按西医病种的系统不同，比较其唾液淀粉酶活性，差异无统计学意义（$P > 0.05$）。由此说明，唾液淀粉酶活性比值下降是气虚证的共性，但当下降到一定值域时，则为脾气虚证的特有现象。田在善等[4]研究发现，脾虚患者在酸刺激前，其唾液淀粉酶活力及唾液中 Cl^- 含量较正常人为高，K^+ 和 Na^+ 水平也较正常人组偏高；酸刺激后

---

［1］ 广州中医学院脾胃研究组生化小组．脾虚患者唾液淀粉酶活性初步研究［J］．新中医，1978（3）：45–47.

［2］ 冯群先，华一俐，刘道鸣，等．脾虚病人唾液淀粉酶活性差的动态观察［J］．中西医结合杂志，1984，4（12）：727.

［3］ 郭姣．心、肺、脾气虚证的唾液淀粉酶测定［J］．广州中医学院学，1990，7（2）：87–90.

［4］ 田在善，李东华，刘英云．脾虚证病人消化功能及唾液理化性质的改变［J］．天津中医药，1990（5）：41–43.

唾液淀粉酶活力及流率不但不升高反而下降，可能与脾虚证病人植物神经功能紊乱，腺体反应性降低有关。何羿婷等[1]检测脾虚患者唾液淀粉酶活性、D- 木糖排泄率，结果表明脾虚患者在安静状态下酶活性较正常人显著为高（$P < 0.05$），酶活性比值小于 1；其 D- 木糖排泄率虽较正常及其他对照组为低，但无显著性差异（$P > 0.05$）。脾虚证多系统间各指标的两两比较表明，唾液淀粉酶活性及 D- 木糖排泄率均无显著性差异（$P > 0.05$）。陈德珍等[2]研究显示，健康人组、脾阴虚组及肾阴虚组唾液流速分别逐次下降，且各组间均存在显著性差异；单位时间内唾液溶菌酶的含量，脾阴虚组、肾阴虚组均较健康人组低，且有显著性差异，而脾阴虚组与肾阴虚组间无显著性差异。管学忠等[3]测定脾阴虚证患者的唾液分泌功能，结果发现脾阴虚组患者唾液流量和每分钟分泌唾液淀粉酶活力低于健康人组，但高于肾阴虚组（$P < 0.01$）。提示脾阴虚证患者存在唾液腺分泌功能低下现象。张邦能等[4]报道脾虚型 2 型糖尿病患者在酸刺激后唾液淀粉酶的含量明显低于正常人群，唾液淀粉酶和脾虚型 2 型糖尿病存在一定的相关性。霍云华[5]研究发现，亚健康脾

---

[1] 何羿婷，许鑫梅，劳绍贤．多系统脾虚证的临床和实验研究［J］．广州中医学院学报，1995，12（1）：16–20.

[2] 陈德珍，魏睦新，顾宇春，等．脾、肾阴虚证病人唾液溶菌酶和唾液流速测定及分析［J］．江苏中医，1996，17（11）：42–43.

[3] 管学忠，魏睦新，陈德珍，等．脾阴虚证患者的唾液分泌功能［J］．新消化病学杂志，1997，5（8）：483–484.

[4] 张邦能，张东鹏．30 例脾虚型 2 型糖尿病患者唾液淀粉酶含量测定［J］．中医研究，2012，25（3）：20–22.

[5] 霍云华．亚健康状态的流行病学调查及其脾气虚证唾液代谢组学研究［D］．广州：第一军医大学，2007.

气虚证组与正常对照组比较，唾液的镁（Mg）、谷草转氨酶（AST）的含量明显高于正常对照组。脾气虚证组、肾阴虚证组与正常对照组的代谢谱有明显的差异，脾气虚证组唾液中的乳酸、N- 乙酰糖蛋白、乙醇、葡萄糖等物质含量相对较高。赵晓山等[1]应用核磁共振仪（NMR）测定人体唾液中的代谢物组，结果显示：正常对照组唾液中主要是葡萄糖、N- 乙酰糖蛋白、比咯氨酸、乙醇、山梨醇、羟脯氨酸等物质含量相对较高；湿热蕴脾组唾液中主要是乙酸、丙酸盐、牛磺酸等物质含量相对较高；脾气虚证组唾液中主要是谷氨酰胺、蔗糖、乳酸盐、苯丙氨酸等物质含量相对较高。说明脾脏虚实状态下唾液中有部分代谢物发生了变化，其可以作为脾气虚证、湿热蕴脾证的辨证参考指标，这揭示了中医"脾在液为涎"理论的科学性。陈龙辉[2]研究发现，脾虚证儿童患儿酸刺激后唾液淀粉酶（sAA）活性比值下降，并伴有 sAA 糖基化水平异常升高，而 sAA 基因（AMY1）基因拷贝数无显著变化。提示酸刺激后 sAA 活性比值测定可作为儿童脾虚证临床诊断客观参考指标之一，而 sAA 活性比值下降可能与其糖基化调控机制有关。

---

[1] 赵晓山，余克强，孙晓敏，等．中医脾脏病理生理状态下唾液的代谢组研究［J］．四川中医，2011，29（3）：43-45.

[2] 陈龙辉．脾虚证儿童 sAA 活性比值和甜味觉差异小鼠糖代谢研究［D］．广州：广州中医药大学，2016.

第二节　脾藏象实验研究

有关脾藏象的实验研究，主要收集了通过使用各类方法造成的脾虚（气虚、阴虚、阳虚）动物模型，并在此基础上进行的多层次、多角度研究脾藏象实质的文献并加以综述。具体如下。

一、脾主运化的实验研究

（一）脾主运化与胃肠研究

研究表明，脾虚大鼠在胃肠黏膜的形态、胃肠动力、胃肠激素、胃肠消化酶、肠道菌群等方面均发生不同程度的改变。

1. 胃肠黏膜

大量研究表明脾虚大鼠胃肠黏膜形态学发生变化。姚永莉[1]等采用肉眼、光镜及透射电镜观察利血平致脾虚大鼠胃肠黏膜形态变化。肉眼观察发现脾虚大鼠胃黏膜面苍白，肠的光润度差，色泽较浅，小肠显著充气，肠壁变薄，腔内有较多黏性物质；光镜下脾虚大鼠胃肠黏膜上皮局灶坏死脱落，炎性渗出，胃腺、肠腺萎缩；透射电镜下，脾虚大鼠胃肠黏膜上皮细胞坏死脱落，上皮细胞内见大量自噬泡，腺体萎缩，黏膜下层水肿，细胞排列疏松。王孟清等[2]采用番泻叶浸剂灌胃制作大鼠脾虚泄泻模型，通过扫描电镜观测发现模型大鼠小肠黏膜超微结构明显受损，微绒毛变稀疏及消失脱落，绒毛顶部上皮细胞结构变形，细胞间隙增宽，内质网、线粒体不同

[1] 姚永莉，宋于刚，赵彤，等．大鼠脾虚证模型的胃肠黏膜形态学研究［J］．中国中西医结合脾胃杂志，2000，8（1）：8-10.

[2] 王孟清，欧正武，吴明贞，等．健运冲剂促脾虚泄泻模型大鼠受损肠黏膜修复的研究［J］．中国中西医结合脾胃杂志，1999，7（4）：217-219.

程度改变，胞浆内出现空泡。刘黎青等[1]观察脾虚大鼠小肠黏膜的组织结构及其EC细胞、G细胞的变化，发现脾虚组内分泌细胞与正常组比较，EC细胞、G细胞内的反应物含量均降低，表明脾虚证的临床表现与小肠黏膜内分泌细胞的变化有关。

2. 胃肠动力

有关研究表明脾虚动物胃肠运动紊乱。曲瑞瑶等[2]采用破气苦降加饮食失节法致大鼠脾气虚证，发现实验性脾虚动物胃电慢波节律无明显改变，慢波振幅显著减小，快波振幅也减小，胃运动明显减弱。闻集普等[3]采用大鼠小肠移行性肌电（MMC）试验，发现大黄所致脾虚大鼠十二指肠和空肠位相性收缩增强，四君子汤能明显阻断这种变化过程。王学庆等[4]对大黄造模家兔的血清胆碱酯酶和胃肠推进运动进行观察，结果认为胃肠推进运动的加快和血清胆碱酯酶的降低可能是脾阳虚证的病理机制之一。任平等[5]同步观察脾虚证

[1] 刘黎青，刘峰，周盛年．脾虚证小肠黏膜内分泌细胞组织学及免疫组织化学研究［J］．山东中医药大学学报，1997，21（4）：303-305.

[2] 曲瑞瑶，曲柏林，曾文红，等．大鼠实验性脾虚证胃电波和胃运动波的研究［J］．中国中西医结合杂志，1994，14（3）：156-160.

[3] 闻集普，王建华．健脾理气化瘀方药对脾虚大鼠小肠移行性综合肌电的影响［J］．中医杂志，1993，34（9）：558-559.

[4] 王学庆，李德新．脾阳虚家兔模型血清胆碱酯酶和胃肠推进运动的实验研究［J］．辽宁中医杂志，1991，18（7）：41-44.

[5] 任平，黄熙，蒋永培，等．四君子汤对脾虚大鼠胃动素及川芎嗪药物动力学特征的影响［J］．中国中西医结合杂志，1997，17（1）：45-47.

大鼠血浆和肠组织中胃动素（MOT）的含量及其磷酸川芎嗪（TMPP）的药物动力学（PK）特征。结果表明：正常组和四君子汤治疗大鼠间的MOT含量、TMPP的PK参数及血药浓度等观察指标无明显差异，模型和正常组间上述指标差异显著（$P < 0.01$）。提示大鼠的脾虚状态明显地影响TMPP在体内的吸收、分布、代谢和排泄，四君子汤可恢复脾虚大鼠异常的TMPP的PK特性。

3. 胃肠消化酶

李开明等[1]通过对脾虚动物模型小肠上皮细胞转运电位（PD）的观察分析，发现脾虚时PD明显地受到抑制，而四君子汤则有促进PD恢复的作用。熊海等[2]给大鼠喂饲大黄造成动物的脾虚，发现脾虚动物糖、蛋白、脂类3类主要营养物的消化吸收速率均明显低于正常动物，认为脾失健运的科学含义就是机体对食物负荷的反应能力低下。王秀琴等[3]发现脾虚大鼠胃黏膜琥珀酸脱氢酶（SDH）、非特异性酯酶（NSE）、碳酸酐酶（CA）活性低于对照组，乳酸脱氢酶（LDH）活性高于对照组，ATPase和碱性磷酸酶（ALP）的活性无明显的变化。提示脾虚组胃黏膜酶的代谢出现异常，是导致消化功能障碍的原因之一。杨维益等[4]通过动物实验结果表明，脾气虚证动物模型血清淀粉酶及其胰型同工酶、胰脂肪酶的活性均

---

[1] 李开明，马吉庆．实验性脾虚时大鼠葡萄糖转运电位的变化及其机理的初步探讨［J］．辽宁中医杂志，1984（3）：34–35.

[2] 熊海，张澄波，金敬善，等．“脾主运化”的生化研究［J］．首都医学院学报，1989，10（1）：19–22.

[3] 王秀琴，杨进，刘绍杰，等．大鼠实验性脾虚证胃黏膜酶组织化学的研究［J］．首都医学院学报，1991，12（4）：260–266.

[4] 杨维益，梁嵘，陈家旭，等．脾气虚证与胰腺外分泌功能关系的实验研究［J］．中国中医基础医学杂志，1995，1（4）：41–42.

极显著低于对照组，进一步证实了脾气虚证时营养物质代谢功能下降，即胰腺外分泌的功能降低，以致食物中的营养物质不能被很好地吸收，这也是脾失健运的病理机制之一。易崇勤等[1]用小承气汤合并半量饮食塑造小鼠消化功能紊乱模型，研究发现小承气汤组小鼠小肠糖吸收功能低下，体重下降，自主活动能力减弱，肝线粒体呼吸控制率（RCR）和肝细胞能荷值均低于对照组，提示脾虚小鼠胃肠功能紊乱和肝脏能量代谢功能紊乱。推测脾主运化应涉及两方面内容：胃肠消化吸收过程（外运化）以及被吸收的物质在肝脏相互转化和能量的生成过程（内运化）。刘健等[2]研究发现，脾气虚患者在木糖吸收率降低，小肠吸收功能下降的同时，存在着心功能的变化，具体表现在每分输出量、心脏指数、左室有效泵力、左心能量有效利用率、心肌耗氧量降低，而总外周阻力增高。以脾气虚Ⅱ、Ⅲ度为显著，提示脾气虚证心功能的变化是一个由轻到重、逐渐发展的渐进过程，与营养物质吸收障碍的程度密切相关。陈茹琴等[3]研究脾虚患者甲状腺功能的改变情况，发现随脾虚程度加重，木糖吸收率下降，基础代谢率（BMR）、T_3 水平也降低，与木糖吸收率呈正相关。

---

［1］ 易崇勤，孙建宁，张家俊，等．四君子汤调整小鼠运化功能紊乱的实验研究［J］．中国中西医结合杂志，1997，17（1）：42-44.

［2］ 刘健，刘春丽，方朝晖，等．脾气虚证心功能动态变化的临床与实验研究［J］．中国中医基础医学杂志，1998，4（1）：29-31.

［3］ 陈茹琴，孙弼纲，高尔鑫，等．不同程度脾虚患者甲状腺功能改变的临床研究［J］．安徽中医学院学报，1998，17（3）：10-11.

孙保国等[1、2]通过观察脾虚状下大鼠 oatp4al 蛋白表达来探讨 oatp4al 与脾主运化本质的关系，结果显示：oatp4al 在大鼠肺、肝、肾、胃、小肠、结直肠中都有不同程度的表达，其在肺组织定位于细胞质和细胞核，其余组织定位于细胞质。正常情况下 oatp4al 在小肠中表达水平最高，在脾虚模型和高脂饮食模型组的小肠中表达水平下降（$P < 0.05$），结直肠中表达水平较高（$P < 0.05$）。说明脾主运化功能可能与小肠吸收转运功能及定位于小肠的 oatp4al 有着密切的关系。通过观察脾虚大鼠马兜铃酸 –I（AA–I）的代谢与肺、肝、胃、小肠组织有机阴离子转运肽 2al（oatp2al）表达的关系，探讨脾主运化的内涵。结果显示：脾虚状态下，AA–I 代谢差异与肺、肝、胃、小肠组织 oatp2al 表达改变相关，提示肝、胃、小肠在脾主运化中发挥重要作用，肺发挥协调作用。王秀琴等[3]对大鼠实验性脾虚证空肠黏膜吸收细胞 ATP 酶的细胞化学研究结果显示，在黏膜吸收细胞微绒毛质膜铈离子（Ce^{3+}）沉淀呈现为电子密度较高的细密颗粒，脾虚组酶反应强度明显低于对照组，提示肠黏膜吸收细胞 ATP 酶活性的降低，使食物的消化吸收减弱。孙晓霞等[4]研究显示，与

[1] 孙保国，陈泽雄，张诗军，等 . 有机阴离子转运肽 oatp4al 与脾主运化本质的关系［J］. 世界华人消化杂志，2011，19（30）：3154–3158.

[2] 项婷，杨璋斌，孙保国，等 . 基于脾虚大鼠有机阴离子转运肽 2al 动态表达的脾主运化内涵探讨［J］. 中华中医药杂志，2014，29（2）：430–434.

[3] 王秀琴，曾晓蓓，孟庆峰，等 . 大鼠实验性脾虚证空肠黏膜吸收细胞 ATP 酶的细胞化学研究［J］. 中国组织化学与细胞化学杂志，1997，6（4）：422–425.

[4] 孙晓霞，战丽彬，侯圣林，等 . 滋补脾阴方药对脾阴虚大鼠空肠葡萄糖转运蛋白 1、葡萄糖转运蛋白 5 表达的影响［J］. 世界科学技术——中医药现代化，2018，20（5）：660–665.

正常组比较，脾阴虚组大鼠空肠葡萄糖转运蛋白 1（GLUT1）、葡萄糖转运蛋白 5（GLUT5）mRNA 与蛋白表达量均下降（$P < 0.05$）。

4. 胃肠激素

王秀琴等[1]发现大鼠实验性脾虚组胃泌素细胞（G 细胞）胃泌素反应物的含量低于对照组，生长抑素细胞（D 细胞）内生长抑素反应物的含量高于对照组；脾虚组 G 细胞密度低于对照组，D 细胞密度略高于对照组，G/D 细胞比值也低于对照组。提示脾虚证这些内分泌细胞的分泌活动出现异常，可能是导致消化功能紊乱的原因之一。用破气苦降药和饮食失节相结合的方法制成脾虚动物模型，研究发现脾虚组胃黏膜 D 细胞 mRNA 表达增强，细胞密度增大；与自然恢复组相比，中药治疗组的 D 细胞 mRNA 的表达和细胞密度与对照组相近。提示脾虚证大鼠胃黏膜 D 细胞生长抑素 mRNA 的高表达导致生长抑素合成增高[2]。张万岱等[3]发现脾虚时大鼠胃窦黏膜、十二指肠及下丘脑组织中胃泌素（Gas）含量低下，生长抑素（SST）含量增高；经四君子汤预防和治疗的脾虚大鼠，Gas 及 SST 水平紊乱的状态得以明显的改善。提示

[1] 王秀琴，杨进，刘绍杰，等．大鼠实验性脾虚证胃黏膜内分泌细胞变化的免疫组织化学研究［J］．中国组织化学与细胞化学杂志，1992，1（1）：49–57.

[2] 王秀琴，曾晓蓓，尚宏伟，等．大鼠实验性脾虚证胃黏膜生长抑素 mRNA 原位杂交研究［J］．解剖学报，1998，29（3）：293–298.

[3] 张万岱，姚永莉，宋于刚，等．脾虚证大鼠组织中胃泌素及生长抑素含量的变化及意义［J］．中国中西医结合脾胃杂志，1998，6（4）：223–225.

组织中 Gas、SST 水平紊乱是导致脾失健运的主要原因之一。姚永利等[1]发现利血平致脾虚大鼠 G（胃泌素）、D（生长抑素）细胞数均减少，D 细胞面积缩小，G 细胞灰度值增高，G、D 细胞数和细胞面积比值均增高。经四君子汤预防和治疗的脾虚大鼠，G、D 细胞数有所增加，D 细胞面积明显增大，G 细胞灰度值，G、D 细胞数和细胞面积比值均接近或略低于正常，提示 D 细胞分泌 SST 亢进，G 细胞释放 Gas 不足，G、D 细胞比例失调，是导致脾虚证胃肠功能障碍的一个重要病理机制。

李玲凤等[2]研究大黄致脾虚大鼠小肠黏膜内分泌细胞的免疫组织化学变化，结果显示脾虚组胃泌素细胞和 5 – 羟色胺细胞分泌功能活跃。马建伟等[3]测定了大鼠脾虚模型血浆及胃肠组织中生长抑素（SS）含量，结果显示：血浆、胃窦及结肠组织中 SS 含量均较正常对照组显著升高（$P < 0.05$ 或 $P < 0.01$），而且脾虚模型血浆中 SS 含量与胃窦组织中 SS 含量呈显著正相关（$P < 0.01$）。提示 SS 含量的升高可能是脾虚证的病理基础之一，血浆中 SS 含量的升高可作为脾虚证的辨证客观指标。董虹等[4]用北京鸭复制脾虚证模型，检测胃肠激素，结果表明，脾虚组腺胃 VIP mRNA 表达显著高于对照组

[1] 姚永利，宋于刚，张万岱，等. 实验脾虚证胃窦及十二指肠黏膜 G、D 细胞的变化及意义［J］. 中国中西医结合脾胃杂志，1999，7（1）：8–11.

[2] 李玲凤，王秀琴，杨进，等. 大鼠实验性脾虚证小肠黏膜内分泌细胞的免疫组织化学研究［J］. 中国中西医结合杂志，1992，12（8）：483–785.

[3] 马建伟，都刚，徐丽梅，等. 大鼠脾虚模型血浆及胃肠组织中生长抑素含量的实验研究［J］. 辽宁中医杂志，1992，19（8）：42–45.

[4] 董虹，刘凤华，穆祥，等. 四君子汤对脾虚北京鸭胃肠组织中血管活性肠肽和生长抑素 mRNA 表达的影响［J］. 畜牧兽医学报，2006，37（10）：1042–1046.

（$P < 0.05$），十二指肠和空肠 VIP mRNA 表达有所升高（$P > 0.05$）；脾虚组腺胃（$P < 0.01$）、十二指肠（$P < 0.05$）和空肠（$P < 0.01$）生长抑素（SS）mRNA 表达显著低于对照组。提示脾虚证与 VIP 和 SS 有一定关系。李元[1]基于脑肠肽探讨功能性腹泻脾虚证“脾失健运”生物学机制，研究表明，功能性腹泻脾虚证模型大鼠下丘脑及外周血中 Ghrelin、CCK 表达上调、VIP 表达下调，表明功能性腹泻脾虚证“脾失健运”生物学机制可能为脑肠肽表达异常诱发肠道稳态失衡，胃肠功能紊乱。

另外，宋开源等[2]观察研究了脾虚证大鼠血清胃泌素含量及其昼夜节律性，发现正常大鼠血清胃泌素含量有明显的昼夜节律性（$P < 0.01$），峰相位在 08：40，脾虚证大鼠血清胃泌素含量下降（$P < 0.01$），节律性消失（$P > 0.05$），节律中值及振幅显著降低。

5. 肠道菌群

严梅祯等[3]用大黄造成实验性脾虚模型，引起小鼠肠道内菌群紊乱，其中双歧杆菌、乳杆菌菌量均下降，与对照组

[1] 李元. 基于脑肠肽探讨功能性腹泻脾虚证“脾失健运”生物学机制及中药疗效机制［D］. 北京：北京中医药大学，2018.

[2] 宋开源，刘旭光，汪开明. 辰、戌时辰四君子汤治疗对“脾虚证”大鼠血清胃泌素昼夜节律性的影响［J］. 成都中医药大学学报，1996，19（1）：32-36.

[3] 严梅祯，李志军，谢念祥，等. 四君子汤对实验性脾虚小鼠肠道菌群的影响［J］. 中国微生态学杂志，1989，1（1）：40-43.

小鼠相比具有显著性差异。丁维俊等[1]以苦寒泻下中药大黄造模脾虚证，发现脾虚证小鼠肠道双歧杆菌、乳杆菌及类杆菌等厌氧菌含量显著下降，大肠杆菌在造模完成时含量明显上升。彭颖等[2]报道用番泻叶和大黄分别造成脾虚模型，研究显示两种脾虚型大鼠肠道菌群 H′均显著性降低（$P < 0.05$），治疗后 H′均显著性增加（$P < 0.05$）。吴秀等[3]用番泻叶灌胃加饥饱失常复制小鼠脾虚模型，结果与正常组相比，模型组小鼠双歧杆菌、乳酸杆菌、脆弱拟杆菌及大肠杆菌数量均升高，外周血中性粒细胞及单核细胞比例升高，淋巴细胞比例下降，肠道 sIgA 含量降低。四君子汤多糖对脾虚小鼠肠道菌群及免疫功能有一定的恢复作用。刘名波[4]发现脾虚小鼠肠道乳酸杆菌、双歧杆菌、拟杆菌数量均明显减少，肠杆菌、肠球菌数量均明显升高，经香砂六君子汤治疗后，上述肠道微生物异常状态均明显改善。吴秀[5]报道脾虚小鼠肠道细菌定植抗力（双歧杆菌/大肠杆菌）下降。亦有研究进一步发现，脾虚型大鼠肠道菌群紊乱，稳定性降低，经过参苓白术散治疗后，肠道菌群恢复接近正常[6]。

[1] 丁维俊，周邦靖，翟慕东，等.参苓白术散对小鼠脾虚模型肠道菌群的影响［J］.北京中医药大学学报，2006，29（8）：530–533.

[2] 彭颖，李晓波.脾虚证与肠道微生态［J］.世界华人消化杂志，2012，20（34）：3287–3291.

[3] 吴秀，周联，罗霞，等.四君子汤多糖对脾虚小鼠肠道菌群及免疫功能的影响［J］.中药药理与临床，2014，30（2）：12–14.

[4] 刘名波.香砂六君子汤对脾虚泄泻免疫功能和肠道微生态的影响［D］.苏州：苏州大学，2015.

[5] 吴秀.四君子汤总多糖通过肠道菌群改善脾虚小鼠免疫功能的研究［D］.广州：广州中医药大学，2014.

[6] 胡漫林.参苓白术散干预危重病患者肠道菌群失调的初步观察［D］.广州：广州中医药大学，2013.

可见维持肠道微生物稳态是脾主运化的重要生理功能，脾失健运则会引起肠道微生物组改变。

另外，张博荀等[1]阐述了脾与肠道菌群在特性、功能及影响因素等方面皆相关，且在治疗上相互影响。脾主运化包含了消化吸收、水盐代谢、免疫、内分泌、肠道微生态等多个环节，其中肠道菌群为脾主运化提供了有力支撑。首先，肠道菌群直接参与人体的消化吸收过程；其次，某些肠道菌群通过代谢活动产生对人体生理具有重要作用的复合物，在一定程度上支撑着脾主运化等生命活动的进行；最后，从疾病与治疗角度分析，调节肠道菌群确能改善脾运、治疗疾病。并在上述认识的基础上，提出了针对糖尿病治疗的助脾散精法。冯文林等[2]以甘味健脾中药的多糖成分对肠易激综合征肠道菌群的作用为契机，揭示"甘入脾"的机理，认为"甘"作为一个药味，除了味觉的定义外，还代表了一些药效特征。健脾中药的多糖成分可以部分水解成单糖，产生甜味，并作为益生元促进肠道内益生菌生长，恢复肠道菌群的稳态，改善肠道功能，其作用效果和起效速度符合"甘入脾"的描述。

（二）脾主运化与物质能量代谢研究

研究表明，脾虚大鼠在物质代谢、能量代谢、水液代谢

[1] 张博荀，岳仁宋，陈源，等.从肠道菌群探讨中医助脾散精法治疗糖尿病的思考［J］.中国中西医结合杂志，2019，39（5）：609-613.

[2] 冯文林，伍海涛.基于《黄帝内经》"甘入脾"理论指导下健脾中药的多糖成分调控IBS-D肠道菌群的机制研究［J］.辽宁中医杂志，2019，46（1）：127-129.

等方面发生不同程度的变化。

1. 物质代谢

杨维益等[1]观察了健脾理气方药对运动大鼠的肌糖原、肝糖原含量以及人红细胞中 2，3-DPG 含量、肝细胞能荷值的影响，结果证实健脾理气方药具有比肾气丸更好的增强细胞能量代谢的作用。张霞等[2]研究利血平致脾虚大鼠肝脏和肌肉组织中糖原变化，发现肝脏和肌肉组织中糖原含量明显低于正常对照组。唐汉庆[3]采用肩胛间棕色脂肪组织（BAT）切除术 + 高脂饲料喂养 + 隔日寒冷环境刺激的复合因素造模方法，建立脾阳虚证动物模型。研究结果显示：脾阳虚组和对照组相比，能荷值降低（$P < 0.05$），UCP3 表达量升高（$P < 0.01$），骨骼肌肌球蛋白 ATP 酶活性升高（$P < 0.01$）。大鼠血糖升高、血清甘油三酯升高、血清总胆固醇升高、UCP3 表达量上升，脾阳虚组血清 Ghrelin 水平下降。推测脾阳虚证能量代谢水平下降，荷能物质（血糖和甘油三酯）减少，ATP 减少，体温下降。

吕爱平等[4、5]对脾、肾阴虚模型大鼠的研究发现，脾肾阴虚模型大鼠神经鞘磷脂（SM）升高，磷脂酰胆碱（PC）下降，SM /

---

[1] 杨维益，梁嵘，李峰，等．健脾理气方药与能量代谢的关系［J］．北京中医药大学学报，1994，17（2）：64-67.

[2] 张霞，程富胜，魏彦明．实验性脾虚证大鼠肝脏和肌肉组织中糖原变化的组织学观察［J］．中兽医医药杂志，2007，26（1）：9-11.

[3] 唐汉庆．脾阳虚证大鼠能量代谢和神经内分泌改变的实验研究［D］．北京：北京中医药大学，2010.

[4] 吕爱平，林庶茹，李德新，等．脾肾阴虚模型大鼠肝细胞线粒体磷脂组分变化的比较研究［J］．辽宁中医杂志，2005，32（1）：82-83.

[5] 吕爱平，李德新，易杰，等．脾肾阴虚证模型大鼠自由基损伤的比较研究［J］．中医药学刊，2001，19（6）：556-557.

PC 比值升高，且组间差异显著。脂质过氧化物（LPO）升高，心肌黄酶（DTD）、谷胱甘肽过氧化物（GSH–Px）、超氧化物歧化酶（SOD）活性均下降，且组间差异显著。提示甘油磷脂减少、神经磷脂增加、脂质过氧化损伤是脾、肾阴虚证形成的共同病理生理基础。吕爱平等[1]采用饮食加劳倦等复合因素分别复制脾气虚、脾阳虚及脾阴虚 3 种动物模型，探讨实验性脾虚不同证型大鼠脂质过氧化损伤的差异性，结果发现各脾虚模型大鼠肝细胞线粒体脂质过氧化物（LPO）呈不同程度升高，超氧化物歧化酶（SOD）、心肌黄酶（DTD）、谷胱甘肽过氧化物酶（GSH–Px）活性不同程度下降，且组间差异显著。尚冰[2]研究显示，与正常对照组相比，脾气虚模型组大鼠血清和脑皮质中 SOD、GSH–Px、总抗氧化能力显著降低，脾阴虚证、脾阳虚证的 SOD、GSH–Px、总抗氧化能力明显降低，且脾阳虚证比脾阴虚证降低的更明显。脾气虚模型血清和脑皮质中丙二醛（MDA）含量显著升高，脾阴虚证、脾阳虚证的 MDA 含量明显升高，且脾阳虚证比脾阴虚证升高的更明显。三组大鼠 24 小时尿 8–OHdG 排泄量显著高于正常对照组，且有脾气虚证＜脾阴虚证＜脾阳虚证的趋势；大鼠脑皮质中端粒长度显著降低。提示在脾气虚证、脾阴虚证、

---

［1］ 吕爱平，李德新，林庶茹，等．补脾方药对脾虚大鼠不同组织三种抗氧化酶活性的影响［J］．中医药学刊，2005，23（9）：1631–1632.

［2］ 尚冰．脾气虚证、脾阴虚证、脾阳虚证模型大鼠 MDA、SOD、GSH–Px、T–AOC、8–OHdG、端粒长度变化的实验研究［D］．沈阳：辽宁中医药大学，2006.

脾阳虚证中存在着明显的自由基损伤和体内抗氧化酶活性的降低，且在脾虚三证中表现有明显的程度差异。脾气虚证、脾阴虚证、脾阳虚证状态下端粒发生缩短现象。端粒长度变化与脾虚状态之间有着密切的关系。

陈芝喜等[1]研究发现，脾虚小鼠脾脏、胸腺、小肠 DNA 含量均比正常对照组显著降低（$P < 0.05$），而肾脏组织 DNA 含量则升高（$P < 0.05$）。提示脾虚证的发生与 DNA 合成减少有关。

2. 能量代谢

（1）ATP 酶活性

李晓霞等[2]以劳倦及饥饱失常复合因素造大白鼠脾气虚证模型，发现脾气虚组动物红细胞膜 Na^+–K^+–ATPase 活性显著低于正常对照组。季凤清等[3]用苦降破气中药和饮食失节法制成脾虚模型，研究发现脾虚组胰腺泡细胞的 RNA、琥珀酸脱氢酶（SDH）、三磷酸腺苷酶（ATPase）、葡萄糖六磷酸酶（G–6–Pase）和硫胺素焦磷酸酶（TPPase）含量和活性都低于对照组，而乳酸脱氢酶（LDH）活性高于对照组。提示脾虚证时胰腺泡细胞上述几种酶活性和 RNA 明显下降，可能在脾虚证发病中起主要作用。刘景峰[4]对脾虚老龄大鼠红细胞膜结构和 ATP 酶活性及海马超微结构变化的研究发现，与正

[1] 陈芝喜，徐志伟，刘小斌，等．强肌健力口服液对脾虚小鼠 DNA 合成的影响［J］．中国临床康复，2006，10（15）：141–143.

[2] 李晓霞，李德新．脾气虚与 Na^+、K^+–ATPase 活性的观察［J］．中国医药学报，1996，11（2）：48.

[3] 季凤清，王秀琴，曾晓蓓，等．大鼠实验性脾虚证胰腺组织化学研究［J］．中国组织化学与细胞化学杂志，1997，6（1）：42–47.

[4] 刘景峰．补益脾胃法对脾虚老龄大鼠红细胞膜结构和 ATP 酶活性及海马超微结构变化的影响［D］．沈阳：辽宁中医学院，2002.

常对照组比较，脾虚证模型大鼠血浆脂质过氧化物（LPO）、脂褐素（LPF）含量上升，红细胞超氧化物歧化酶（SOD）活性下降；总胆固醇（Ch）、神经磷脂（SM）含量上升。红细胞膜 Na^+–K^+–ATPase、Ca^{2+}–Mg^{2+}–ATPase 活性明显降低。海马的超微结构显示细胞凋亡表现。王彩霞等[1]研究发现脾虚衰老状态大鼠的红细胞膜 Na^+–K^+–ATPase、Ca^{2+}–Mg^{2+}–ATPase 活性降低，脾虚会导致衰老及青年大鼠海马神经元 PKC 活性升高。刘俊兰等[2]研究报道脾阴虚模型组大鼠回肠组织 Na^+–K^+–ATP 酶、Ca^{2+}–Mg^{2+}–ATP 酶及线粒体呼吸链酶复合物 Ⅰ、Ⅳ 活性均显著低于健康对照组（$P < 0.05$）。

（2）线粒体

中医脾线粒体相关学说认为中医脾主运化，不仅仅是指食物在胃肠的消化吸收，更重要的是营养物质在线粒体的生物氧化产能过程。傅湘琦等[3]发现脾气虚大鼠肝细胞内线粒体嵴几乎消失而不易见，偶然找到有的线粒体中有极少的线

[1] 王彩霞，李德新，王淑娟，等．脾虚衰老大鼠红细胞膜 ATP 酶活性及海马神经元 PKC 活性的变化［J］．中医药学刊，2005，23（8）：1362–1364.

[2] 刘俊兰，于漫，翟美丽，等．理脾阴正方对脾阴虚大鼠能量代谢障碍调节作用［J］．辽宁中医药大学学报，2017，19（1）：28–31.

[3] 傅湘琦，唐党生．过劳和饮食失节塑造大白鼠脾气虚证模型的研究——肝脏线粒体超微结构的观察［J］．云南中医杂志，1986（5）：10–11.

粒体嵴残存。刘健等[1、2]用过劳及饮食失节法塑造大鼠脾气虚模型，脾气虚大鼠的心肌及空肠肌细胞线粒体嵴病变率和病变程度呈逐渐加重趋势；肝细胞线粒体的肿胀、基质变浅、空泡变淡、嵴断裂及排列紊乱等逐渐加重。刘友章等[3]用破气下气加饥饱失调（小承气汤隔日灌胃＋隔日喂食）制作大鼠脾虚模型，研究脾虚模型大鼠细胞线粒体数量和结构的变化。结果：脾虚组线粒体含量显著低于正常组。心肌细胞线粒体高度肿胀，嵴突破坏及消失，心肌纤维结构不清；肝细胞线粒体致密质粒减少或消失，嵴断裂；骨骼肌细胞线粒体数量减少，线粒体变小，嵴部分或全部消失，基质透明，甚或溢出线粒体外，线粒体膜结构破坏；胃壁细胞线粒体减少，线粒体内部结构不清，脂肪滴浸润；胃主细胞粗面内质网池扩张及脱颗粒，胞浆游离核糖体增多，酶原颗粒数量减少，线粒体嵴断裂。说明长期脾虚模型大鼠细胞线粒体数量减少，线粒体结构损伤。周俊亮[4]以耗气破气加饥饱失常法建立大鼠慢性脾虚模型，检测结果显示，脾虚大鼠在不同程度上存在着骨骼肌、肝、胃与心组织的细胞线粒体总体量的减少（$P < 0.05$ 或 $P < 0.01$），骨骼肌、肝、胃与心组织的各种类色素氧化酶含量减少与活性降低（$P < 0.05$ 或 $P < 0.01$），脾虚组及自然复健组大鼠细胞线粒体 DNACOXIA、COX Ⅱ 和

[1] 刘健，刘春丽，方朝晖，等．脾虚大鼠心肌细胞超微结构动态变化的实验研究［J］．中医研究，1996，9（6）：12-13.

[2] 刘健，刘春丽，方朝晖，等．脾气虚大鼠肝细胞超微结构动态变化的实验研究［J］．中国中西医结合脾胃杂志，1998，6（1）：32-33.

[3] 刘友章，王昌俊，周俊亮，等．长期脾虚模型大鼠细胞线粒体的研究［J］．中医药学刊，2006，24（3）：391-394.

[4] 周俊亮．脾主运化与细胞线粒体细胞色素氧化酶相关性理论的临床与实验研究［D］．广州：广州中医药大学，2005.

COX Ⅲ亚基基因损伤。结果表明，脾虚证动物在其脾主运化的功能下降的状态下，存在着各组织的线粒体与细胞色素氧化酶的功能下调，它们之间存在着密切的关系。临床实验研究结果显示，除一般的骨骼肌超微结构改变外，还可见线粒体变形、线粒体嵴紊乱等病理性改变，并且与脾虚证呈一定的相关性。另外，选择16例痿病患者，检测发现脾虚证存在着肌肉组织超微结构的改变，两者之间具有密切的相关性。由此可见，脾主运化与线粒体细胞色素氧化酶具有相关性。

马铁明[1]研究结果表明：脾虚状态下老龄大鼠心、脑组织中mtDNA中存在明显的缺失片段，且高于老年空白组，各亚型之间的mtDNA的缺失具有一定的规律性，提示mtDNA缺失可能是脾虚衰老的重要物质基础之一。脾气虚证、脾阳虚证、脾阴虚证状态下，老龄大鼠心、脑组织中酶复合体活性的不同变化，提示脾虚状态下，其呼吸链功能的变化规律不尽相同。尹德辉等[2]研究结果显示，脾阴虚衰老状态下，大鼠心肌、脑组织线粒体DNA（mtDNA）缺失较青年组和正常老年组明显增多，线粒体呼吸链酶复合体Ⅰ和Ⅳ活力较青年组和正常老年组明显下降，滋补脾阴方药可减少脾阴虚证衰老大鼠心肌、脑组织的mtDNA缺失，提高线粒体呼吸链酶

[1] 马铁明.脾气虚证、脾阳虚证和脾阴虚证老龄大鼠模型心、脑组织中mtDNA缺失、呼吸链复合体酶活性的变化以及补益脾胃方药作用机制的实验研究［D］.沈阳：辽宁中医药大学，2004.

[2] 尹德辉，王彩霞，李德新，等.脾阴虚证衰老大鼠心肌、脑组织mtDNA缺失及滋补脾阴方药作用机制的实验研究［J］.中医药学刊，2004，22（11）：2011-2013，2030.

复合体Ⅰ和Ⅳ的活力。王彩霞等[1]探讨脾虚证和衰老大鼠心肌和脑组织线粒体DNA（mtDNA）损伤的变化，结果显示脾虚证衰老状态下，大鼠心肌和脑组织mtDNA发生缺失突变，说明脾虚证与衰老、脾虚证衰老与mtDNA缺失突变之间有着内在的联系。

于漫等[2]研究发现，脾阴虚模型组大鼠回肠组织中CAT、Canx、ACo2及Papss2蛋白的mRNA表达均显著上升（$P < 0.05$），而HSP90蛋白的mRNA表达显著下调（$P < 0.05$），CAT、Canx、ACo2及Papss2蛋白含量均显著上升（$P < 0.05$），其中以CAT上调的最为显著（$P < 0.01$），而HSP90蛋白含量显著下调（$P < 0.05$），提示脾阴虚脾失健运状态下，大鼠回肠组织中可能存在以线粒体损伤为基础的细胞膜过氧化损伤、Ca^{2+}稳态失衡、类乙醇毒害、过度硫酸化、神经元损伤及能量和遗传物质变化等一系列病理改变。刘俊兰等[3]观察脾阴虚证大鼠回肠组织中丙二醛（MDA）含量、谷胱甘肽过氧化物酶（GSH-Px）以及线粒体呼吸链酶复合物Ⅰ、Ⅳ活性，结果显示，脾阴虚模型组MDA含量明显高于正常组（$P < 0.05$），GSH-Px、线粒体呼吸链酶复合物Ⅰ、Ⅳ活性明显

---

[1] 王彩霞，崔家鹏，吕爱平，等.脾虚证衰老大鼠心肌和脑组织线粒体DNA损伤的实验研究[J].中华中医药学刊，2009，27（7）：1349-1351.

[2] 于漫，王彩霞，崔家鹏.脾阴虚证脾失健运大鼠回肠组织中相关蛋白表达差异及其调控机制的实验研究[J].中华中医药学刊，2017，35（7）：1726-1730.

[3] 刘俊兰，于漫，翟美丽，等.脾阴虚证与自由基、能量代谢的相关性及理脾阴正方对其的作用[J].中华中医药学刊，2017，35（4）：843-845.

低于正常组（$P < 0.05$）。翟美丽等[1、2]发现脾阳虚模型大鼠回肠组织线粒体呼吸链酶复合物Ⅰ和Ⅳ、Na^{+}–K^{+}–ATP 酶、Ca^{2+}–Mg^{2+}–ATP 酶、GSH–Px 活性与正常对照组比较，均呈下降趋势（$P < 0.01$）。提示能量代谢异常可能与脾阳虚证的病理机制有关。大鼠回肠组织中 VIP、CCK、GIP、cAMP、PKA 含量及蛋白相对表达量均有显著升高（$P < 0.01$）。提示 VIP–cAMP–PKA、GIP–cAMP–PKA 很可能是其中的重要转导通路，这很可能是由脑肠轴调节功能异常导致的以消化道症状为主要表现形式的脾阳虚证脾失健运的生物学机制。赵思达[3]发现脾阴虚大鼠回肠组织中 GSH–Px 的活性有明显的下降（$P < 0.01$），MDA 的含量有明显上升（$P < 0.01$），Na^{+}–K^{+}–ATPase、Ca^{2+}–Mg^{2+}–ATPase 的活性均有明显降低（$P < 0.01$），线粒体呼吸链酶复合物Ⅰ和Ⅳ的活性都显著下降（$P < 0.01$）。回肠组织中 cAMP、PKA、VIP 三者的含量都明显减少（$P < 0.01$），cAMP、PKA、VIP 三者的蛋白相对表达量均明显减少（$P < 0.01$），β–EP 蛋白相对表达量明显增多（$P < 0.01$）。提示脾阴虚证大鼠体内发生了能量代谢障碍，与氧化 / 抗氧化系统失衡、细胞结构和功能被破坏，以及线粒体氧化磷酸化过程受阻有关；脾阴虚证大鼠消化系统功能减弱，

[1] 翟美丽，于漫，王彩霞．基于能量代谢相关酶活性改变探析脾阳虚证病理机制［J］．辽宁中医药大学学报，2016，18（9）：90–92.

[2] 翟美丽．脾阳虚证脾失健运物质能量代谢及脑肠轴调控机理实验研究［D］．沈阳：辽宁中医药大学，2018.

[3] 赵思达．基于 cAMP/PKA 通路探讨理脾滋阴法干预脾阴虚大鼠脾失健运机理研究［D］．沈阳：辽宁中医药大学，2019.

与脑肠轴的信号通路传导作用降低和肠道激素失调，导致肠道水液分泌减少和肠道运动抑制有关。

李思琦等[1]研究显示，脾气虚能够造成大鼠心肌细胞线粒体发生突变和缺失，导致呼吸链酶复合物Ⅱ和Ⅳ活性下降。宋君[2]对脾气虚大鼠模型心肌葡萄糖转运体 4 表达变化研究发现，脾气虚状态下，大鼠的心脏射血功能显著下降；心肌组织超微结构将发生改变；大鼠心肌组织中 GLUT4 蛋白及 mRNA 的表达水平明显下降，同时，大鼠心肌组织中 p-AMPKα 的表达水平也明显下降。屈小虎等[3]对脾虚证由轻到重发生发展过程中心肌组织能量代谢功能的变化进行研究，结果显示：脾气虚证大鼠和脾不统血证大鼠心肌 ATP 含量，CS 活性，线粒体呼吸链复合物Ⅰ、Ⅱ、Ⅲ、Ⅳ活性，COX Ⅳ蛋白及其 mRNA 表达量均显著低于正常大鼠（$P < 0.05$），脾不统血证大鼠 mtDNA 拷贝数、Cyt-C 蛋白及其 mRNA 表达量显著高于正常大鼠（$P < 0.05$）；脾不统血证大鼠心肌 CS 活性、Cyt-C 蛋白及其 mRNA 表达量显著高于脾气虚证大鼠（$P < 0.05$）。说明随着脾虚病程加长及脾气虚证向脾不统血证的转变，大鼠心肌组织能量代谢功能开始发生障碍，ATP 含量显著降低，三羧酸循环和电子传递链相关酶活性及其中重要蛋白和基因的表达都发生了改变，说明大鼠心肌组织

[1] 李思琦，张哲，杨关林，等. 益气健脾方对脾气虚证模型大鼠心肌细胞线粒体呼吸链酶复合物活性的影响［J］. 中国医科大学学报，2017，46（6）：515-518.

[2] 宋君. 脾气虚大鼠模型心肌葡萄糖转运体 4 表达变化及机制研究［D］. 沈阳：辽宁中医药大学，2018.

[3] 屈小虎，陈慧，黄玲，等. 大鼠脾虚证发展进程与心肌能量代谢变化的关系［J］. 温州医科大学学报，2018，48（4）：251-256.

在脾虚证发展加重的过程中受到了不利影响。屈小虎等[1]研究脾气虚证和脾不统血证模型大鼠脾脏组织能量代谢变化及其差异，结果显示：脾气虚证大鼠和脾不统血证大鼠脾脏ATP含量显著降低，呼吸链复合物活性、CS活性和mtDNA拷贝数较正常大鼠均发生显著改变；脾不统血证大鼠脾脏ATP含量、CS活性和mtDNA拷贝数与脾气虚证大鼠存在显著差异。提示脾气虚证大鼠和脾不统血证大鼠脾脏组织线粒体能量代谢发生障碍，其柠檬酸循环和氧化磷酸化功能受到损伤，而脾不统血证和脾气虚证线粒体能量代谢障碍程度的不同是二者存在差异的重要原因。

胡齐等[2]采用利血平致脾虚模型，发现与正常组相比，脾虚组大鼠骨骼肌线粒体SOD、GSH-Px活性降低（$P < 0.05$），MDA含量上升（$P < 0.05$），Na^{+}-K^{+}-ATPase、Ca^{2+}-Mg^{2+}-ATPase活性显著降低（$P < 0.05$或$P < 0.01$）；脾虚组大鼠肝、脾组织线粒体膜电位水平显著低于正常组（$P < 0.01$）。提示脾虚模型大鼠体内存在脂质过氧化损伤，细胞能量代谢障碍。费文婷等[3]采用饮食失节、劳倦伤脾双因素法建立脾虚证

[1] 屈小虎，陈慧，黄玲，等.脾气虚证和脾不统血证模型大鼠脾脏能量代谢的比较研究［J］.中华中医药学刊，2018，36（6）：1355-1358.

[2] 胡齐，孙莹，宋雅芳，等.四君子汤对脾虚大鼠线粒体氧化损伤及能量代谢的影响［J］.中华中医药学刊，2017，35（8）：1972-1976.

[3] 费文婷，侯燕，王玉杰，等.玛咖性温健脾及对脾虚小鼠线粒体能量代谢酶的影响［J］.北京中医药大学学报，2018，41（7）：559-566.

小鼠模型，发现肝组织中 SOD、CAT、GSH–Px 活力下降，MDA 升高，cAMP/cGMP 比值下降，F_1F_0–ATP 酶、Na^+–K^+–ATP 酶和 Ca^{2+}–Mg^{2+}–ATP 酶活性均降低（$P < 0.01$）。许欣竹等[1]围绕平滑肌线粒体蛋白质控（MPQC）探讨脾气虚胃失通降的可能机制。结果与正常组比较，脾气虚组大鼠胃残留率增加（$P < 0.01$），ATP 水平下降（$P < 0.05$），线粒体数量减少且有空泡化现象，热休克蛋白 70（Hsp70）表达变化不明显，但 Lon 蛋白酶（LonP）和 C1pX 及 C1pP 表达均升高（均 $P < 0.01$）。说明脾气虚胃失通降可能与胃窦部平滑肌 MPQC 异常所导致的线粒体产能下降有关。

马丹等[2]观察脾气虚大鼠海马神经元线粒体呼吸链功能及 Lon 蛋白酶表达的变化，结果与正常组比较，模型组线粒体内蛋白积聚较多；C Ⅳ活性、C Ⅴ表达、ATP 水平和 Lon 蛋白酶表达均下降（$P < 0.05$ 或 $P < 0.01$）；两组 C Ⅰ、C Ⅱ、C Ⅲ、ROS 水平差异无统计学意义（P 均> 0.05）。提示脾气虚大鼠海马神经元线粒体呼吸链功能和 Lon 蛋白酶下降，线粒体蛋白质控水平下降与脾气虚的发生有关。刘文俊等[3、4]对脾气虚大鼠的研究显示：脾气虚模型组大

---

［1］ 许欣竹，李振钰，刘文俊，等 . 脾气虚大鼠胃平滑肌线粒体蛋白质控的研究［J］. 中国医药导报，2019，16（31）：10–13.

［2］ 马丹，刘文俊，于化新，等 . 脾气虚大鼠海马神经元线粒体呼吸链功能及 Lon 蛋白酶表达变化及意义［J］. 山东医药，2018，58（26）：35–37.

［3］ 刘文俊，陈伟仁，宋囡，等 . 脾气虚模型大鼠海马与下丘脑神经元线粒体分裂因子和线粒体分裂蛋白 1 的表达［J］. 中国中西医结合杂志，2017，37（11）：1356–1360.

［4］ 刘文俊，许欣竹，穆靖洲，等 . 脾气虚大鼠海马神经元线粒体自噬水平及 PINK1 /Parkin 途径的研究［J］. 中华中医药杂志，2019，34（1）：341–343.

鼠海马、下丘脑神经元线粒体数量减少，其中海马 CA1 区神经元线粒体出现肿胀、嵴减少，甚至空泡化，而下丘脑还存在较多线粒体自噬现象；脾气虚模型组海马和下丘脑神经元 ATP 含量降低，MFF 及 Fisl 蛋白表达升高（$P < 0.05$ 或 $P < 0.01$）。提示海马和下丘脑相关神经元线粒体功能低下及其促分裂成分表达增加与脾气虚的发生密切相关。海马神经元线粒体 ATP 含量显著减少（$P < 0.01$），LC3-Ⅱ/Ⅰ比值变小（$P < 0.05$），LC3-Ⅱ、PINK1 和 Parkin 蛋白表达显著下调（$P < 0.05$）。说明脾气虚的发生可能与 PINK1/Parkin 途径抑制所致的海马神经元线粒体自噬水平下降有关。尹文浩等[1]通过观测大鼠海马神经元线粒体自噬现象和标志物表达，探讨脾气虚的发生机制。结果与正常组比较，模型组线粒体数量减少，且自噬结构减少；模型组膜电位和 ATP 水平明显下降，ULK1、LC3-Ⅰ和 STX17 表达均显著减少，但 LC3-Ⅱ表达变化不明显。提示海马线粒体自噬减退与脾气虚的发生有关。战丽彬等[2、3]对脾阴虚痴呆大鼠的相关研究显示：脾阴虚痴呆组大鼠海马蛋白中有 9 个蛋白点表达差异在 1.5 倍以上，其中 6 点表达上调，3 点表达下调。表达上调的

[1] 尹文浩，张家瑞，王垒钞，等．脾气虚大鼠海马神经元线粒体自噬的初步研究［J］．辽宁中医杂志，2019，46（12）：2650-2652.

[2] 刘莉．脾阴虚痴呆大鼠海马蛋白质组学及滋补脾阴方药干预的实验研究［D］．大连：大连医科大学，2007.

[3] 战丽彬，宫晓洋，刘莉，等．脾阴虚痴呆大鼠不同脑区 Snk-SPAR 路径及滋补脾阴方药调控作用研究［J］．世界科学技术——中医药现代，2011，13（5）：836-841.

有膜联蛋白Ⅲ，下调的有微管蛋白 β 链 15、二氢嘧啶酶相关蛋白 2 以及鸟嘌呤核苷酸结合蛋白 β-1 亚单位。痴呆组和脾阴虚痴呆组大鼠各脑区 SPAR mRNA 表达明显减弱，Snk mRNA 表达呈上调趋势。

3. 水液代谢

脾主运化水液，与水通道蛋白（AQP）之间有一定的关联性。王德山等[1、2]研究发现，脾虚大鼠结肠上皮细胞 AQP8 mRNA 表达及蛋白含量均比正常对照组减少，脾虚证哮喘大鼠肺组织 AQP5 表达水平降低。薛晓倩等[3]报道脾虚湿阻证大鼠结肠黏膜 AQP4 表达明显减少。韦嵩等[4]通过对大鼠脾胃湿热证模型的研究，认为 AQP3、AQP4 的异常表达可能是脾胃湿热证的发生机制之一。于漫等[5]通过对脾阴虚大鼠回肠水通道蛋白 4（AQP4）表达分布的检测，发现脾阴虚大鼠回肠 AQP4 mRNA 及蛋白表达量均明显低于正常组（$P < 0.05$），大鼠回肠上皮细胞细胞膜的 AQP4 分布量显著减少。可见水通道蛋白可能是脾主运化水液的分子生物学基础。

---

[1] 王德山，张宇，王哲，等．脾虚模型大鼠结肠上皮细胞水通道蛋白 8 表达变化［J］．中国中西医结合消化杂志，2008，16（2）：71-73.

[2] 王艳杰，赵丹玉，王德山，等．脾虚型哮喘大鼠肺组织水通道蛋白 5 表达变化和机制的研究［J］．中国中医基础医学杂志，2009，15（12）：909-911.

[3] 薛晓倩，黄学宽，高宁，等．藿香正气液对湿阻证大鼠结肠黏膜水通道蛋白 4 表达的影响［J］．中国实验方剂学杂志，2012，18（19）：165-169.

[4] 韦嵩，劳绍贤，黄志新，等．脾胃湿热证模型大鼠胃黏膜 AQP3、AQP4 基因的表达［J］．中国中医急症，2008，17（3）：357-359.

[5] 于漫，王彩霞，宋雪娇．理脾阴正方对脾阴虚大鼠回肠水通道蛋白 4 表达及分布的影响［J］．中华中医药杂志，2014，29（10）：3298-3300.

4. 代谢组学

代谢组学是通过研究生物标本对生物体系受外部刺激或扰动后所产生的代谢产物的变化或其随时间的变化，从而研究生物体系的代谢途径的一种技术。近年来被广泛应用于脾藏象的研究之中。吕凌[1]研究显示，脾虚大鼠血清淀粉酶、Na^+–K^+–ATP 酶、琥珀酸脱氢酶活力下降和血清胃泌素含量升高，提示脾失健运与消化吸收功能减弱以及能量的合成代谢能力下降关系密切。鉴定出 22 种与脾虚发生相关的蛋白质，其中 7 种蛋白表达下调，15 种蛋白表达上调。脾气虚模型组有 3 种蛋白质差异性表达，分别是表达下调的白蛋白，表达上调的胰蛋白酶和葡萄糖调节蛋白 78；脾阳虚模型组有 12 种蛋白质差异性表达，分别是表达下调的角蛋白 19、甘油醛三磷酸脱氢酶、肌动蛋白和角蛋白 1，表达上调的蛋白二硫键异构酶 A3、埃兹蛋白、假定未知蛋白、磷酸化应激诱导蛋白、丙酮酸激酶、结蛋白、角蛋白 8 和蛋白质异戊烯基转移酶；脾阴虚模型组有 7 种蛋白质差异性表达，分别是表达下调的肌动蛋白、热休克蛋白，表达上调的钙联蛋白、乌头酸水合酶、Papss2、过氧化氢酶和乙醇脱氢酶。脾失健运的发生与细胞内 Ca^{2+} 超载和细胞膜损伤密切相关。在继发性病理机制中，脾气虚或与血液循环障碍关系更为密切，印证了中医学“气为血之帅”“气虚则血虚”的理论；脾阳虚或与细胞骨架损伤和糖代谢异常的关系更为密切，印证了中医学“阳虚为气虚

---

[1] 吕凌. 基于蛋白质组学的脾虚大鼠脾失健运机理的实验研究[D]. 沈阳：辽宁中医药大学，2012.

之极”的理论；脾阴虚或与过氧化损伤的关系更为密切，印证了中医学“气虚日久伤阴”的理论。吕凌等[1]采用蛋白质组学技术探求脾阳虚证和脾阴虚证大鼠回肠组织蛋白的差异性表达，结果显示脾阳虚证模型组回肠组织蛋白质图谱中有 12 个蛋白点表达异常，脾阴虚证模型组回肠组织蛋白质图谱中有 7 个蛋白点表达异常，提示脾阳虚证模型组与脾阴虚证模型组存在差异蛋白质组表达，脾阳虚证或与细胞骨架损伤和糖代谢异常的关系更为密切，脾阴虚证或与过氧化损伤的关系更为密切。认为脾阳虚证的本质可能为：在 Ca^{2+} 大量内流的基础上造成了细胞骨架的严重损伤，一方面使机体有氧氧化和无氧氧化的途径受阻，对糖元的分解利用能力降低，能量和营养物质的产生与代谢发生异常；另一方面引起新生成蛋白质的错误折叠，进一步则可能导致信息的错误传递而发生遗传物质的变化。脾阴虚证的本质可能为：在血浆 cAMP 浓度升高的基础上，细胞出现了严重的脂质过氧化损伤，这一损伤未能得到有效的恢复，一方面引起能量需求和供给的矛盾而使机体出现了类乙醇毒害反应，另一方面也会引起蛋白质结构的异常，进一步则可能导致信息的错误传递而发生遗传物质的变化。

邹忠杰等[2]采用利血平致大鼠脾虚证模型，观察脾虚大鼠血清和尿液代谢表型的变化。结果在大鼠的血清中鉴定了与脾虚相关的 12 种生物标志物，包括 3– 羟基丁酸、LDL/VLDL、甲硫氨酸、不饱和脂肪酸、N– 乙酰糖蛋白、胆碱、谷氨酸、缬氨酸、肌酸、葡萄糖、

---

[1] 吕凌，贾连群，马巍，等 . 蛋白质组学在脾虚大鼠阴阳辨证中的应用研究 [J]. 中华中医药杂志，2014，39（12）：4002–4005.

[2] 邹忠杰，施旭光，龚梦鹃，等 . 利血平所致大鼠脾虚证代谢组学研究 [J]. 中药新药与临床药理，2012，23（3）：291–294.

甘油三酯及谷氨酰胺等；尿液中鉴定了与脾虚相关的10种生物标志物，如柠檬酸、α-酮戊二酸、琥珀酸、牛磺酸、甜菜碱、肌氨酸、烟酸、葫芦巴碱、尿苷及马尿酸等，表明脾虚大鼠机体的糖代谢、脂质代谢、氨基酸代谢、氨代谢紊乱以及甲基转移反应均受抑制。Xiao-fen Zheng 等[1]采用大黄灌胃、负荷游泳及隔日禁食建立大鼠脾虚模型，用核磁共振结合多元统计技术分析血浆中的内源性代谢物。结果：脾气虚证组大鼠除体重、脾重、肝重显著下降外，均表现为大便稀、不活动、分组、游泳耐力下降、行为迟钝、松散、紊乱。与对照组相比，脾虚组血浆内源性代谢物水平的变化包括缬氨酸、亮氨酸、N-乙酰糖蛋白水平降低，乳酸浓度升高。这4种内源性代谢产物被认为是脾气虚证症状的潜在生物标志物，在能量、蛋白质、糖酵解代谢等代谢途径的变化中起重要作用。陈磊等[2]采用上述综合造模方法复制脾虚模型，应用 ^{1}H NMR 代谢组学技术结合多元统计分析方法研究脾虚证模型大鼠脾脏中内源性代谢产物的变化规律。结果显示：脾虚证模型大鼠脾脏中乳酸、牛磺酸、次黄嘌呤含量升高，而谷氨酸、鲨肌醇含量下降。补中益气汤能回调5种潜在代谢

---

[1] Zheng X F，Tian J S，Liu P，et al.Analysis of the restorative effect of Bu-zhong-yi-qi-tang in the spleen-qi deficiency rat model using ^{1}H-NMR-based metabonomics[J].J Ethnopharmacol，2014，151(2)：912-920.

[2] 陈磊，向欢，邢婕，等.补中益气汤干预脾虚证模型大鼠脾脏 ^{1}H NMR 代谢组学机制研究[J].药学学报，2014，49(9)：1320-1325.

标志物的含量。王颖等[1]以多因素复合的方法建立脾气虚、脾阳虚大鼠模型，检测分析脾气虚、脾阳虚模型大鼠血浆中小分子代谢物和脂类代谢物。结果显示：脾气虚、脾阳虚模型组血清 D– 木糖浓度、血清肌酸磷酸激酶（CPK）、血清胃泌素（GAS）、血浆胃动素（MTL）等均出现异常，其中血浆 MTL 水平在两个模型组呈不同变化趋势；脾气虚、脾阳虚模型组大鼠的血浆呈现出不同于正常组的代谢图谱，通过 PLS–DA 分析，脾气虚模型组和脾阳虚模型组血浆中葡萄糖、乳酸、丙氨酸、甘氨酸、脂类浓度下降，苏氨酸浓度升高；血浆中高密度脂蛋白、低密度脂蛋白、极低密度脂蛋白及磷脂酰胆碱浓度升高，N– 乙酰糖蛋白及不饱和脂肪酸浓度下降。说明脾气虚、脾阳虚模型大鼠 ^{1}H NMR 代谢谱发生改变，主要存在能量代谢、脂代谢和糖代谢等异常。杨宇峰等[2]采用劳倦加饮食不节法复制脾气虚证代谢综合征模型，对脾气虚证代谢综合征大鼠模型血浆标本进行代谢组学检测及数据分析，结果显示：脾虚证大鼠 N– 乙酰基 –D– 葡萄糖胺、溶血磷脂酰胆碱、鞘磷脂、5– 甲基胞嘧啶、促黑素抑制素、三羟基异黄酮、前列腺素 A2、同型半胱氨酸、丝氨酸等小分子化合物发生显著异常，表明脾虚证代谢综合征的发生与糖类、脂类、蛋白质等代谢紊乱有关。贾连群等[3]运用液质联用技术研究脾气虚、脾阳虚大鼠血清代谢物谱群变化特征，并从小分子代

---

[1] 王颖，王辉，郑小伟 . 基于核磁共振技术的脾气虚证、脾阳虚证血浆代谢组学研究［J］. 中华中医药杂志，2013，28（8）：2270–2274.

[2] 杨宇峰，齐艳文，徐娜，等 . 脾气虚证代谢综合征大鼠血液代谢组学研究［J］. 中国中医基础医学杂志，2014，20（8）：1056–1058.

[3] 贾连群，甄毕贤，徐荧，等 . 应用液质联用技术研究脾虚大鼠血清代谢物谱群特征［J］. 中国中西医结合杂志，2016，36（3）：359–365.

谢物水平探讨脾虚证候本质。其中，脾气虚证用大鼠饥饱失常及负荷游泳的造模方法，脾阳虚证造模采用脾气虚证加灌服20%番泻叶水浸剂的方法。结果显示，与正常组比较，脾气虚组与脾阳虚组PC（19：0）/PE（22：0）、PC（17：0）/PE（20:0）、癸酸、油酸、硬脂酸、琥珀酸、延胡素、苹果酸、葡萄糖含量升高，花生四烯酸、亚麻酸、十二碳烯酸、雄酮、4-庚酮、DHAP（6：0）、尿苷等含量降低。表明脾虚证大鼠的三羧酸循环等能量代谢、糖代谢、脂代谢及神经递质代谢等均发生异常。闫清华[1]采用利血平法复制脾虚证大鼠模型，基于Label free蛋白质组学和LC-Q-TOF-MS代谢组学研究四君子汤干预脾虚证机制，结果显示：与正常对照组相比，脾虚组大鼠血清脂肪酶、淀粉酶、琥珀酸脱氢酶、异柠檬酸脱氢酶、胃蛋白酶、肝脏琥珀酸脱氢酶、肝脏Ca^{2+}-Mg^{2+}-ATP酶、Na^{+}-K^{+}-ATP酶等酶活性和血清及胃中胃泌素、饥饿素等含量均明显下降（$P < 0.05$），而血清和肝脏中乳酸脱氢酶活性均明显上升（$P < 0.05$）。四君子汤干预后上述指标的活性和含量分别显著回升或下降（$P < 0.05$）。肝脏蛋白质组学研究结果显示，筛选出脾虚证的差异表达蛋白267个（上调125个，下调142个）。血清和肝脏代谢组学研究表明，脾虚组和正常对照组大鼠代谢轮廓完全分离，而四君子汤干预组和阳性对照组均向正常对照组靠近。采用LC-Q-TOF/MS代谢组学技术，鉴定出脾虚证的潜在生物标志物66个（血浆20个，

[1] 闫清华.基于Label free蛋白质组学和LC-Q-TOF-MS代谢组学的四君子汤干预脾虚证机制研究［D］.兰州：甘肃农业大学，2017.

肝脏 46 个），四君子汤干预脾虚证潜在生物标志物 81 个（血浆 34 个，肝脏 47 个）。黄张杰等[1]采用“五味偏食 + 控制饮食 + 游泳力竭”的复合因素造模方法建立脾虚证大鼠模型，运用代谢组学方法研究补中益气汤及其配比组方对脾气虚证大鼠尿液代谢表型变化的影响，结果显示：脾虚证大鼠代谢物谱与正常大鼠区别明显，提示脾虚证大鼠体内的物质代谢发生改变。从中筛选出与脾虚证相关的代谢产物 8 种，即 3– 羟基异丁酸、2– 氧代 –3– 甲基戊酸、琥珀酸、柠檬酸、二甲基甘氨酸、脂质、乙酸苯酯、甲酸。其中二甲基甘氨酸、3– 羟基异丁酸和甲酸与氨基酸代谢相关，琥珀酸、柠檬酸是参与机体三羧酸循环的代谢产物。脾虚模型大鼠尿液代谢物中上述物质与脂质的含量均显著降低，提示脾虚模型大鼠的氨基酸和脂质代谢可能出现紊乱，能量代谢水平降低。

张丽[2]基于尿液代谢组学的脾气虚证本质研究结果显示：脾气虚代谢综合征组与代谢综合征组和正常对照组尿液代谢轮廓均有良好区分。脾气虚代谢综合征患者尿中苯乙酰谷氨酰胺的浓度低于代谢综合征患者，尿中 leucylproline 浓度高于代谢综合征患者。杨彬彬等[3]研究发现，与正常对照组相比，脾虚水湿不化证大鼠尿液差异代谢物为 α – 酮戊二酸、瓜氨酸、乳酸、柠檬酸、5– 羟色胺、谷氨酰胺等 6 种。说明脾虚水湿不化模型大鼠机体糖、蛋白质代谢均

[1] 黄张杰，陈炜漩，施旭光．补中益气汤不同配伍对脾虚证大鼠尿液代谢组学的影响［J］．中药材，2018，41（12）：2901–2905.

[2] 张丽．基于尿液代谢组学的脾气虚证本质研究［D］．大连：大连医科大学，2009.

[3] 杨彬彬，季旭明，王世军．脾虚水湿不化证大鼠尿液代谢组学研究［J］．南京中医药大学学报，2016，32（5）：483–486.

出现紊乱，能量供应不足，胃肠功能下降，抗氧化能力下降，其机制可能与这些小分子代谢产物的变化有关。

刘阿娜等[1]采用高效液相色谱结合飞行时间质谱检测正常大鼠、脾虚水湿不化证大鼠及黄芪黄酮组分干预后大鼠血浆内源性代谢物变化。结果与正常组相比，模型组中乳酸、磷脂酰胆碱、溶血磷脂酰胆碱、鞘磷脂、甘油磷酸胆碱含量升高，而苯丙氨酸、甜菜碱、丙氨酸、鞘氨醇及缬氨酸含量下降。说明脾虚水湿不化证大鼠体内能量代谢、脂肪代谢、氨基酸代谢等微观指标代谢异常。

另外，曾益宏[2]采用临床与实验相结合的研究方法，发现脾虚证存在着基因的多态性及基因的异常表达，胃泌素含量的下降，脾虚模型大鼠红细胞膜、肝及骨骼肌线粒体ATPase活性降低。刘继东等[3]研究脾气虚与脾阳虚大鼠模型能量代谢相关性基因的差异表达，结果发现脾气虚、脾阳虚大鼠小肠组织表达下调的能量代谢相关基因包括神经肽Y（NPY）、生长抑素（SST）、血管活性肠肽（VIP）；SST在脾气虚模型下调表达尤为显著，NPY在脾阳虚模型下调表达尤

[1] 刘阿娜，赵文晓，巩丽丽，等．黄芪黄酮干预脾虚水湿不化大鼠血浆代谢组学研究［J］．分析化学研究报告，2017，45（4）：537-544.

[2] 曾益宏．脾虚证与线粒体基因多态性及胃泌素和ATP酶的相关性研究［D］．广州：广州中医药大学，2007.

[3] 刘继东，苗嘉芮，李宁，等．脾虚模型大鼠能量代谢相关性基因研究［J］．中华中医药杂志，2015，30（9）：3304-3306.

为显著。于漫等[1]对脾阳虚大鼠模型回肠的蛋白质组学初步鉴定，得到涉及细胞骨架、能量代谢及信号传导等多方面的差异表达的蛋白质8个，其中4个表达上调的蛋白分别是：结蛋白、角蛋白8、丙酮酸激酶、埃兹蛋白；4个表达下调的蛋白分别是：甘油醛三磷酸脱氢酶、角蛋白19、角蛋白1、肌动蛋白。提示脾阳虚状态下机体能量代谢速率减慢，能量生成减少，回肠绒毛蛋白结构变化，吸收消化功能减弱，这可能是脾阳虚证的病理机制。

（三）脾主运化与免疫功能研究

谢仰洲等[2]发现驴脾气虚证模型血清葡萄糖醛酸苷酶（β-G）含量明显低于正常，而血清巨噬细胞及白细胞中酸性磷酸酶（ACP）含量升高。王乃琪等[3]发现脾气虚模型驴和大鼠血清IgG含量均明显低于对照组。林心舜等[4]对脾虚小鼠的吞噬细胞功能状态研究，结果表明：脾虚小鼠脾、胸腺重量以及全血白细胞、腹腔巨噬细胞的吞噬功能均显著低下（$P<0.01$）。

童光东等[5]用利血平造模的小鼠脾虚模型，研究发现小鼠巨噬细胞吞噬作用、脾细胞NK活性及脾脏淋巴细胞掺入率，病理组

---

［1］于漫，吕凌，王彩霞，等.脾阳虚证模型大鼠回肠的比较蛋白质组学探析［J］.中国中西医结合杂志，2013，33（1）：71-75.

［2］谢仰洲，林燕，关崇芬.驴和大白鼠脾气虚证血清溶酶体酶含量变化［J］.中国兽医杂志，1990，16（9）：43-45.

［3］王乃琪，李明先，张永祥，等.驴和大白鼠脾气虚模型体液免疫功能的研究［J］.中国兽医杂志，1990，16（12）：37-38.

［4］林心舜，冯亚，蒋向荣，等.脾虚小鼠的吞噬细胞功能状态及健脾合剂对其的影响［J］.福建中医学院学报，1995，5（1）：21-23.

［5］童光东，袁静，刘惠玲，等.温补培元方对脾虚小鼠细胞免疫功能影响的实验研究［J］.中国医药学报，2000，15（6）：66-67.

比空白对照组明显的降低（$P<0.05$）。徐重明等[1]发现利血平致脾虚证小鼠脾脏T淋巴细胞增殖功能较正常组明显下降，脾虚组CPM值为355.06±657.22，正常组CPM值为7809.63±2069.34（$P<0.05$）。章梅等[2、3、4]对脾与免疫功能的系统研究，发现脾虚大鼠红细胞免疫功能明显低于正常组和四君子汤治疗组（P皆<0.01）；脾组织MDA含量在脾虚时升高，明显高于正常组和四君子汤治疗组（$P<0.01$）；且血清MDA变化与脾组织MDA变化呈正相关（r=0.823），细胞C_3b受体形成率与脾MDA呈负相关（r=–0834）。说明以上两者为脾虚时非特异性免疫功能失调的重要方面之一。利血平造模脾虚证小鼠腹腔巨噬细胞吞噬功能下降，脾虚证红细胞C_3b受体花环率和细胞免疫复合物花环率明显降低，红细胞免疫功能下降。脾虚证小鼠脾和胸腺T细胞分泌集落刺激因子下降，和正常组与四君子汤治疗组相比有显著差异。

张博[5]在"脾为之卫"理论基础上，从不同角度观察脾

---

［1］徐重明，汪自源，夏天，等．四君子汤调节脾虚证小鼠T淋巴细胞增殖功能的作用研究［J］．上海医药，1996（7）：23-24.

［2］章梅，夏天．脾虚大鼠红细胞免疫和脂质过氧化物研究［J］．中国实验临床免疫学杂志，1995，7（3）：39-40.

［3］章梅，夏天，张仲海．脾虚小鼠红细胞免疫和腹腔巨噬细胞吞噬功能改变的实验研究［J］．北京中医药大学学报，1999，22（3）：26-27.

［4］章梅，夏天，张仲海，等．四君子汤对脾虚鼠淋巴细胞分泌集落刺激因子的促进作用［J］．中医杂志，1999，40（10）：618-620.

［5］张博．脾虚大鼠肠黏膜屏障功能变化及四君子汤对其影响的实验研究［D］．沈阳：辽宁中医药大学，2014.

虚大鼠肠黏膜屏障功能的变化，结果显示，脾虚状态下，肠黏膜结构完整性破坏；肠黏膜分泌黏蛋白（MUC2、MUC3）减少，可引起肠三叶肽因子（TFF3）分泌减少；血清内毒素含量升高（$P < 0.01$）；肠黏膜 sIgA 分泌及 CD3 表达减少，局部黏膜免疫功能下降。认为肠黏膜屏障作为胃肠的防御机制，与中医“脾为之卫”具有相同的病理生理基础。侯圣林等[1]研究显示，与正常组比较，脾阴虚组大鼠空肠黏蛋白（MUC）2 表达有降低趋势，MUC3 和 MUC5AC 蛋白表达明显升高（$P < 0.05$）。MUC 对肠黏膜上皮具有保护作用，在肠道黏膜防御中发挥积极作用。

另外，彭成等[2]用醋灌胃、酒灌肠，造成大鼠脾不统血便血证动物模型。研究发现模型动物中枢免疫器官胸腺皮质变薄，髓质 PAS 阳性物质减少，胸腺小体减少；周围免疫器官脾脏 T 细胞区和 B 细胞区缩小；免疫细胞，外周白细胞总数、淋巴细胞数减少，RBC–C_{3b} 受体花环率，RBC–IC 花环率降低，与对照组比较有显著性差异。

（四）脾主运化与神经内分泌研究

侯建平等[3]研究脾虚小白鼠植物神经功能的变化，结果提示大黄致脾虚对植物神经功能的影响主要是使交感神经紧张性降低，而

---

［1］侯圣林，战丽彬，孙晓霞．滋补脾阴方药对脾阴虚大鼠空肠组织黏蛋白表达的影响［J］．中国中医药信息杂志，2019，26（8）：51–53.

［2］彭成，曹小玉，罗光宇，等．大鼠脾不统血便血证（下消化道出血）模型免疫器官、免疫细胞的变化［J］．深圳中西医结合杂志，1996，6（2）：15–17.

［3］侯建平，金成文，刘耀春，等．大黄致脾虚小白鼠植物神经功能的变化［J］．天津中医药，1997，14（3）：128–129.

副交感神经功能无明显变化。李志强等[1]采用大黄复制脾虚动物模型，研究发现脾虚模型组大鼠血浆 cAMP 含量和 cAMP/cGMP 比值均比正常对照组显著升高（$P < 0.01$），cGMP 含量比正常对照组显著降低（$P < 0.01$），脾脏、胸腺组织质量及脏器指数均比正常对照组显著性降低（$P < 0.01$）。王淑娟[2]采用饮食不节、疲劳过度和药物损伤等综合因素，成功地建立了脾气虚、脾阳虚和脾阴虚三种证候老龄大鼠模型，观察大鼠海马神经元 PKC 活性与 bc1–2 和 bax 蛋白表达及超微结构，结果显示脾虚会导致老龄大鼠及青年大鼠海马神经元细胞膜 PKC 活性升高、长寿基因 bcl–2 蛋白表达下降，凋亡基因 bax 蛋白的表达增强，海马超微结构改变。补益脾胃方药能有效地调控脾虚大鼠海马神经元蛋白激酶 C 活性及亚型变化，具有调控 bcl–2 及 bax 蛋白的表达、改善海马神经细胞超微结构、抑制神经细胞凋亡等方面的作用。刘景峰等[3]采用饮食不节、疲劳过度和燥热伤阴药物损伤等复合因素建立脾阴虚证青年大鼠及老年大鼠模型，研究发现青年脾阴虚证大鼠海马组织神经元胞体内溶酶体、脂褐素大小和形态不规则，线粒体出现肿胀变形，嵴断裂和空泡样改变；

---

［1］ 李志强，赵慧，陈津岩，等．补中益气丸对脾虚证大鼠血浆环核苷酸水平的影响［J］．湖北中医学院学报，2009，11（4）：22–24.

［2］ 王淑娟．补益脾胃法对脾虚老龄大鼠海马神经元 PKC 活性与 bc1–2 和 bax 蛋白表达及超微结构的影响［D］．沈阳：辽宁中医学院，2002.

［3］ 刘景峰，王淑娟，王彩霞．补益脾胃法对脾阴虚证老龄大鼠海马超微结构的影响［J］．中医药学刊，2005，23（12）：2171–2173.

而老年脾阴虚证大鼠细胞有典型的细胞凋亡特征。闫云[1]报道检测大鼠海马神经元胞浆 β－淀粉样蛋白（Aβ），发现糖尿病脑病组和脾阴虚糖尿病脑病组 Aβ 表达比对照组增多（分别为 $P < 0.01$ 和 $P < 0.05$），海马 GSK–3α 磷酸化水平显著升高（分别为 $P < 0.01$ 和 $P < 0.05$）。侯永春等[2]研究发现脾阴虚痴呆模型大鼠海马区脑源性神经营养因子（BDNF）、神经生长因子（NGF）表达明显下调（$P < 0.01$）。

易杰[3]对脾虚各证大鼠不同组织 PKC 活性的研究发现，脾气虚证、脾阳虚证和脾阴虚证模型脾组织细胞膜 PKC 活性明显降低；脾组织细胞浆和肝组织细胞膜（脾气虚证模型组除外）以及肝组织细胞浆 PKC 活性明显升高，除脾阴虚证模型与脾阳虚证模型脾组织细胞浆及脾气虚证模型与脾阴虚证模型肝组织细胞膜 PKC 活性无明显差异外，其余每两组之间均存在明显差异。脾虚证大鼠肾细胞膜和细胞浆 PKC 活性均升高。脾阳虚证组 PKC 亚型的变化与 PKC 活性变化基本一致，其中 α 亚型表达略强于 β_1 和 β_2 亚型。说明 PKC 活性变化可能与脾气虚证、脾阳虚证和脾阴虚证不同病理变化的形

---

［1］ 闫云 .Aβ 在脾阴虚糖尿病脑病大鼠脑组织的表达及滋补脾阴方药作用机制［D］. 大连：大连医科大学，2009.

［2］ 侯永春，严孜 . 参苓散对脾阴虚痴呆模型大鼠海马区 BDNF、NGF 表达的影响［J］. 中国老年学杂志，2014，34（3）：728–730.

［3］ 易杰 . 脾虚证（脾气虚证、脾阳虚证、脾阴虚证）大鼠肝、脾、肾 PKC 活性和亚型变化及补益脾胃方药调节作用的实验研究［D］. 沈阳：辽宁中医学院，2001.

成有关。崔家鹏[1]研究脾虚动物心、肝、脾、肺、肾等主要脏器组织及空肠、脑组织蛋白激酶C（PKC）及分裂原激活的蛋白激酶（MAPK）活性变化，结果显示：脾虚证状态下，大鼠心脏、肺脏及空肠组织PKC和MAPK活性发生变化，并参与脾虚状态下的细胞信号转导，可能是脾虚证病理变化发生的机制之一。脾虚证PKC活性发生变化可能的机制包括：参与脾虚证胃肠激素和某些细胞因子等细胞信号的传递；参与脾虚证第二信使环核苷酸cAMP和cGMP的信号转导过程；参与脾虚证离子信使Ca^{2+}的信号转导过程；参与脾虚证活性氧信号的转导过程；参与脾虚证线粒体结构和功能改变时的信号转导过程；参与调控脾虚证基因表达的信号转导过程；参与调控脾虚证细胞周期的信号转导过程等。脾虚证MAPK活性发生变化可能的机制包括：参与脾虚证胃肠激素和某些细胞因子等细胞信号的传递；参与脾虚状态下的免疫调节机制异常的信号转导途径；参与脾虚证活性氧信号的转导过程。

李志强等[2]检测大黄复制脾虚证大鼠血清性激素和甲状腺激素水平，结果脾虚模型组大鼠血清E_2含量比正常对照组升高（$P < 0.01$），T含量降低（$P < 0.05$），T_3、T_4含量比正

---

［1］ 崔家鹏.脾虚证大鼠心、肺、空肠组织PKC和心、肝、脑组织MAPK活性变化及补益脾胃方药作用机制的实验研究［D］.沈阳：辽宁中医学院，2003.

［2］ 李志强，陈津岩，何赞厚，等.四君子汤对脾虚证大鼠血清性激素和甲状腺激素水平的影响［J］.河南中医，2008，28（3）：36-38.

常对照组下降（$P < 0.01$）。季凤清等[1]对实验性脾虚证和对照组大鼠的肾上腺进行常规组织学与细胞化学的对比观察结果显示：脾虚组肾上腺球状带明显变窄；各带细胞染色浅，胞质呈空泡状；细胞间隙变宽。肾上腺皮质与髓质琥珀酸脱氢酶（SDH）、乳酸脱氢酶（LDH）、碱性磷酸酶（ALP）、酸性磷酸酶（ACP）、三磷酸腺苷酶（ATPase）、3–U–羟甾脱氢酶（3–U–HSDH）、糖原（PAS）均有不同程度的改变，表现明显的有ACP和ATPase。提示脾虚证不仅表现为消化系统功能低下，肾上腺也有明显的病理改变。

（五）脾主运化与微量元素研究

赵光等[2]用破气苦降药加饮食失节法复制大鼠脾虚证模型，研究发现脾虚证大鼠血清Zn值明显降低（$P < 0.01$）；Cu值、Fe值无明显差异（$P > 0.05$）；Cu/Zn比值上升。提示脾虚组Zn的降低可能与消化吸收障碍有关。孙远岭等[3]观察到利血平致脾虚幼年小鼠细胞内外锌的含量均低于正常，同时可见食量减少，体重增加缓慢。

（六）脾主运化与微循环研究

包力等[4]观察了利血平与饮食失调型脾虚大鼠模型的肠系膜微循环情况，结果表明脾虚大鼠的肠系膜微循环无明显异常改变，而微血管超微结构出现了明显异常，肠系膜微动脉内皮细胞出现缺氧、

---

[1] 季凤清，王秀琴，史小林，等.实验性脾虚证大鼠肾上腺形态学与细胞化学研究［J］.首都医科大学学报，1997，18（1）：25–28.

[2] 赵光，张玉珍，刘永利，等.实验性脾虚证大鼠血清中微量元素含量的研究［J］.实验动物科学与管理，1996，13（1）：1–4.

[3] 孙远岭，江育仁，蒋维.健脾肥儿糖浆对脾虚幼年小鼠细胞内外锌含量及生长发育的影响［J］.上海中医药杂志，1997（2）：42–43.

[4] 包力，马宗林，刘翠霞，等.脾虚大鼠模型的肠系膜微循环及微血管超微结构改变［J］.中国中医基础医学杂志，1995，1（2）：31–32.

细胞损伤的表现。提示微血管超微结构改变可能是脾虚证微循环障碍的前提表现。

（七）脾主运化与生殖功能研究

路欣等[1]研究显示，脾虚组大鼠附睾管断面不规则，管壁变薄，附睾管之间水肿。附睾上皮细胞中部分酶活性有不同程度改变，较明显的有附睾管头段：LDH、SDH活性增强；中段：SDH和3-β-HSDH活性增强；尾段：SDH和3-β-HSDH活性减弱。提示脾虚证大鼠附睾结构及细胞代谢均有改变，这些改变可能对精子生理性成熟有影响。许晴等[2]研究显示：脾虚组睾丸体积明显缩小，曲细精管呈不规则状，管径缩小，管壁变薄，细胞间质水肿明显。各级生精细胞中SDH、ALR、ACP和ATPase活性有明显变化，睾丸间质细胞3-U-HSDH活性有轻度增强。提示脾虚证不仅表现为消化系统功能低下，生殖系统也有病理学改变。

陈家旭等[3]观察比较脾气虚证模型、脾不统血证模型与单纯出血因素及卵巢摘除大鼠血浆、子宫PG的变化。结果显示：各种造模因素均导致血浆、子宫6-k-PGF1α/TXB_2升高，机体表现为出血倾向。提示6-k-PGF1α/TXB_2比值升高

---

［1］路欣，史小林，许晴，等.实验性脾虚证大鼠附睾形态学和细胞化学的研究［J］.首都医科大学学报，1997，18（3）：225-228.

［2］许晴，路欣，史小林，等.实验性脾虚证大鼠睾丸形态学与细胞化学的研究［J］.首都医科大学学报，1997，18（1）：21-24.

［3］陈家旭，瞿德竑，季绍良，等.大鼠脾不统血模型血浆和子宫6-k-PGF1α、TXB_2变化的研究［J］.中国医药学报，2002，17（12）：726-729.

可能是脾不统血证出血的机理之一。

（八）脾主运化与药代动力学研究

任平等[1]应用药代动力学（PK）方法研究中医证本质，探讨脾气虚证、肝郁脾虚证及胃实热证患者体内阿魏酸（FA）的PK特征。结果显示：脾气虚证患者PK特征表现为吸收速度加快，分布和排泄减慢；肝郁脾虚证患者PK特征表现为吸收、分布和排泄均减慢；胃实热证患者PK特征表现为吸收和排泄加快。提示三种中医证型患者的PK特征存在差异。脾虚时胃肠运动功能的减弱，减少了药物与胃肠黏膜（尤其是小肠黏膜）的接触，进而降低药物在吸收方面的量和速度，即生物利用度下降，这与中医学强调的"有胃气则生、无胃气则死"不谋而合。

二、脾主肌肉的实验研究

脾主肌肉问题也是脾藏象研究的重点之一，涉及肌肉形态、能量代谢、运动神经传导等方面。

（一）骨骼肌形态变化

大量研究发现，脾气虚时骨骼肌的形态会发生变化，认为脾主肌肉有其形态学基础，其形态学变化是其能量代谢障碍的基础。杨维益等[2]对脾气虚证大鼠形态测量的结果表明：伴随着肌原纤维间线粒体NA的减少，线粒体的Vv增加。结合观察线粒体的超微结构，发现线粒体的大小不一，膨胀的线粒体均为正常线粒体的数倍，

---

[1] 任平，黄熙，李双庆，等．脾气虚、肝郁脾虚及胃实热证患者阿魏酸药代动力学特征比较［J］．中西医结合学报，2006，4（2）：147-151.

[2] 杨维益，梁嵘，文平，等．脾气虚证大鼠骨骼肌的形态学和形态计量研究［J］．中国运动医学杂志，1993，12（3）：157-160.

线粒体内膜破坏，嵴减少或消失，有的形成空泡，基质颗粒密度下降。这些现象说明脾气虚的病理机制之一为骨骼肌线粒体结构损伤。李乐红等[1]对脾气虚大鼠的超微结构研究发现，大鼠比目鱼肌超微结构可见Z线增宽、肌浆网扩张，糖原颗粒减少，线粒体发生异常改变，数量减少，大小不一，肿胀，膜结构破坏，嵴部分或全部消失。裴媛等[2]用番泻叶较成功地塑造脾阳虚模型，并发现血清肌红蛋白含量降低、心肌和骨骼肌线粒体数量减少、线粒体肿胀、空泡变性、基质透明、部分线粒体外膜破坏，且心肌的变化较骨骼肌（比目鱼肌）明显。提示了脾阳虚大鼠肌肉有氧代谢发生了障碍，脾与心在能量代谢上关系密切。

（二）骨骼肌能量代谢变化

研究证明脾气虚时机体骨骼肌能量代谢障碍。熊海等[3]研究发现，脾虚大鼠肌糖原含量显著低于正常大鼠。郑永峰等[4]通过对运用大黄泻下法所致脾气虚模型小鼠进行研究发现，脾气虚组小鼠血清及骨骼肌内CPK酶活性明显低于正常

---

［1］ 李乐红，谢锦玉．“脾气虚”大鼠骨胳肌细胞化学研究［J］．中国医药学报，1990，5（5）：16-19.

［2］ 裴媛，李德新．脾阳虚大白鼠横纹肌线粒体超微结构及血清肌红蛋白含量的实验研究［J］．辽宁中医杂志，1991（5）：43-46.

［3］ 熊海，张澄波，危北海，等．健脾益气汤对脾虚大鼠肌糖原含量的影响［J］．中西医结合杂志，1989，9（2）：96-98.

［4］ 郑永峰，杨维益．脾虚证与磷酸肌酸激酶的关系［J］．北京中医学院学报，1988，11（1）：46-48.

对照组。李乐红等[1]研究表明，脾气虚大鼠骨骼肌存在能源物质贮存减少、能量供应不足、线粒体及氧化酶异常减少以及无氧酵解酶活性异常升高的变化。健脾益气的四君子汤可纠正上述变化。孙恩亭等[2]研究表明，脾气虚大鼠骨骼肌细胞 ATP 含量和能荷值显著减小；与无氧酵解相关的乳酸脱氢酶（LDH）、琥珀酸脱氢酶（SDH）活性显著升高；与之相关的微量元素锌和铁的含量也相应地升高；与肌肉收缩有关的元素铜、钾、钠减少而钙增多。经健脾益气的黄芪四君子汤治疗后，上述变化可得到纠正而趋于正常。说明脾气虚证的发生机制与脾失健运造成能量代谢异常有着密切的关系。

杨维益等[3]运用疲劳与泻下因素塑造了大鼠脾气虚证模型，并采用健脾理气的中药进行治疗，对治疗前后骨骼肌中与代谢有关的琥珀酸脱氢酶（SDH）、辅酶 I- 四氮唑还原酶（NADH-TR）、肌球蛋白腺苷三磷酸酶（M-ATPase）及肌糖原（PAS）等进行测定的结果表明，大鼠脾气虚证模型具有骨骼肌能量代谢降低的特点，表现为Ⅰ型肌纤维有氧氧化效率的显著下降，Ⅱ型肌纤维的糖原含量锐减，糖酵解能力下降，M-ATPase 含量降低导致肌肉的兴奋收缩偶联障碍。徐琦等[4]研究发现脾气虚大鼠骨骼肌中 ATP 含量明显降低，磷酸肌酸激酶、α-羟丁酸脱氢酶、谷丙转氨酶、乳酸脱氢

---

[1] 李乐红，谢锦玉．“脾气虚”大鼠骨胳肌细胞化学研究［J］．中国医药学报，1990，5（5）：16-19.

[2] 孙恩亭，谢锦玉，李乐红，等．脾气虚大鼠骨骼肌中某些元素、酶及能荷的变化［J］．中国中西医结合杂志，1993，13（12）：736-739.

[3] 杨维益，梁嵘，杨敏，等．健脾理气法对骨骼肌能量代谢影响的研究［J］．中国运动医学杂志，1994，13（1）：28-31.

[4] 徐琦，崔成德，何丽，等．“脾主肌肉”的生化研究——若干酶指标活性的测定［J］．中国中医药科技，1994，1（5）：3-6.

酶活性明显低于正常组，说明脾气虚时肌肉中能量和物质代谢发生了明显的变化，“脾主肌肉”确有一定的生化机制基础。贾旭[1]用组织化学方法探讨脾气虚状态下骨骼肌腺苷三磷酸酶（M-ATPase）含量的变化，表明大鼠脾气虚证模型骨骼肌M-ATPase含量呈规律的下降趋势，影响兴奋收缩偶联，使肌肉的运动能力减弱。郭丽娜[2]采用利血平致大鼠脾虚证，研究显示：脾虚证模型大鼠骨骼肌线粒体COXImRNA、COX Ⅳ mRNA及蛋白表达均降低（$P < 0.05$），表明脾虚证时骨骼肌线粒体存在能量代谢障碍。勇入琳[3]对脾气虚模型大鼠的研究显示，大鼠骨骼肌组织中ATP含量显著下降，骨骼肌组织线粒体呼吸链复合物Ⅱ、Ⅳ活性降低，透射电镜观察大鼠骨骼肌肌纤维排列凌乱无序，大量肌纤维断裂、破损，Z线扭曲断裂；线粒体肿胀变圆，大量线粒体空泡化，甚至消失。骨骼肌组织线粒体融合基因Mfnl、Mfn2、Opal和线粒体分裂基因Drpl mRNA表达均下降。线粒体融合蛋白Mfn1、Mfn2、Opal表达均下降。董佳梓[4]研究显示，脾虚组大鼠骨骼肌和心肌ATP含量均降低；骨骼肌和心肌AMP/ATP较正常对照组均上调；骨骼肌和心肌ATP合酶蛋白及mRNA的表

---

[1] 贾旭.用腺苷三磷酸组化反应探讨脾虚证与骨骼肌功能的关系[J].北京中医药大学学报，1999，22（5）：58-59.

[2] 郭丽娜.脾虚证能量代谢障碍与线粒体COX Ⅰ、COX Ⅳ表达的相关性研究[D].广州：广州中医药大学，2015.

[3] 勇入琳.电针足三里调控脾气虚模型大鼠骨骼肌线粒体动力学作用机制研究[D].沈阳：辽宁中医药大学，2018.

[4] 董佳梓.基于AMPK通路探讨针刺足三里调控脾虚大鼠肌细胞线粒体自噬机制的研究[D].沈阳：辽宁中医药大学，2018

达均减少；脾虚组大鼠骨骼肌和心肌 PGC-1α 蛋白及 mRNA 的表达均明显低于正常对照组；p-ULK1 /ULK1 均明显高于正常对照组。脾虚组大鼠心肌线粒体边界欠清，体积出现明显肿胀，基质密度显著降低，线粒体嵴疏松甚至嵴断裂，可见大量的空泡样变，见少量线粒体自噬体出现。屈小虎等[1]研究脾气虚证和脾不统血证模型大鼠骨骼肌组织线粒体能量代谢变化，结果与正常对照组比较，中期和末期脾气虚组和脾不统血组大鼠骨骼肌的 ATP 含量、线粒体复合物活性、柠檬酸合酶（CS）活性、mtDNA 拷贝数、COX Ⅳ蛋白及其 mRNA 表达量均降低，Cyt-C 蛋白及其 mRNA 表达量均升高；与脾气虚组比较，中期和末期脾不统血组大鼠骨骼肌 ATP 含量、CS 活性均降低；中期脾不统血组大鼠骨骼肌线粒体呼吸链复合物Ⅰ、Ⅱ、Ⅲ活性降低，末期脾不统血组大鼠骨骼肌线粒体呼吸链复合物Ⅰ、Ⅲ、Ⅳ活性降低；中期脾不统血组大鼠骨骼肌 mtDNA 拷贝数升高，差异均有统计学意义。提示脾气虚证大鼠和脾不统血证大鼠骨骼肌线粒体能量代谢障碍存在多方面的影响变化，且脾气虚证发展成为脾不统血证的过程中，大鼠骨骼肌能量代谢障碍逐渐加重。刘文俊等[2]从线粒体方面研究“脾气虚四肢不用”的机制，结果脾气虚证大鼠股四头肌 ATP、线粒体膜电位（MMP）下降（$P < 0.05$，$P < 0.01$）；微管相关蛋白 1 轻链 3-B（LC3B）Ⅱ蛋白表达及与线粒体共定位增加（均 $P < 0.01$），选择性自噬接头蛋白（p62）表达

[1] 屈小虎，黄玲，陈慧，等. 脾气虚证和脾不统血证模型大鼠脾主肌肉实质的探讨［J］. 中国中西医结合杂志，2019，39（2）：217-221.

[2] 刘文俊，李振钰，许欣竹，等. 脾气虚证大鼠股四头肌线粒体自噬水平及 AMPK/ULK1 途径变化的研究［J］. 北京中医药大学学报，2019，42（9）：760-765.

及与线粒体共定位减少（均 $P<0.01$），p-AMPKα/AMPKα 及 p- ULK1/ ULK1 比值升高（均 $P<0.01$）。提示“脾气虚四肢不用”可能与 AMPK / ULK1 途径激活所致的线粒体自噬水平提高不足有关。

（三）骨骼肌运动神经传导变化

有学者探讨脾气虚时机体骨骼肌运动神经传导的状态，分析脾主肌肉的运动神经传导机制。如张立德等[1]观察了脾气虚家兔单个运动单位电位与骨骼肌微量元素的变化，结果表明，脾气虚家兔单个运动单位电位波形多为五相以上，波幅明显降低，时程增大；骨骼肌中钾、钠、铜的含量减少，而铁、钙、锌的含量增加。提示“脾主肌肉”与骨骼肌的生物电活动及某些微量元素含量变化密切相关。王淑娟等[2]观察大鼠股四头肌肌电图，坐骨神经、胫神经传导速度表明，脾气虚大鼠在轻收缩时的多相波电位明显增多，最大用力收缩时运动单位电位波型多为干扰型，平均峰值显著降低。肌电图的递减试验表明，脾气虚组大鼠在重复刺激时表现为明显的波幅递减，而运动神经传导速度及潜伏时与正常组大鼠无明显区别。由此可见，脾气虚时表现的骨骼肌无力，与运动神经元及运动神经传导无关，而与神经 – 肌肉接头的传递

[1] 张立德，周维贤．脾气虚家兔肌电图与骨骼肌微量元素变化的实验研究［J］．辽宁中医杂志，1995，22（8）：378-379.

[2] 王淑娟，马铁明，张立德．脾气虚大鼠肌电图及运动神经传导速度的变化研究［J］．辽宁中医杂志，1998，25（9）：441-442.

及骨骼肌本身有关。张立德等[1、2]采用微电极记录方法，在大鼠膈神经－膈肌标本上，以终极电位（EPP）、小终极电位（MEPP）及乙酰胆碱电位（Achp）为指标，观察针刺脾俞、阳陵泉穴对脾气虚大鼠神经－肌肉接头传递的影响。结果发现：脾气虚大鼠 EPP、MEPP、Achp 的振幅均明显低于健康大鼠（$P < 0.05$）；但其 EP、MEPP 频率及 Achp 的时程与健康大鼠比没有显著性差异（$P > 0.05$）。同时针刺脾俞、阳陵泉穴时，EPP、MEPP、Achp 振幅升高明显，针刺脾俞、阳陵泉对 EPP、MEP 频率及 Achp 时程没有明显影响。健脾益气方药四君子汤可以增强脾气虚时神经－肌肉接头的传递功能，补肾壮阳药淫羊藿、枸杞子有增强四君子汤改善脾气虚时神经－肌肉接头传递障碍的效应。提示脾气虚时，神经－肌肉接头传递障碍的机制可能在于突触后膜。

三、脾虚动物模型的综合指征研究

谢仰洲等[3]用过劳和饮食失节法塑造大白鼠脾气虚证模型，研究发现大鼠肝细胞线粒体的磷 / 氧比值（ADP/O）显著降低，表明其能量代谢受到一定程度的影响，能量代谢有降低趋势，同时体温下降，体重减轻，耐力下降等，这与供能不足有密切关系。血浆皮质酮含量明显降低（$P < 0.05$），血清淀粉酶活力明显高于正常对

［1］ 张立德，王德山，闫醒予，等．针刺对脾气虚大鼠神经－肌肉接头传递的影响［J］．辽宁中医药杂志，1997，24（10）：476–477.

［2］ 张立德，冯起国，曹凤艳，等．四君子汤及其加味对脾气虚大鼠神经－肌肉接头传递的影响［J］．辽宁中医杂志，1997，24（2）：91–93.

［3］ 谢仰洲，陈琦涛，谢宗岑，等．用过劳和饮食失节法塑造大白鼠脾气虚证模型的研究［J］．中医杂志，1987（5）：57–60.

照组（$P < 0.01$），红细胞总数及血红蛋白含量均明显低于对照组（$P < 0.01$）。造模组大鼠各脏器（如心、肺、肝、脾、肾、肾上腺及胸腺）萎缩及实质脏器实质细胞有轻重程度不等的混浊肿胀、脂肪变性和水泡变性；实质脏器中又以肝脏重量减轻最为明显，镜下可见肝细胞体积缩小，肝板薄，少数肝板排列紊乱。免疫器官中脾脏和胸腺萎缩明显，镜下可见胸腺细胞和脾 T- 细胞区淋巴细胞的减少和消失。胃肠系统超微结构有所改变，肝细胞线粒体嵴大部分或全部消失。陈国志等[1]用应激过劳和饥饱法经过较长时间造成大鼠脾虚证模型，观察发现脾虚大鼠的胃、肠、胸腺、脾脏、肝脏、肾上腺、心脏、卵巢等均发生明显的组织学改变；心、肠、胸腺等的超微结构也发生显著变化。加味四君子汤对上述各脏器的改变均有明显的恢复作用。罗光宇等[2]用偏食法塑造大鼠脾气虚证模型，研究发现血浆甲状腺素总量（TT_4）浓度明显低于正常对照组，红细胞 C_3b 受体花环率降低，胃、十二指肠、空肠、结肠、肝、胰、舌及骨骼肌等组织的琥珀酸脱氢酶（SDH）活性显著低于正常对照组（均 $P < 0.01$ 或 $P < 0.05$）。一般组织学观察显示，造模动物以消化系统的损害为最重，亦波及免疫系统、内分泌系统、生殖系统、神经系统等全身性病理改变。超微结构观察显示，造模动物胃壁细胞中线粒体混浊、嵴消失及空饱化改变。十二指肠吸收细

[1] 陈国志，谢国良，王广义，等. 加味四君子汤对脾虚大鼠脏器的组织学及超微结构的影响［J］. 中药药理与临床，1995，11（1）:1–5.

[2] 罗光宇，黄秀凤，杨明均，等. 偏食法塑造大鼠脾气虚证模型研究［J］. 中医杂志，1990（4）：49–51.

胞微绒毛变短、变细，排列不整齐，并出现脱鞘现象，胞质中细胞器减少，线粒体嵴断裂或消失。段永强[1]采用苦寒破气法、游泳力竭法和饥饱失常法能够成功复建脾虚证动物模型，发现脾虚证大鼠胃残留率升高而小肠推进率减低，血清D-木糖、空腹血糖、血清胰岛素水平下降；胃肠激素GAS、MOT、SS、VIP分泌紊乱，且造模时间以21d为宜。脾虚证大鼠空腹血糖、血清胰岛素水平下降，存在糖代谢功能低下；小肠、胰腺、骨骼肌和肝组织Na^+-K^+-ATPase、Ca^{2+}-Mg^{2+}-ATPase和SDH活性显著下降，LDH活性显著升高，提示脾虚证大鼠小肠、胰腺、骨骼肌和肝组织细胞能量代谢紊乱。Ca^{2+}/CaM-CaMK Ⅱ信号通路在脾虚证病程中存在表达差异，在小肠组织以高表达为主：[Ca^{2+}]i浓度升高，CaM、CaMK Ⅱ基因和CaM、CaMK Ⅱ、p-CaMK Ⅱ蛋白表达上调；而在胰腺、骨骼肌、肝脏组织中[Ca^{2+}]i浓度降低，CaM、CaMK Ⅱ基因和CaM、CaMK Ⅱ、p-CaMK Ⅱ蛋白以低表达为主。提示脾虚证躯体泛化效应的发生涉及机体糖代谢平衡紊乱，而且伴有小肠、胰腺和骨骼肌能量代谢紊乱，Ca^{2+}/CaM-CaMK Ⅱ信号通路关键分子在脾虚大鼠不同组织中存在差异表达。宋雪娇[2]采用饮食不节加劳倦过度结合耗伤阴液的方法塑造脾阴虚证大鼠模型，研究发现脾阴虚证大鼠血清中MTL含量下降，回肠APQ4阳性细胞表达减弱，十二指肠胃蛋白酶活性降低，它们的异常改变可能与脾阴虚证发生的病理学机制有关。在蛋白质组学方面，实验组回肠鉴定出蛋白差异点，这些蛋白

---

[1] 段永强.Ca^{2+}/CaM信号通路在大鼠脾虚证躯体泛化效应中的响应及益气健脾中药干预研究[D].兰州：兰州大学，2014.

[2] 宋雪娇.脾阴虚证大鼠胃动素、胃蛋白酶、水通道蛋白4及蛋白质组学改变的实验研究[D].沈阳：辽宁中医药大学，2011.

表达的异常可能与脾阴虚证发生的分子生物学机制有关。参与细胞信号转导的热休克蛋白 90，其作用于端粒酶而影响端粒的长度，基于蛋白质组学理论的端粒长度缩短可能是脾阴虚证发生的分子生物学机制之一。刘继东[1]检测脾气虚证与脾阳虚证模型大鼠小肠组织能量代谢相关基因表达，结果显示：与正常组比较，气虚组与阳虚组大鼠小肠组织 CCK 含量升高（$P < 0.05$），小肠及下丘脑 CCK 及其受体的 mRNA 表达上调（$P < 0.05$）；小肠 Ghrelin 含量下降（$P < 0.05$），小肠及下丘脑 Ghrelin 及其受体的 mRNA 表达下调（$P < 0.05$）；小肠 VIP 含量下降（$P < 0.05$），小肠及下丘脑 VIP 及其受体的 mRNA 表达下调（$P < 0.05$）。上述指标气虚组与阳虚组比较，亦有显著差异（$P < 0.05$）。气虚组与阳虚组大鼠小肠组织 ATP 和 cAMP 蛋白含量均明显下降（$P < 0.05$），PKA 蛋白和 mRNA 表达均显著下降（$P < 0.05$）。与气虚组相比，阳虚组大鼠各项指标下降。可见脾气虚与脾阳虚大鼠证候差异性与相关能量代谢基因表达密切相关。脾气虚证与脾阳虚证下丘脑及小肠组织 CCK、IP Ghelin 等脑肠肽表达差异性及 cAMP/PKA 通路调控作用程度是二者证候差异性的生物学基础。

---

[1] 刘继东．脾气虚证与脾阳虚证模型大鼠脑肠肽及小肠组织 cAMP/PKA 信号通路比较研究［D］．沈阳：辽宁中医药大学，2016.

第四章 肺藏象的临床与实验研究

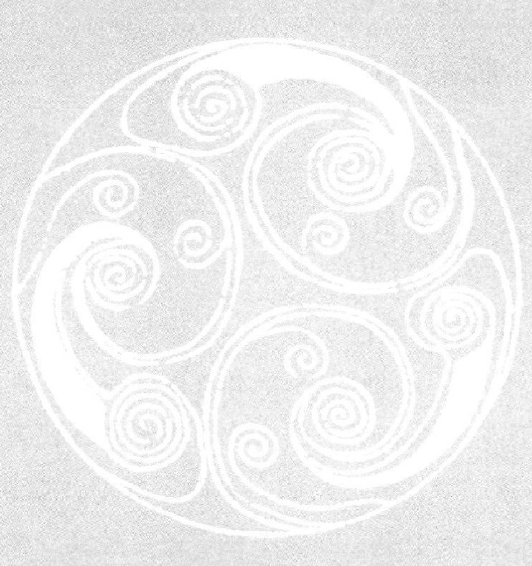

近六十年来，对肺主气、肺朝百脉、外合皮毛，特别是肺与大肠相表里等理论，从多层次、多角度开展了临床与实验研究，其中国家重点基础研究发展（“973”）计划项目1项、相关国家自然科学基金项目达20余项。

第一节　肺藏象临床基础研究

张启明[1]对古代医案进行了Logistic回归分析，找到对中医肺病及其证候最重要的病因或病理结果、症状和用药。根据中、西医学研究对象的一致性，寻找这些病因或病理结果、症状和用药的西医学解释，发现与中医肺直接相关的西医学组织器官主要是呼吸系统和支配该系统的神经系统。另外，与中医肺直接相关的西医学组织器官主要有气管、支气管和肺；鼻、咽、喉、胸膜、纵隔、膈肌、腹肌、肋间肌、大脑皮层、呼吸中枢、咳嗽中枢、迷走神经、膈神经、脊神经也与中医肺直接相关；泌尿系统、免疫器官、皮肤、心、肝、食管、胃、甲状腺、血液与中医肺间接相关。肺藏象的临床基础研究可概括为以下几个方面。

一、肺主气的临床研究

肺主气司呼吸的功能是肺阴阳气血协调共济完成的，任

[1] 张启明．中医肺与西医学组织器官的相关性研究［J］．辽宁中医杂志，2003，30（9）：713-714.

何方面的异常都会引起相应的病理变化。因于肺的功能特点，肺主气功能的失常最常见的证型为肺气虚，其次是肺阴虚。近年来，也有对肺阳虚的研究报道。

（一）肺主气与呼吸功能

肺主气司呼吸功能的障碍，在临床上必然会出现肺功能减退，且随着病证的发展而趋严重。周庆伟等[1]研究发现，慢性阻塞性肺病（COPD）肺气虚患者肺活量（VC），呼气肺活量（FVC），第一秒用力呼出量（FEV1.0%），用力呼气 75% 肺活量的瞬间流量 V25，用力呼气 50% 肺活量的瞬间流量 V_{50}，呼气中段流量（MMEF）均明显低于正常人，表明慢阻肺肺气虚患者存在着通气功能障碍。王志婉等[2]对 COPD 稳定期肺功能分级与证候分布进行比较，发现肺功能轻、中度改变时常见于肺气虚证、肺脾气虚证、肺肾气虚证；肺功能重度改变时常见于肺脾气虚证、肺肾气虚证、肺肾气阴两虚证；血瘀证、痰湿阻肺证随肺功能降低而增多。说明肺功能的病变程度由肺到脾及肾是逐渐加重的过程。刘立等[3]研究的结果提示肺气虚慢阻肺患者肺功能显著低于正常，痰浊型通气量显著低于痰热型，并且通气障碍更为明显。牟慧等[4]分别检测 COPD 患

[1] 周庆伟，李素云．血神口服液对“慢阻肺”肺气虚证患者微量元素及肺功能变化的临床研究［J］．河南中医，1996，16（2）：18–20.

[2] 王志婉，李建生，王明航，等．慢性阻塞性肺疾病稳定期肺功能与证候分布规律的相关性［J］．中医杂志，2011，52（16）：1376–1378.

[3] 刘立，杨运高．慢性阻塞性肺病肺虚型肺功能测定与分析［J］．中国中医基础医学杂志，1997，3（4）：36–37.

[4] 牟慧，祁卫红，俞秋云，等．不同中医证型慢性阻塞性肺疾病患者 5 年前后肺功能及一般状况差异的研究［J］．现代医药卫生，2018，34（11）：1718–1721.

者 5 年前后肺功能［（FEV_1）及（FEV_1/FVC）］的水平，同时问卷调查患者呼吸困难指数（m MRC）的变化及进行 COPD 评估测试（CAT）评分。结果显示，肺气虚证组患者无论是肺功能下降速度还是一般病情进展速度均比其他两组更为显著。李杰等[1]用临床流行病学方法对 199 例 COPD 急性加重期（AECOPD）患者结合肺功能分级进行中医证候调查，发现随着肺通气功能的下降，通气和换气功能障碍进行性发展，病位要素大致对应的顺序为Ⅰ级：肺（88.89%）→Ⅱ级：肺肾（25.97%），肺脾（9.09%），肺肝（3.90%）→Ⅲ级：肺肾（51.32%），肺脾（7.89%），肺脾肾（19.74%），肺脾肾心（2.63%）→Ⅳ级：肺肾（56.76%），肺脾肾（27.03%）；病性（实证）要素大致发展的顺序为Ⅰ级、Ⅱ级：痰证（23.76%）→Ⅲ级：痰热（30.26%），痰瘀（15.79%），痰饮（9.21%）→Ⅳ级：痰瘀（24.32%），痰热瘀（29.73%），痰饮瘀（2.70%）。病性（虚证）要素大致发展的顺序为气虚→气阴虚→气阳虚→气阴阳虚。

柴秀娟等[2]研究发现哮喘患者都存在气道高反应性，但哮喘肺气虚患者的基础阻力明显高于肺气未虚患者，反应阈值明显低于肺气未虚患者，可作为哮喘肺气虚“证”辨证

［1］李杰，冯淬灵，王琦，等．慢性阻塞性肺病急性加重期中医证候要素与肺功能的关系［J］．中国中西医结合杂志，2011，31（6）：760-764.

［2］柴秀娟，石玲，李君．哮喘病肺气虚与气道反应性关系初探［J］．浙江中医杂志，1997，32（5）：219-220.

的客观指标之一。程惠娟等[1]研究发现肺气虚证血浆纤维结合素（FN）明显下降，血浆 FN 水平与动脉血二氧化碳分压（$PaCO_2$）呈负相关，与动脉血氧分压（PO_2）呈正相关。说明在肺气虚时，患者均有相应低氧和 CO_2 潴留。

杨德诚等[2]发现肺阴虚和肺气虚患者肺容量及深吸气量减少，表明肺及胸廓的顺应性和吸气肌力量减退，用力呼气肺活量（FVC）降低，肺阴虚、肺气虚和正常组的 V_{50}/V_{25} 与 V_{50}/HT 的差异说明肺阴虚和肺气虚患者的肺功能障碍属于阻塞型。肺阴虚的肺泡气 PCO_2 和 TCO_2 均高于正常组，表明血液和组织中堆积了过多的 CO_2，而肺泡气 PO_2 和动脉血氧饱和度（SaO_2）前者低于后者，说明组织缺氧，肺阴虚实际碳酸氢根、标准碳酸氢根显著大于正常组，提示代谢性碱中毒，而肺阴虚组呼吸功能障碍所造成的酸碱失衡更为严重。董祥等[3、4]研究发现肺阳虚组 PCO_2 较肺气虚组升高，而 PO_2、SaO_2 较肺气虚组比较显著降低，说明肺阳虚组的通气功能障碍和换气功能减退，较肺气虚组严重，并且机体处于缺氧和二氧化碳潴留状态。COPD 患者肺阳虚组 NO、cGMP 含量明显升高，与正常组、肺气虚组有显著性差异（$P < 0.01$）。

---

［1］程惠娟，胡海燕，乐红霞，等．肺气虚证患者血浆纤维结合素及血气分析的初步观察［J］．甘肃中医学院学报，1995，12（1）：13-14.

［2］杨德诚，杨吉贤，南征，等．肺阴虚证患者的肺功能及血气分析特征［J］．吉林中医药，1992（5）：38-39.

［3］董祥，任中代，王鹏．慢性阻塞性肺疾病肺阳虚证临床客观指标的探讨［J］．湖北中医杂志，2005，27（9）：9-10.

［4］董祥，任中代，王鹏．肺阳虚证患者环核苷酸、一氧化氮的临床观察［J］．湖北中医学院学报，2005，7（3）：51-52.

林馨等[1]应用计算机嗓音分析系统观察肺气虚患者嗓音声学特征，并分析其真声最低音、舒适音和真声最高音时的声学参数：基频（FO）、频率微扰（jitter）、振幅微扰（shimmer）、标准化噪声能量（NNE）。发现肺气虚在三种音调发音时对嗓音均产生一定影响，其中影响最明显的是真声最低音，其次是舒适音；嗓音声学参数变化与肺气虚严重程度呈正相关。

（二）肺主气与免疫功能

肺主气与免疫防御功能密切相关，肺气虚可以出现免疫功能下降或紊乱。李平等[2]对肺气虚患者血清干扰素（IFN）进行检测，发现肺气虚患者 IFN 明显低于正常组，说明肺气虚与 IFN 降低有内在的相关性。徐锡鸿等[3]临床观察发现，肺气虚证哮喘组、肺气虚证组和多脏器气虚证组患者的血清 IgA、IgG、IgM 含量明显下降，提示 3 组患者均存在体液免疫功能下降。侯辉等[4]对慢性支气管炎肺气虚患者 BALF 中嗜中性粒细胞、巨噬细胞和淋巴细胞比例的计数及 IgA、IgG 的含量进行观察和检测。肺气虚证组与正常组比较，BALF 中

---

［1］ 林馨，柴秀娟．肺气虚患者发声功能的声学分析［J］．中华中医药杂志，2010，25（7）：1133–1135.

［2］ 李平，阎怀士．40 例肺气虚患者血清干扰素活性观察［J］．安徽中医学院学报，1991，10（1）：43.

［3］ 徐锡鸿，韩冬，沈金美，等．肺气虚证患者的免疫功能探析［J］．中医药研究，1999，15（3）：37–38.

［4］ 侯辉，李浩，高雪．慢性支气管炎肺气虚证患者支气管 – 肺泡灌洗液中白细胞计数和 IgA、IgM 含量的变化［J］．中国中医药科技，2002，9（4）：201–202.

嗜中性粒细胞、巨噬细胞比例显著下降（$P < 0.05$），淋巴细胞比例显著升高（$P < 0.01$）；IgG 含量显著增加（$P < 0.01$），lgA 含量有下降的趋势，但无统计学意义。赵江云等[1]测定肺气虚、气阴两虚及正常人的外周血、支气管肺灌洗液（BALF）、T 淋巴细胞亚群，发现气虚组外周血 OKT_3^+ 细胞较肺气阴两虚组更为低下；肺气虚组 BALF 中 OKT_3^+、OKT_4^+ 细胞均较肺气阴两虚组明显降低，OKT_4^+ 与 OKT_4^+/OKT_8^+ 比值均较外周血明显降低。李泽庚等[2、3、4]观测发现，肺气虚证患者的 NK 细胞活性和 IL–2 均明显低于正常对照组，肺气虚证患者均有不同程度的免疫功能紊乱，表现为 NK 细胞活性低下及其对 IL–2 的低反应性。肺气虚证与肺阴虚证 CD_3^+ 淋巴细胞水平均降低，但肺阴虚证更为明显。随着肺气虚证的加重，CD_4^+ / CD_8^+ 比值逐渐降低，免疫系统功能也在逐渐紊乱。肺气虚证患者和肺阴虚证患者 NK 细胞活性下降。研究者认为肺气虚证患者免疫功能由早期的活跃状态逐步发展到不同程度的免疫抑制，然后发展至肺阴虚证，最终导致免疫系统内环境稳定失调。

宓雅珠等[5]对肺阴虚证患者观察发现，T 细胞减少，OKT_4^+ /

[1] 赵江云，刘中本，吴华强 . 肺气虚、肺气阴两虚患者 T 淋巴细胞亚群的观察［J］. 安徽中医学院学报，1993，12（1）：49–50.

[2] 李泽庚，张杰根，彭波，等 . 肺气虚证患者 NK 细胞活性、TNF 和 IL–2 的变化及临床意义［J］. 中国中医急症，2005，14（4）：334–335，396.

[3] 李泽庚，张杰根，彭波，等 . 肺气虚证和肺阴虚证患者外周血 T 细胞的变化［J］. 中国中医药科技，2006，13（1）：65.

[4] 李泽庚，张杰根，彭波，等 . 肺气虚证和肺阴虚证患者外周血 NK 细胞表达分析［J］. 中医杂志，2005，46（7）：533–534.

[5] 宓雅珠，汤军，王新华，等 . 肺阴虚证 T– 淋巴细胞亚群状态的初步研究［J］. 辽宁中医杂志，1999，26（5）：18.

OKT$_8^+$下降，细胞免疫功能失调，免疫系统的内环境稳定性发生破坏。李泽庚等[1、2]相关研究提示肺阴虚患者外周血CD$_3^+$、CD$_4^+$、CD$_4^+$/CD$_8^+$均降低，CD$_8^+$升高，NK细胞活性下降，血清IL–8、IL–1β、TNF–α/IL–6等细胞因子处于高水平状态。另外，非瘤细胞中IL–1β、TNF–α表达水平增高，IL–β/IL–6、TNF–α/IL–6比值亦明显高于对照组[3]。南征等[4]发现肺阴虚患者外周血淋转试验显著低于正常；血清IgA和IgG均显著高于正常组，IgM与正常组无显著性差异，肺阴虚与肺气虚组间三种血清抗体均无显著差异。说明肺阴虚时IgA和IgG分泌功能亢进，随着病情进展，此种功能衰竭，血清IgA和IgG水平下降。邵长荣等[5]选择细胞介导的细胞毒性试验（CMC）观察肺阴虚浸润型肺结核患者的细胞免疫功能，发现阴虚患者其CMC较正常值更为低下，治疗后阴虚症状好转，其杀伤率提高。NK细胞活性的低下可能是通过巨噬细胞对

---

［1］李泽庚，杨程，彭波，等.慢性阻塞性肺病肺气虚证和肺阴虚证患者细胞因子变化的研究［J］.中国中医药信息杂志，2009，16（6）：24–25.

［2］李泽庚，张四春，彭波，等.慢性阻塞性肺疾病肺气虚证与肺阴虚证患者细胞免疫功能的比较［J］.北京中医药，2009，28（1）：16–17.

［3］申维玺，孙燕，张叔人，等.白细胞介素–1等细胞因子与肺阴虚证本质的相关性研究［J］.中医杂志，2000，41（7）：423–425，8.

［4］南征，杨德诚，陈秋澄，等.中医肺阴虚证免疫功能状态的研究［J］.吉林中医药，1990（5）：34.

［5］邵长荣，戚志成，赵粹英，等.肺结核阴虚证与细胞介导的细胞毒性试验［J］.辽宁中医杂志，1986（1）43–44，28.

NK 细胞活性的抑制来实现的。何维等[1]对肺阴虚型Ⅲ型肺结核患者和正常组 NK 细胞活性进行分析，发现阴虚型Ⅲ型肺结核患者 NK 细胞活性明显低于正常对照组，提示阶段投以润肺药能提高 NK 细胞活性，从而增强巨噬细胞和 T 细胞功能，可以提高机体的免疫能力。

（三）肺主气与基因组学

江明等[2]研究发现，肺气虚证患者局部和整体的神经 – 内分泌 – 免疫系统功能紊乱，血浆中环磷酸鸟苷（cGMP）和环磷酸腺苷（cAMP）的含量下调，cAMP 和 cGMP 比值明显上升（$P < 0.01$）。宋卫东等[3]认为肺气虚证患者肺泡巨噬细胞内 cGMP 和 cAMP 的含量变化与肺组织内环境关系密切，说明肺气虚证的证本质存在客观化的生物标记物。王正昌等[4]发现中医辨证治疗肺癌患者，其生存期与血浆环核苷酸水平密切相关，阴虚型血浆 cAMP 显著高于气虚型患者，接近正常人，因而观察到较好的治疗效果，在生存期上显著大于气虚患者。

---

[1] 何维，孙华，张德山，等．肺阴虚型浸润型肺结核患者的 NK 细胞活性缺陷［J］．中医药学报，1991（5）：47–49.

[2] 江明，陈扬荣．慢支肺脾肾虚证型与血浆环核苷酸 cAMP 和 cGMP 关系的探讨［J］．福建中医学院学报，1995，5（1）：16–17.

[3] 宋卫东，赵江云．肺泡巨噬细胞内 cAMP 和 cGMP 与肺气虚证的关系［J］．中国医药学报，1995，10（1）：21–23.

[4] 王正昌，刘嘉湘，胡仲仪，等．肺癌患者三种虚证类型的治疗生存期与血浆环核苷酸水平的关系［J］．中西医结合杂志，1984，4（1）：23–25，3.

李泽庚等[1、2]研究COPD肺气虚证和肺阴虚证患者T淋巴细胞基因表达谱，发现肺气虚证与肺阴虚证在证候本质上既存在一些共同的基因表达谱改变，也存在差异。肺气虚证和肺阴虚证患者和健康组对比，同时高表达的差异基因有15条，其外周血T淋巴细胞表达基因，肺气虚证组有45条存在差异，上调的有41条，下调的4条；肺阴虚证的相关差异表达基因有32条，有19条上调，13条下调。COPD和支气管哮喘的肺气虚证组和肺阴虚证组点的灰度值均显著高于健康组点的灰度值；而COPD和支气管哮喘肺阴虚证组点的灰度值显著高于肺气虚证组；并推论肺气虚证和肺阴虚证均表现为以肺部为主的慢性炎症综合征，且肺阴虚证比肺气虚证有加重趋势。李泽庚等[3]运用代谢组学方法，研究COPD稳定期肺气虚证及中药干预的尿液代谢组学特征，发现肺气虚证组尿液治疗前的代谢谱与健康对照组显著不同，其中胆酸、甲羟戊酸、羊毛固醇、钝叶醇等13种代谢物为COPD肺气虚

[1] 李泽庚，童佳兵，彭波，等.慢性阻塞性肺疾病肺气虚证和肺阴虚证患者T淋巴细胞相关基因表达对比研究[J].中国中医药信息杂志，2007，14（12）：9-11.

[2] 李泽庚，王国俊，彭波，等.肺气虚证和肺阴虚证蛋白芯片研究[J].中华中医药学刊，2010，28（4）：705-707.

[3] 李泽庚，刘志刚，徐彬，等.慢性阻塞性肺疾病稳定期肺气虚证及其中药干预的尿液代谢组学研究[J].北京中医药大学学报，2013，36（2）：138-141.

证可能存在的生物标记物。刘志刚等[1]研究认为肺气虚证组治疗前的代谢谱与健康对照组明显不同，但治疗后有向健康对照组回归的趋势。发现 15 种 COPD 肺气虚证可能的疾病标记物，两组氨基酸代谢各有特点。说明 COPD 稳定期肺气虚证患者存在代谢谱和氨基酸代谢改变，并发现其潜在的疾病标记物。

（四）肺主气与自由基代谢

李庚泽[2]通过对肺气虚证患者 SOD 与血浆过氧化脂质（LPO）的检测，发现肺气虚患者普遍存在红细胞 SOD 活力的低下，LPO 生成增多，且随着肺气虚证的不断加重，这种 SOD 活力低下及 LPO 含量增多的程度也随之显著。此外，通过对通气功能、血气分析、肺动脉压力估测及血液流变学指标的同步检测，发现自由基代谢紊乱与这些指标间密切相关。宋卫东等[3]研究表明，在肺气虚证肺脏局部氧自由基参与的损伤及抗损伤过程中，肺泡巨噬细胞发挥重要作用，而局部氧自由基对肺气虚证肺脏局部的神经 – 内分泌 – 免疫功能均有不同程度的影响。赵江云等[4]研究发现肺气虚证外周血 SOD 和 LPO 与健康人比较无明显差异，BALF 中 LPO 和 SOD 水平反映肺脏局部多种炎症细胞参与的自由基损伤与抗损伤过程，是评

---

［1］ 刘志刚，李泽庚，彭波，等．慢性阻塞性肺疾病稳定期肺气虚证及其中药干预的血浆代谢组学研究［J］．中国中西医结合杂志，2011，31（12）：1619–1626.

［2］ 李泽庚．肺气虚症与自由基代谢初探——附 102 例资料分析［J］．辽宁中医杂志，1995，22（5）：207–209.

［3］ 宋卫东，赵江云，刘中本，等．肺气虚证肺泡巨噬细胞氧自由基代谢特点［J］．中国中医基础医学杂志，1996，2（1）：45–46.

［4］ 赵江云，宋卫东，刘中本，等．支气管肺灌洗液中 SOD 和 LPO 与肺气虚证的关系［J］．中国中西医结合杂志，1996，16（7）：405–407.

价肺气虚证的指标之一。

（五）肺主气与微量元素

谭茹等[1]观察发现小儿反复呼吸道感染肺气虚证与肺脾气虚证者发中五种元素均低于正常小儿。仝润芍等[2]研究测定慢阻肺肺气虚证病人血清、红细胞和尿中微量元素锌、铜、铁治疗前后含量的变化。结果表明与正常对照组相比，慢性阻塞性肺气肿肺气虚病人血浆中锌、铁较低，铜值较高；红细胞中锌、铁高，铜值低；尿中锌值高，铜值低，治疗后血浆中、红细胞中、尿中微量元素锌、铜、铁均恢复至正常水平。赵勤萍等[3]对慢性支气管炎肺气虚证患者头发、全血、血清中镍、铁、钴、锰、铜、锌六种元素的含量进行分析，发现同病异证、异病同证时微量元素改变均有不同，认为这与慢支各证的病理改变有关。

戴豪良等[4]对肺阴虚患者头发微量元素进行检测，发现与正常人比较，发中 Zn、Ca、Ni 等降低，而 Cu 值增高，差

---

［1］ 谭茹，郭振球．小儿反复呼吸道感染肺气虚证与微量元素关系的研究［J］．辽宁中医杂志，1991，5（5）：8-10.

［2］ 仝润芍，周庆伟，李素云．慢阻肺病人肺气虚证治疗前后微量元素含量的改变——附 60 例分析［J］．中医研究，1994，7（2）：16-18，2.

［3］ 赵勤萍，谭茹，陈乃宏，等．慢性支气管炎肺气虚证六种微量元素变化规律研究［J］．中医杂志，1999，40（1）：44，56.

［4］ 戴豪良，陈泽霖，周月明，等．肺肾阴虚证患者头发中微量元素的初步观察［J］．中医研究，1990，3（2）：21-23.

异显著。杨德诚等[1]测定了肺阴虚证患者和正常人头发15种微量元素（Fe、Ca、Mg、Be、Cd、Co、Cu、Zn、Se、As、Mo、Mn、Ni、Si、Gr），并对其检测值进行多元逐步回归分析，单因素两两相关分析。结果显示发Fe和Cu与肺阴虚证的发生呈显著正相关，发Ca和Mg呈非常显著负相关，发Zn呈显著负相关，但经多元逐步回归分析以上各因素均退化为不显著因素，而单因素两两相关分析时不呈显著相关的发Se上升为显著正相关因素。提示Fe、Cu、Ca、Mg、Zn诸元素虽与肺阴虚证的发生有关，但非本质性因素，Se则是肺阴虚发病的重要因素。

（六）肺主气与血液流变学

王会仍[2]对肺气虚证Ⅰ度或Ⅱ度舌下淤筋患者组与健康正常组进行肺功能及动脉血气测定，结果表明舌下淤筋越重，肺功能损害及动脉血氧分压下降的程度也越明显，表明肺气虚及血瘀两者具有高度的相关关系。李莹[3]通过对肺气虚患者血液流变学和甲皱微循环检测，发现肺气虚证患者红细胞压积、全血比黏度、血浆比黏度、纤维蛋白原均升高，红细胞电泳时间延长，甲皱微循环多见管袢排列不整齐、数量减少、管径变细、畸形率增多、袢顶有瘀血现象、血流中有红细胞聚集、血流速度减慢等微循环障碍，提示肺气虚证患者血液存在着高“黏、浓、聚”性及微循环障碍情况。王元勋

[1] 杨德诚，南征，周哲，等.呼吸系疾病肺阴虚证人发15种元素值的多元逐步回归分析[J].吉林中医药，1994，14（1）：41-42.

[2] 王会仍.肺气虚患者舌下淤筋程度与肺功能变化规律的探讨[J].中国医药学报，1988，8（2）：16-18，79.

[3] 李莹.40例肺气虚患者血液流变学、甲皱微循环测定[J].辽宁中医杂志，1992（6）：6-8.

等[1]研究发现，肺气虚证组低切、高切速下全血比黏度、血浆比黏度、红细胞压积均显著增高，红细胞电泳率下降，红细胞变形指数增大，且随肺气虚程度加重而更为明显。TXB_2显著增高，$PGF_{1\alpha}$显著降低，提示存在TXA_2–PGI_2的平衡失调，可能引起血小板聚集、血管收缩、肺微循环障碍、肺动脉高压等，这是从气虚致血瘀证发展中的重要物质基础。陈彩英等[2]观察肺癌、慢阻肺肺气虚证患者血小板的变化，结果显示肺气虚证患者均出现血小板活化，使血液处于高凝状态。张庆荣等[3]发现慢性阻塞性肺炎属肺肾阴虚或阴阳两虚以阴虚为主者，全血黏度、血细胞压积，全血还原黏度较正常值高。唐永祥等[4]观察发现，COPD肺气虚证患者的血浆组织型纤溶原激活物（tPA）含量降低，血浆组织型纤溶酶原激活物抑制物（PAI–1）及血管性血友病因子（vWF）含量升高，治疗后tPA、PAI、vWF均有改善，可见COPD肺气虚证与血管内皮功能相关，患者血管内皮细胞功能损伤，血液处

[1] 王元勋，袁静，张敏华．肺气虚证的实验研究Ⅲ：血液流变学及血浆TXB_2、6–keto–PGF_{1a}水平临床研究［J］．甘肃中医学院学报，1994，11（1）：51–53.

[2] 陈彩英，陈群，唐永祥，等．慢性阻塞性肺病、晚期肺癌肺气虚证患者血管性假血友病因子变化的观察［J］．广州中医药大学学报，2008，25（2）：112–114.

[3] 张庆荣，刘畅，崔兴源．阳虚、阴虚慢性阻塞性肺疾病患者甲皱微循环和血液流变性变化的初步研究［J］．辽宁中医杂志，1984（2）：42–45.

[4] 唐永祥，王晓玲，陈彩英，等．慢性阻塞性肺疾病肺气虚证与血管内皮细胞功能的关系［J］．河北中医，2008，30（5）：467–468.

于高凝状态。

（七）肺主气与神经内分泌等

宋卫东等[1]研究肺气虚证局部神经功能紊乱对肺泡巨噬细胞的影响，认为隐性肺证局部交感神经兴奋对肺泡巨噬细胞（AM）功能具有一定的调节作用，使 AM 内 cAMP/cGMP 比值保持在正常水平，肺气虚证局部植物神经功能紊乱较明显，植物神经对 AM 的调节作用相对减弱。

齐幼龄等[2]对肺气虚病人进行了血浆肾素、血管紧张素及醛固酮的含量测定，结果发现肺气虚病人血管紧张素Ⅱ水平增高，与正常对照组有显著性差异，其余指标无统计学意义，初步考虑可以将血管紧张素Ⅱ作为肺气虚辨证的一个辅助客观指标。宋卫东等[3]检测了慢性支气管炎患者及健康人血、BALF 中皮质醇，结果表明：①慢性支气管炎各证型血中皮质醇含量与健康对照组比较无明显差异，但肺气虚证、肺阴虚证 BALF 中皮质醇含量明显低于健康人。②皮质激素对慢性支气管炎各证型肺泡巨噬细胞（AM）分泌血栓素 B_2（TXB_2）抑制作用远低于健康人。故认为不同证型慢性支气管炎 BALF 中皮质醇含量及其对 AM 的抑制作用有明显差别。张杰根等[4]对老年肺气虚患者及正常对照组进行肿瘤坏死因子（TNF）、三

---

［1］ 宋卫东，赵江云，刘中本．肺气虚证局部神经功能紊乱对肺泡巨噬细胞的影响［J］．中国中医基础医学杂志，1997，3（2）：31–33，65.

［2］ 齐幼龄，梁益永，黄新凤，等．88 例肺气虚病人血浆肾素、血管紧张素Ⅱ及醛固酮的测定［J］．广西中医药，1991（2）：93–94.

［3］ 宋卫东，赵江云，刘中本，等．慢性支气管炎皮质醇局部作用与辨证分型关系［J］．中国中西医结合杂志，1994，14（10）：592–594.

［4］ 张杰根，李泽庚，彭波，等．肺气虚证患者 TNF、T_3 和 T_4 的变化及临床意义［J］．安徽中医学院学报，2005，24（2）：9–11.

碘甲状腺原氨酸（T_3）、甲状腺素（T_4）测定，结果为：肺气虚证患者 T_3、T_4 均明显低于正常对照组，而 TNF 则明显高于对照组，且不同程度肺气虚证候患者组间比较，差异也有显著性。提示肺气虚证患者肺功能不全可影响 T_3、T_4 的变化，肿瘤坏死因子在一定程度上可影响甲状腺的功能。

另外，王永华等[1]对肺气虚患者的红细胞功能进行观察，发现患者可表现为红细胞抗氧化与免疫功能下降和变形能力的减退。红细胞内 SOD 活性下降，不足以清除氧交换时产生的大量自由基，造成红细胞膜脂质过氧化，膜失去了弹性，刚性增加，进而又影响组织的微循环，从而造成气体交换的障碍。

徐锡鸿等[2]应用电镜对慢性支气管炎、哮喘中医辨证为肺气虚证患者的支气管黏膜进行了超微结构观察，结果表明：肺气虚证患者的气管黏膜基底层的结缔组织中和小血管周围，存在着大量的白细胞，黏膜上皮组织中的杯状细胞增生、扩展，杯状细胞的内质网发达，分泌颗粒增多。李争等[3]应用红外热成像技术测定肺气虚型慢性阻塞性肺病（COPD）患者及健康正常对照组肺俞、脾俞、肾俞及督脉的体表温度，结

---

［1］ 王永华，夏红 .45 例肺气虚患者红细胞功能的观察［J］. 疾病控制杂志，1999，3（3）：236.

［2］ 徐锡鸿，俞少勇，韩冬，等 . 肺气虚证患者支气管黏膜超微结构观察［J］. 中医杂志，1999，40（9）：556–557.

［3］ 李争，李风森，徐丹，等 . 稳定期慢性阻塞性肺病患者不同俞穴体表温度变化及相关因素分析［J］. 世界科学技术－中医药现代化，2018，20（5）：722–727.

果显示肺气虚组平均温度均显著低于健康正常组。

陈永光等[1、2]影像学研究表明，肺气虚证病情发展加重时，肺部X线检查异常纹理分布范围增大，部分肺气虚慢支患者消化道X线检查发现小肠排空时间延长。李泽庚等[3]发现肺阴虚证的影像学表现主要因子为肺气肿和肺纹理增多、增粗或紊乱，次要因子为桶状胸、网线影、支气管扩张条索影，重度肺阴虚证还可见结节，肿块影。

二、肺朝百脉的临床研究

高敏等[4]对51例气虚和46例血瘀的慢性阻塞性肺系疾病患者进行了甲皱微循环的活体观察，探讨中医肺助心行血的理论与微循环的关系。结果表明，气虚证的微循环改变与中医的病理相符合，管袢数量少，长度短于正常人，为气虚血液化生不足，脉道不能充盈；宗气不足，血行无力，故微血流流速慢，红细胞聚集；宗气推动力不足，血液瘀滞于脉管中，故管径较窄，但微血管却相对扩张、瘀血，日久缺氧，微循环代谢障碍，微血管通透性增高则引起微血管渗出改变。血瘀证的微循环改变也反映出血瘀的特点，值得注意的是，同是微循环异常，但血瘀证重于气虚证，说明气虚最终可导

---

[1] 陈永光，魏达成，林维国，等.慢性支气管炎中医分型的X线研究（附306例X线分析）[J].福建医药杂志，1981（5）：1–5.

[2] 陈永光，魏达成，林求诚，等.慢性支气管炎虚证患者胃肠功能的X线观察[J].中西医结合杂志，1983，3（4）：225–226，196.

[3] 李泽庚，王国俊，彭波，等.肺阴虚证患者高分辨CT研究[J].中华中医药学刊，2008，26（10）：2133–2135.

[4] 高敏.严灿.张新春.等.中医肺助心行血的实质与微循环关系的探讨[J].广州中医学院学报.1993，10（4）：185–188.

致血瘀，符合中医“气病在先，血病在后”的理论。通过上述实验表明，肺助心行血与微循环之间有实质性联系。微循环系统的结构和功能及其与肺有关的某些调节因素，可以说是肺朝百脉，助心行血功能的重要物质基础。陈馨浓等[1]认为现代医学研究发现，肺与心血管关系密切，临床多种肺疾病可以诱发缺血性心脏病。动脉粥样硬化是缺血性心脏病的主要病理基础，肺组织损伤可以通过系统炎症、氧化应激、血管功能障碍等与动脉粥样硬化紧密连接，提示肺损伤可以诱导中医血、脉功能异常，即“肺伤”容易导致“心伤”，从侧面佐证了中医“肺朝百脉”理论的科学内涵，对丰富和完善中医藏象理论及指导缺血性心脏病防治具有重要意义。

三、肺合皮毛的临床研究

张艳丽等[2]通过测定支气管哮喘及慢性荨麻疹患者分泌液中 SIgA，寻求发病过程中外周分泌物中 SIgA 的变化规律，证实 SIgA 在支气管哮喘和慢性荨麻疹患者中有共同表达，“肺主皮毛”理论在支气管哮喘和慢性荨麻疹的发病中主要体现在病理方面，而黏膜免疫相关介质可能是二者之间联系的

[1] 陈馨浓，郭晓辰，张军平．“肺朝百脉”理论在缺血性心脏病治疗中的应用[J]．中医杂志，2018，59（17）：1465–1469.

[2] 张艳丽，王娜娜，李风森．从支气管哮喘、荨麻疹患者外周分泌物中分泌性免疫球蛋白 A 论“肺主皮毛”[J]．中国中医药信息杂志，2012，19（12）：14–16.

物质基础。从应激反应角度，刘青[1]等报道风寒刺激人体体表，肺动脉压力增高，血黏度增高，氧分压下降，二氧化碳分压升高。从病理相关的角度，斯里兰卡的 Nanayakkara[2]曾观察了 15 例湿疹性皮炎患者，7 例在皮炎发病前有支气管哮喘史；5 例于皮炎发病前有呼吸困难史，始发皮炎时呼吸困难消失；3 例呼吸困难与皮炎交替出现。李莱田[3]报道除头面部以外全身患牛皮癣 40 余年的患者，因其皮肤损害严重，肺炎几乎长年缠绵难愈。马丽俐等[4]对 68 例荨麻疹患者肺功能状况进行检测，患者治疗前后的肺功能检测结果有显著差异，治愈后气道阻力降低，气道传导力明显改善，均 $P<0.01$。表明荨麻疹患者肺功能随着皮肤风团的发展而变化。白彦萍等[5]调查过敏性皮肤病患者的肺病发生情况、中医证型以及肺功能状态。收集 64 例过敏性皮肤病病例，结果发现 64 例患者中 20 例有肺部相关症状，占 33.33%。中医证型主要为风寒束肺、肺阴虚、风热犯肺、肺气虚。肺功能指标 FEV_1/VC 与健康者差异有统计学意义。表

[1] 刘青，潘习龙．肺的非呼吸功能研究概况［J］．中国中医基础医学杂志，1996，2（3）：57–58.

[2] Nanayakkara P. 中国传统医学中肺与皮表的关系［J］．国外医学·中医中药分册，1982，4（3）：封 3.

[3] 李莱田．从系统演化论“肺外合皮毛”［J］. 山东中医学院学报,1981,4(1):48–51.

[4] 马丽俐，余上根，庄亦仁，等．荨麻疹患者肺功能变化与中医“肺主皮毛”的关系［J］．浙江中医学院学报，2000，24（4）：8–9.

[5] 白彦萍，张丽亚，曾梅英，等．从过敏性皮肤病与肺病相关性探讨“肺主皮毛”理论的依据［J］．北京中医药大学学报·中医临床版,2008,15（6）:43–44.

明皮肤病与肺病相关。刘晓莹等[1]认为间质性肺疾病合并多发性肌炎/皮肌炎体现了肺与皮毛在生理上相互影响，病理上相互传变的特点。这些从病理上反证了肺与皮毛虽在解剖位置上相去甚远，但却同本同源，两者有着密切的关联。

四、肺开窍于鼻的临床研究

李浩等[2]对肺气虚、肺阴虚、肺实证者大体正常的鼻腔进行脱落细胞检查，结果显示肺气虚组与肺阴虚组鼻腔脱落细胞中纤毛细胞数显著增加，肺虚证时鼻腔具有机械性防御功能的柱状纤毛细胞脱落增加和具有非特异性免疫功能的中性粒细胞减少，降低了鼻腔的抗病能力，属于肺虚易感的病理生理基础之一。徐丹等[3]通过对急性发作期哮喘患者的研究结论说明哮喘与鼻炎患者在黏膜免疫中存在着一定的联系，体现了“肺开窍于鼻”的中医理论。梁薇等[4]对过敏性鼻炎（AR）患者肺虚感寒证和肾阳亏虚证患者血清代谢组学研究，发现两种中医证型的共同特点是与氨基酸代谢和脂肪酸代谢异常相关，反映了机体在各因素综合作用下的终端效应，是

[1] 刘晓莹，王英，张伟．从“肺主皮毛”论间质性肺疾病合并多发性生肌炎/皮肌炎［J］．长春中医药大学学报，2017，33（2）：176-178.

[2] 李浩，谭敬书．肺部疾病辨证与鼻腔脱落细胞变化的初步研究［J］．中西医结合杂志，1988，8（6）：333-335，323.

[3] 徐丹，李风森．哮喘黏膜免疫与“肺开窍于鼻”关系的研究［J］．时珍国医国药，2011，22（4）：978.

[4] 梁薇，杨艳，李晓燕，等．过敏性鼻炎患者肺虚感寒证和肾阳亏虚证血清代谢组学研究［J］．天津中医药，2018，35（5）：349-354.

各个因素效应的综合体现，但肺虚感寒证组的丙氨酸、十四烷酸、十六烷酸、9，12-十八碳二烯酸、9-（Z）-O-十八碳烯酸、十八烷酸含量比肾阳亏虚证组低，说明肺虚感寒证组比肾阳亏虚证组存在更严重的氨基酸及脂肪酸代谢紊乱。李鹏[1]对常年性过敏性鼻炎患者头发微量元素 Zn、Cu、Mn 的检测发现，患者 Zn 值降低，Cu、Mn 值升高，其中 Zn 值降低的顺序为肺气虚→脾气虚→肾阳虚。

五、肺应秋的临床研究

苏薇等[2、3]通过检测肺炎患者与健康人血清 IgA、IgE 和唾液褪黑素在四季的含量变化，分析四季褪黑素含量与免疫因子含量变化的相关性，结论显示：褪黑素在机体生理性免疫功能和病理性免疫作用的季节性变化中起着相应的调节作用。为揭示中医学“肺应秋”生理机制的物质基础提供前期临床依据。进而检测了四季健康人及肺炎病人各 30 例血清 C_3、IgA 含量。结果：①健康组 C_3 值具有夏季＞春季＞秋季＞冬季的趋势，与秋季相较，三季均有非常显著性差异；健康组 IgA 值具有春季＞冬季＞夏季＞秋季的趋势，与秋季相较，三季都具有非常显著性差异。②疾病组 C_3 值具有秋季＞夏季＞春季＞冬季的趋势，与秋季相较，春、冬两季均有非常显著差异；疾病组 IgA 值具有春季＞冬季＞夏季＞秋季的趋势，与秋季相

[1] 李鹏. 常年性过敏性鼻炎中医辨证分型与微量元素关系初探［J］. 微量元素与健康研究，1998，15（1）：42-43.

[2] 苏薇，马淑然，袁卫玲，等. 肺应秋免疫调节机制与褪黑素的相关性研究［J］. 辽宁中医杂志，2010，37（1）：1-4.

[3] 苏薇，马淑然，袁卫玲，等. 肺应秋四时人体免疫功能变化规律临床研究［J］. 辽宁中医杂志，2010，37（3）：554-556.

较，春季具有非常显著性差异。③与同季健康组相较，C3 春季疾病组、秋季疾病组具有显著性差异；与同季健康组相较，IgA 秋季疾病组具有非常显著性差异。认为人体免疫功能存在季节性变化趋势和节律，以及血清 C3、IgA 可能参与了秋季肺炎的发病，为肺炎季节性发病的病理生理机制研究提供了临床依据。

六、肺与大肠相表里的临床研究

（一）临床证候相关性研究

郑莉等[1]研究急性肺损伤 / 急性呼吸窘迫综合征（ALI/ARDS）患者肺与大肠证候类型之间的内在联系，结果显示，肺系证型占前 3 位的是痰热壅盛、肺热炽盛和肺气虚证；大肠证型占前 3 位的是肠热腑实、肠燥津亏和肠道气滞证；肠热腑实和肠燥津亏是痰热壅盛发生的危险因素，而肠热腑实与肺气虚负相关；大肠各证候类型的出现均不是肺热炽盛和寒痰阻肺发生的危险因素。说明在 ARDS 发病过程中，肺与大肠证候之间具有特定和具体的关联形式。李建等[2]研究显示，ALI/ARDS 证候分布表现出了多脏腑累及的特征，脏腑证候中肺、肠证候具有明显相关性，具体表现为肺气虚与肠热腑实显著相关，痰热壅盛证与肠热腑实、肠燥津亏显著相关。

---

［1］ 郑莉，刘恩顺，赵燕红 .127 例 ALI/ARDS 患者肺与大肠证候的 Logistic 回归分析［J］. 中国中医急症，2013，22（1）：8-10.

［2］ 李建，刘恩顺，孙增涛，等 .204 例 ALI / ARDS 患者脏腑证候分布及肺肠相关特征的临床调查［J］. 世界中医药，2014，9（8）：1008-1010.

刘恩顺等[1]分析肺肠相关在急性肺损伤/急性呼吸窘迫综合征（ALI/ARDS）证候演变中的作用，结果发现ALI/ARDS临床症状复杂，表现出了多脏腑受累的特点，但在ARDS具有明显的肺肠相关的证候特征，肺肠相关病机在ARDS证候及病情演变中具有关键作用。

莫芳芳等[2]基于对中医古籍的研究和前人治疗经验的总结认为，肺病多导致便秘、泄泻、痢疾、脱肛、腹痛腹胀、痔疮便血、肠痹等肠病发生；肠病多导致喘证、咳嗽等肺病发生。通腑是肺病治肠的主要手段；理肺、润肺、豁痰是肠病治肺的重要手段。在病因特点上，热、燥、寒邪影响肺或大肠，多易发生肺病传肠，或肠病传肺，说明肺与大肠二者有着共同的病因易感性。在病机传变特点上，气机升降与水液代谢是实现肺与大肠之间内在联系的基本途径，反证了肺与大肠的生理功能——肺主气司呼吸、主宣发肃降、主通调水道与大肠主传化糟粕、主津二者相互对应，息息相关。在治疗特点上，通腑、理肺的肺肠互治可反证肺与大肠生理功能密切相关。马师雷等[3]通过分析三部《名医类案》中从肺辨治便秘的典型医案，梳理由于肺功能失调所引发便秘的辨证规律，总结出疏风宣肺治风秘、泄热清肺治热秘、清燥润肺治燥秘、清热化痰治痰热秘、化湿降气治湿秘、清肺降气治气秘、补肺益气治气虚秘，从而阐发治疗

---

[1] 刘恩顺，孙增涛，苏景深，等.浅析肺肠相关与ALI/ARDS证候演变——附127例调查资料分析［J］.辽宁中医杂志，2013，40（4）：638-639.

[2] 莫芳芳，高思华.基于中医古籍研究的“肺与大肠相表里”理论应用情况分析［J］.中医杂志，2012，53（20）：1711-1713.

[3] 马师雷，田甜，高思华.从《名医类案》角度分析“肺与大肠相表里”在便秘中的临床应用［J］.中华中医药学刊，2013，31（5）：990-992.

便秘亦应重视从肺辨治的观点。郜峦等[1]利用数据挖掘技术，分析肺系疾病临床文献中症状与药物间的关联关系，结果显示：在根据肺与大肠相表里理论治疗肺系疾病的文献中，对于咳嗽、发热、气喘、小便黄赤、大便秘结等核心症状，核心药物均采用大黄、瓜蒌、苦杏仁。谭程等[2]采用支气管哮喘生命质量调查问卷（AQLQ）于治疗前后评定总分及活动受限、环境刺激、情感、症状4能区，并判定疗效，研究从肺肠论治针刺对支气管哮喘患者生命质量的影响，发现从肺肠论治针刺改善作用更明显。

林炜烁等[3]运用关联规则算法对古代文献中肺肠合病的医案进行数据挖掘，发现病位在脾胃的医案总数较多，揭示肺与大肠相表里的表现并不局限于两者之间生理病理信息的共享反馈，更多反应在与人体内其他脏腑生理病理信息的反馈存在着同步性。在遣方用药方面，以苇茎汤以及六君子汤的加减应用最为多见，提示湿热病机及脾胃病变在肺肠合病中起到关键的影响作用。闵寅等[4]通对“肺与大肠相表里”相关古代文献的梳理、观察，并应用现代计算机数据挖掘手段，对所收集的肺肠合病的相关古代临床文献进行挖掘，对

［1］ 郜峦，王健，李锋刚，等.基于关联规则的肺系疾病症药关系研究［J］.中医杂志，2013，54（8）：72-75.

［2］ 谭程，张昶，高丹，等.从肺肠论治针刺对支气管哮喘患者生命质量的影响［J］.中国针灸，2012，32（8）：673-677.

［3］ 林炜烁，纪立金，高思华.基于关联规则的肺肠合病医案用药规律探索［J］.世界中医药，2014，9（4）：401-404.

［4］ 闵寅，纪立金，高思华.基于“肺与大肠相表里”探索肺肠的共振机制［J］.世界中医药，2014，9（4）：424-426.

其中的病位、症状之间的关联进行分析，得出肺与大肠在生理和病理信息的表达上存在共振现象，并且这种共振现象是由其他脏腑共同参与作用。其中又与脾、肝关系最为密切，提示临床在肺肠合病的辨证时，应注重其他脏腑的影响。上述两个研究说明肺不仅与大肠，也与其他脏腑有着密切联系。

（二）机理研究

1. 肺肠功能相关

冯有为等[1]报道急性哮喘发作病人血浆内的胃动素水平明显降低，说明哮喘患者存在着胃肠动力的障碍。王鹏等[2]研究炎症性肠病（IBD）患者肺支气管病损的发病规律，发现与腹泻型肠易激综合征（IBS）患者及健康志愿者相比，IBD 患者更容易出现肺功能异常。克罗恩病（CD）患者肺功能损害以阻塞型通气障碍和限制型通气障碍为主；溃疡性结肠炎（UC）患者的肺功能损害表现为阻塞型或混合型通气障碍；IBD 患者的肺部损害远远高于其他肠外表现，从而证明了肺与大肠间病损的特异性。张雯等[3]研究 UC 不同分期、病情程度中肺功能损伤的特点，发现绝大部分 UC 病人均会出现胸部症状、肺功能异常，气短、咳嗽症状明显，肺功能表现为不同程度的气流受限、弥散量下降、残总比升高等异常，且常与 UC 的活动

---

［1］冯有为，林红伍．支气管哮喘患者血浆胃动素及胃泌素水平的观察［J］．天津中医，2000，17（1）：19-20.

［2］王鹏，王新月，王建云，等．基于肺与大肠相表里理论探讨炎症性肠病与肠易激综合征患者肺功能改变的差异［J］．世界中西医结合杂志，2014，9（5）：527-531.

［3］张雯，王新月，孙慧怡，等．溃疡性结肠炎肺功能损伤特点［J］．北京中医药大学学报，2012，35（3）：213-216.

性及病变程度相关，以活动期和轻、中度病患肺功能改变尤为突出。付钰等[1]观察针刺肺经穴和大肠经穴对支气管哮喘患者肺功能的影响，结果说明从肺、肠论治以及肺肠合治均可使哮喘患者的肺功能得到改善，且肺肠合治的改善作用更明显，说明肺经穴与大肠经穴具有协同作用。

刘学政等[2]研究发现通腑泻肺方可改善胃肠功能，且改善情况强于吗丁啉，对于重症肺炎患者可降低胃肠功能衰竭的发生概率，有减少发生多脏器功能不全综合征的作用。

2. 肺肠菌群相关

史琦等[3]认为肠道菌群微生态失衡引起的内毒素释放、炎性介质释放过程，直接或间接促进 COPD 的发生发展。肠道菌群微生态平衡是中医“脾胃学说”的微生物基础，“肺与大肠相表里”“脾肺相生”的 COPD 脏腑病理定位与肠道菌群微生态具有内在联系。张良登等[4]探讨肺病患者与非肺病患者便球杆菌群特点，结果显示：肺病患者存在肠道菌群失调，

---

［1］ 付钰，刘寨华，王宝凯，等. 针刺从肺肠论治对支气管哮喘患者肺功能的影响［J］. 中国中医基础医学杂志，2014，20（3）：364-367.

［2］ 刘学政，宋轶群. 通腑泻肺方对重症肺炎患者胃肠道功能影响的临床研究［J］. 天津中医药大学学报，2011，30（3）：144-145.

［3］ 史琦，王辛秋，孔艳华，等. 浅述慢性阻塞性肺疾病与肠道菌群微生态失衡的关系［J］. 世界中西医结合杂志，2016，11（5）：732-736.

［4］ 张良登，冯兴中，姜敏，等. 基于肺与大肠相表里的肺病患者肠道便菌群特点研究［J］. 中国中医药信息杂志，2018，25（4）：19-23.

有明显的纳差、便秘、便溏，存在肺肠同病趋势。李澂等[1]临床治疗小儿哮喘，在使用降肺平喘的药物的基础上，佐以通调腑气、活血化瘀之大黄，能起到维持肠道菌群稳定的作用，即通过运用中药调节肠道菌群而达到肺病治肠的目的。徐天成等[2]从微生态学的角度，对肺与大肠相表里进行了较为系统的解释（图 4–1）。

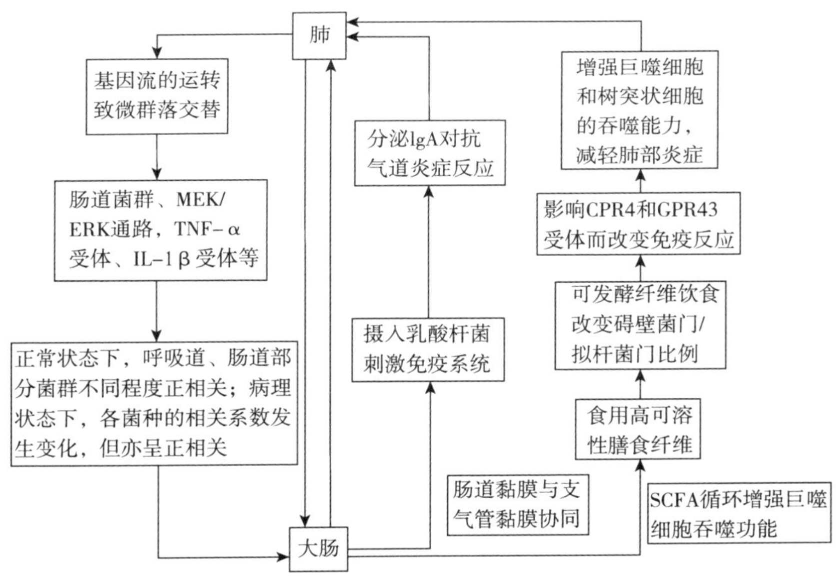

图 4–1　从肠道菌群角度认识肺与大肠的联系

---

[1] 李澂，杨一民．从“肺–肠”轴理论浅析运用大黄治疗小儿哮喘［J］．湖南中医杂志，2019，35（2）：104–106.

[2] 徐天成，吴晓亮，裴丽霞，等．肺与大肠相表里的微生态学解释［J］．中国微生态学杂志，2018，30（1）：100–103.

3. 组织温度变化

刘亚亚[1]应用红外热像仪对支气管哮喘患者进行检测，发现哮喘患者肺经的募穴中府左右温度失衡；大肠经的募穴天枢、原穴合谷、合穴曲池的温度值较健康人降低。这说明支气管哮喘患者在经穴上的病理反应具有一定的穴位特异性。朱琦等[2]发现支气管哮喘患者肺经与大肠经的部分腧穴呈现左右失衡现象，热证患者肺与大肠经相关腧穴皮肤温度显著高于健康人。马师雷[3]通过应用红外热像技术，发现肺与大肠常见病患者在红外热像图中确实呈现出肺肠温度的特异性联系，在肺发生病变时，肺的温度明显增高，同时大肠的温度也随之明显增高；在大肠发生病变时，大肠的温度明显增高，同时肺的温度也随之明显增高。倪金霞等[4]应用医用红外热成像仪及热态自动分析系统，检测并分析健康人和溃疡性结肠炎大肠湿热证患者各脏腑的相对温度，结果发现溃疡性结肠炎大肠湿热证患者各脏腑的温度排列规律为肺最高，其次为降结肠、升结肠，而其他脏腑的温度偏低。提示肠病及肺在肺与大肠能量分布关系上具有相对的特异性。

---

[1] 刘亚亚．红外热成像对支气管哮喘相关经穴温度变化的研究［D］．北京：北京中医药大学，2012.

[2] 朱琦，付钰，倪金霞，等．基于红外热成像技术的支气管哮喘患者肺经与大肠经相关腧穴体表温度研究［J］. 中医杂志，2013，54（22）：1926–1929.

[3] 马师雷．基于三部《名医类案》和红外热像技术分析“肺与大肠相表里”理论的证治规律［D］．北京：北京中医药大学，2013.

[4] 倪金霞，高思华．基于红外热像技术的“肠病及肺”的可视化研究［J］．北京中医药大学学报，2015，38（1）：25–28.

另外，高丹[1]对支气管哮喘慢性持续期中度患者的经络进行诊察，发现支气管哮喘患者体表经络病理反应主要出现在肺经、大肠经、肝经、脾经和胃经，其中以肺经（占75.6%）和大肠经（占51.2%）异常率最高；支气管哮喘患者背俞穴上异常反应主要出现在肺俞和大肠俞；支气管哮喘患者十二经井穴知热感度检测发现，经络失衡主要表现在肺经和大肠经；在热哮证中大肠经的异常率较高。谭程等[2]采用传统的切诊方法，对支气管哮喘患者肘膝关节以下的十二经脉及背俞穴进行循经切按，结果异常经脉以肺经为首，其次为大肠经、脾经，继之为肝经、胃经和三焦经；背俞穴的异常反应主要出现在肺俞，其次为大肠俞、脾俞。

第二节　肺藏象实验研究

有关肺藏象的实验研究，主要集中于肺主气、主通调水道、肺朝百脉、外合皮毛、开窍于鼻以及肺应秋，特别是肺与大肠相表里的研究等方面。

一、肺主气的实验研究

肺主气、司呼吸，促进气的生成和运行。若肺功能失常，出现咳、喘等呼吸异常的病症，进而影响一身之气的生成和运行，临

---

[1] 高丹.支气管哮喘的临床经络诊察研究［D］.北京：北京中医药大学，2011.

[2] 谭程，高丹，张昶，等.基于支气管哮喘患者经络腧穴切诊的肺与大肠相关性研究［J］.中国针灸，2014，34（2）：146-148.

床常见有“肺气虚”“肺阴虚”或“肺阳虚”等证型，其中以“肺气虚”最为多见，因而病证结合动物模型以“肺气虚”为多。

（一）肺主气与呼吸功能

方志斌等[1]复制大鼠肺气肿肺气虚证模型，发现模型组与对照组相比，酸碱值（pH）、氧分压（PO_2）、氧饱和度（SaO_2）下降，二氧化碳分压（PCO_2）升高，认为大鼠患慢性支气管炎、肺气肿型肺气虚证，均影响肺通气和换气的效率，从而发生低氧血症或伴有高碳酸血症。赵蜀军等[2]通过对慢性支气管炎致肺气虚证大鼠模型组和对照组血气分析指标的含量测定，认为肺气虚证大鼠存在着低氧血症和高碳酸血症，且 PaO_2 和 $PaCO_2$ 的改变与 ET、TXB_2 的含量变化存在着相关性。王龙海等[3]研究发现肺气虚证慢性支气管炎与肺气肿动物模型组与对照组比较，pH、PaO_2、SaO_2 下降，$PaCO_2$ 升高；肺气虚证肺气肿组与肺气虚证慢性支气管炎组比较，pH、PaO_2、SaO_2 下降，$PaCO_2$ 升高，差异均有统计学意义（$P < 0.05$，$P < 0.01$）。说明肺气虚证慢性支气管炎与肺气肿大鼠存在着低氧血症和高碳酸血症，且肺气虚证肺气肿上述

[1] 方志斌，蔡圣荣，黄开泉．肺气肿肺气虚证大鼠血气分析、血中细胞因子及肺组织病理学的改变［J］．安徽中医学院学报，2003，22（6）：34-37.

[2] 赵蜀军，蔡圣荣，方志斌．肺气虚证大鼠血气分析指标及血栓素、内皮素的变化及相关性探讨［J］．中国中医基础医学杂志，2003，12（9）：33-34.

[3] 王龙海，蔡圣荣，王元勋，等．肺气虚证慢性支气管炎与肺气肿大鼠的实验研究［J］．光明中医，2010，25（2）：221-223.

变化劣于肺气虚证慢性支气管炎。窦红漫[1]、李泽庚[2]等的研究结果相同。蔡圣荣等[3]复制大鼠肺气虚证模型，分组检测血气分析指标及肿瘤坏死因子－α（TNF-α）、内皮素（ET）、丙二醛（MDA）。结果显示，模型组pH、PaO_2、SaO_2下降，$PaCO_2$、TNF-α、ET、MDA升高，与对照组比较差异有显著性。

（二）肺主气与免疫功能

王元勋等[4]将大鼠和家兔造成肺气虚动物模型，对其免疫功能进行研究。结果显示：炭粒廓清试验模型组OD值下降缓慢，嗜中性粒细胞噬菌率、淋转率、大吞噬率、红细胞C_3b受体花环率、血清IgG、SIgA等均降低，表明不仅体液免疫功能低下，细胞免疫功能也受到影响。吕磊等[5]发现肺气肿肺气虚证模型大鼠血中IL-6、IL-8和TNF-α含量升高，在肺气肿肺气虚证免疫失衡与炎症过程中起着重要作用。赵蜀军等[6]观察了慢性支气管炎肺气虚证大鼠血清IL-8、MDA和SOD的变化。结果显示，模型组IL-8、MDA升

---

［1］窦红漫，蔡圣荣，方志斌，等．补肺汤对肺气虚证血浆内皮素含量及血气分析变化的影响［J］．中医药临床杂志，2004，16（4）：349-350.

［2］李泽庚，张超，彭波，等．肺气虚证模型豚鼠肺功能与血气分析的变化［J］．安徽中医学院学报，2006，25（3）：29-31.

［3］蔡圣荣，方志斌，黄开泉，等．肺气虚证大鼠血气分析及TNF-α、ET、MDA变化的实验研究［J］．中国中医基础医学杂志，2004，10（12）：32-33.

［4］王元勋，张敏华，产美英，等．肺气虚证的实验研究——免疫功能状态的研究Ⅰ［J］．甘肃中医学院学报，1993（3）：52-53.

［5］吕磊，胡建鹏，王元勋，等．肺气肿肺气虚证大鼠血清IL-6、IL-8和TNF-α变化的研究［J］．甘肃中医学院学报，2004，21（4）：15-17.

［6］赵蜀军，蔡圣荣，方志斌，等．慢性支气管炎肺气虚证大鼠血清IL-8、MDA、SOD变化特征［J］．安徽中医学院学报，2005，24（2）：21-23.

高，SOD 下降，（$P < 0.05$ 或 $P < 0.01$），与对照组比较，差异有显著性。刘向国等[1]观察肺气肿肺气虚证模型大鼠血清、支气管肺泡灌洗液（BALF）及肺组织中 IL-10 和 TNF-α 含量的动态变化，结果显示肺气虚证模型大鼠血清和肺组织中 IL-10 的含量显著降低，TNF-α 的含量显著升高（$P < 0.05$，$P < 0.01$），认为 IL-10、TNF-α 通过对免疫调节和炎性反应的影响，参与肺气肿肺气虚证发病过程，可能是肺气肿肺气虚证发生和发展的重要因素之一。张伟等[2、3]通过放射免疫法对肺气虚证和空白组大鼠的肠组织 SIgA 含量进行了检测，结果发现肺气虚证大鼠肠组织 SIgA 含量明显低于空白对照组（$P<0.01$）；肺气虚组大鼠血、尿中 β2- 微球蛋白较正常对照组有明显升高，说明造模后肺气虚组大鼠的肾脏受到一定程度的损害。还有研究发现，肺气虚证大鼠、家兔免疫调节紊乱，IgM、IgG 降低[4]；支气管肺泡灌洗液淋巴细胞、巨噬细胞增加[5]；血清中血管内皮生长因子（VGEF）、IL-10 下降，细胞间黏附分子 -1（ICAM-1）、TNF-α、IL-1β、IL-6、

[1] 刘向国，方志斌，蔡圣荣，等.肺气肿肺气虚证模型大鼠免疫功能状态的实验研究［J］.甘肃中医学院学报，2007，24（3）：9-11.

[2] 张伟，王立娟，赵润杨，等.肺气虚证大鼠肠组织 SlgA 含量的测定及研究［J］.中外健康文摘·医药月刊，2008，5（2）：28-29.

[3] 张伟，林丽，赵润杨.肺气虚大鼠血、尿中 β2- 微球蛋白变化的研究［J］.天津中医药大学学报，2009，28（2）：81-82.

[4] 杨牧祥，李澎涛.实验性 SD 大鼠“肺气虚证”血流变学改变和免疫功能状态研究［J］.河北中医，1996（5）：42.

[5] 张葵，滕久祥，彭芝配.肺气虚证稳定期慢性阻塞性肺病大鼠模型的建立［J］.中国中医基础医学杂志，2009，15（3）：179-181.

IL-8升高，引起细胞因子网络失衡[1、2、3]；TNF-α 和白三烯 B_4（LTB_4）水平升高，可能参与了肺气虚证慢性气道炎症的改变[4]；小鼠胸腺和脾指数、T细胞亚群的TH/TS比值、血清IL-6、IFN-γ 降低，黄芪多糖对这些改变都有一定改善作用[5]。

肺阴虚亦可出现免疫功能紊乱。钱琛等[6]用放射免疫法检测肺阴虚组大鼠血清TNF-α、IL-6、IL-8的含量，结果均高于正常对照组，且与肺气虚组相比，TNF-α、IL-8有升高趋势。说明TNF-α、IL-6、IL-8作为重要的细胞因子，在肺阴虚证的发生中，引起细胞因子网络失衡，从而造成大鼠的免疫调节紊乱，诱发或加重支气管的炎性反应和肺组织的损伤。

相关研究显示，肺阳虚证大鼠血清TNF-α、IL-6、IL-8含量增加，与肺气虚证组大鼠相比更为显著，提示TNF-α、IL-6及IL-8参与了肺阳虚证大鼠模型肺组织的病理发展过程，并可能促进

[1] 李泽庚，张杰根，彭波，等.肺气虚证模型大鼠血清ICAM-1、IL-8的水平变化[J].光明中医，2005，20（6）：38-40.

[2] 李泽庚，彭波，张念志，等.肺气虚证模型大鼠血清VEGF、TNF-α 的测定及意义[J].成都中医药大学学报，2005，28（1）：45-46.

[3] 王哲.肺气虚证模型大鼠肺、肾组织AQPs表达及其影响机制研究[D].沈阳：辽宁中医药大学，2007.

[4] 李泽庚，张杰根，彭波，等.肺气虚证模型大鼠支气管灌洗液TNF-α 和LTB4测定的意义[J].天津中医药，2005，22（3）：226-228.

[5] 陈丹丹，宋亮，刘丽娟.黄芪多糖对肺气虚小鼠免疫调节作用[J].陕西中医学院学报，2007，30（3）：35-36.

[6] 钱琛，蔡圣荣，方志斌.肺阴虚证和肺气虚证大鼠血清中TNF-α、IL-6、IL-8的变化[J].安徽中医学院学报，2007，26（4）：30-33.

肺气虚证向肺阳虚证的演变[1、2]。免疫功能低下，外周T淋巴细胞转化率和呼吸道SIgA下降，cGMP含量明显升高，cAMP/cGMP比例明显下降，气管、支气管、肺组织病理切片均有不同程度损害[3]。郑士荣等[4]发现慢性支气管炎偏阳虚患者的IL-2的含量较正常组为低，偏阴虚证又明显低于偏阳虚证，提示不同证型间IL-2水平亦存在差异，表明在免疫调节环节上，可以为阴阳辨证提供一些客观依据。于少泓[5、6]在冬季寒冷环境中，以冰水及寒性饮食饲养大鼠，配以冰水游泳，卵蛋白致敏的方法，建立哮喘病寒饮蕴肺证大鼠模型。用温阳化饮方、小青龙汤、氨茶碱进行干预，观察相关检测指标，结果：BALF中EOS增多，IL-4水平增高，IFN-γ降低，肺组织出现炎性损伤，验证了“肺阳”具有温化寒饮与

[1] 张新芳，蔡圣荣，方志斌，等.肺气虚与肺阳虚大鼠肺组织中TNF-α及IL-6免疫表达的实验研究［J］.甘肃中医学院学报，2010，27（2）：14-17.

[2] 张新芳，蔡圣荣，赵蜀军，等.肺气虚证和肺阳虚证模型大鼠血清中细胞因子含量变化研究［J］.辽宁中医药大学学报,2011,13（9）：67-69.

[3] 文小敏，王鹏，刘青，等.“肺阳虚”动物模型的探索［J］.中国中医基础医学杂志，1998（4）：45-47.

[4] 郑士荣，李文，黄吉赓.慢性支气管炎阴阳辨证与白细胞介素Ⅱ的关系及补肾中药对其调节的作用［J］.福建中医药，1994，25（5）：13-14.

[5] 于少泓.“肺阳”与哮喘病寒饮蕴肺证的关系［J］.山东中医药大学学报，2005，29（5）：373-375.

[6] 于少泓.“肺阳”在哮喘病寒饮蕴肺证大鼠模型中作用机制的研究［D］.济南：山东中医药大学，2004.

行水的功能。颜培正等[1]研究结果证实，“温补肺阳”对哮喘病寒饮蕴肺证具有良好的治疗效果，能调控支气管上皮细胞因子的表达，使肺内Th1/Th2细胞因子保持相对平衡，改变了嗜酸性粒细胞（EOS）的聚集，抑制肺组织充血、水肿和炎性渗出，改善肺通气从而达到治愈疾病的目的。王鹏等[2]用烟熏造成肺气虚大鼠动物模型，用烟熏后寒冷刺激法造成大鼠肺阳虚动物模型，观察免疫指标，发现大鼠外周血T淋巴细胞转化率和呼吸道SIgA均较正常组下降，提示肺阳虚证的免疫功能低下。贾仰民等[3]采用雾化致敏的方法模拟职业性哮喘大鼠的模型，并对实验大鼠灌服“温阳汤”进行干预，研究发现温阳汤能够通过温补“肺阳”的方法降低哮喘大鼠体内炎症因子水平，抑制EOS的趋化与募集，减少CD_{34}^{+}细胞向EOS分化进而起到治愈疾病的作用。

（三）肺主气与血液流变学

杨祥牧等[4、5]发现“肺气虚证”SD大鼠模型的全血黏度、血浆黏度及全血还原黏度均高于对照组，且RBC电泳时间延长，RBC压积增加，表现为高凝、高聚和高黏状态。另外，通过对实验性“肺

---

[1] 颜培正，孟庆岩，刘燕，等.中药剂量对哮喘病寒饮蕴肺证大鼠肺功能的影响［J］.辽宁中医杂志，2016，16（4）：843-845.

[2] 王鹏，文小敏，赵鸿云，等.肺阳虚证的实验研究［J］.湖北中医杂志，1998，20（4）：53-55，4.

[3] 贾仰民，胡祖应，王丽，等.温阳汤对职业性哮喘模型大鼠CD_{34}^{+}分化的影响［J］中国中西医结合杂志，2016，36（1）：75-79.

[4] 杨牧祥，李澎涛，方朝义.实验性SD大鼠“肺气虚证”血液流变学改变和免疫功能状态研究［J］.河北中医，1996，18（5）：42-43.

[5] 杨牧祥，李澎涛，方朝义.对“肺气虚证”大鼠肺组织及支气管NOS的检测［J］.中医杂志，1999，40（2）：107-108.

气虚证”大鼠肺部组织NOS表达特征的检测，发现其肺脏间质有较多的巨噬细胞呈密集阳性反应。说明在“肺气虚”状态下巨噬细胞免疫活性中NO具有重要介导作用。NO合成增多，可作为“肺气”御邪的积极反应。同时，当邪气持续侵害致“肺气”虚乏时，肺组织供血状态则呈现出NO扩张血管作用减退所致的“瘀血”征象。李君等[1]对肺气虚证模型大鼠进行了血浆ET含量的测定，其含量大大高于健康大鼠，且随着肺气虚证的逐渐形成，大鼠血浆ET含量也呈一斜率上升。蔡圣荣等[2]实验结果表明，与正常对照组大鼠比较，肺气虚证大鼠全血黏度（高切、低切）、血浆黏度、红细胞比容、红细胞聚集指数及纤维蛋白原均升高，并且测得模型组ET和TXB_2明显升高，从直线回归相关分析可知，全血黏度与ET呈正相关（r=0.957，$P<0.05$），与TXB_2亦呈正相关（r=0.992，$P<0.01$）。相关研究[3、4]也表TXB_2和TXB_2/6-keto-$PGF_{1\alpha}$升高，NO、6-Keto-$PGF_{1\alpha}$和NO/ET降低，提示血管内皮分泌功能的改变可能是肺气虚致血瘀的内在病理生

---

［1］ 李君，徐锡鸿，戴关海，等.肺气虚证大鼠模型内皮素含量变化的实验研究［J］.辽宁中医杂志，2000，27（5）：237-238.

［2］ 蔡圣荣，方志斌，黄开泉，等.肺气虚证大鼠血液流变性指标与内皮素、血栓素水平的相关性研究［J］.安徽中医学院学报，2003，22（5）：42-44.

［3］ 王正环.肺气虚致血瘀的理论与实验研究［D］.福州：福建中医学院，2008.

［4］ 蔡圣荣，刘涌，方志斌，等.肺气虚证大鼠血浆内皮素与血栓素、6-酮-前列环素1α水平的相关性研究［J］.中国中医药科技，2004（5）：封3.

理学基础之一。

另外，有研究表明，肺阳虚证大鼠血液流变学指标均显著性升高[1]；王鹏等[2]通过检测肺阳虚大鼠模型血液流变情况，发现肺阳虚组大鼠全血比黏度、血浆比黏度、红细胞压积、红细胞变形指数比正常组升高。

（四）肺主气与蛋白组学

李泽庚等[3]测得肺气虚证大鼠 Fas、FasL 蛋白在肺组织中的表达明显上调，说明其参与了肺气虚的发病和肺组织细胞凋亡的调控，从细胞及分子水平阐明了肺气虚证的本质。吕磊等[4]测得肺气虚型慢性阻塞性肺疾病大鼠模型组 HSP70 蛋白在肺组织支气管上皮细胞、肺泡上皮细胞和炎症细胞中高表达。

（五）肺主气与神经递质

杨胜兰等[5]观察肺气虚模型大鼠 P 物质（SP）、血管活性肠肽（VIP）和一氧化氮（NO）的改变，探讨其在肠道动力异常病理生理机制中的作用。结果显示，模型组大鼠 VIP、NO 水平显著高于对照

---

［1］ 温慧萍，陈素红，吕圭源，等．多因素复合造模法致肺阳虚大鼠模型的研究［J］．浙江中医药大学学报，2010，34（2）：163-168.

［2］ 王鹏，文小敏，赵鸿云，等．肺阳虚证的实验研究［J］．湖北中医杂志，1998，20（4）：53-55，4.

［3］ 李泽庚，张念志，彭波，等．肺气虚证模型大鼠肺组织细胞凋亡及 Fas、FasL 蛋白表达变化［J］．安徽中医学院学报，2004，23（3）：33-34.

［4］ 吕磊，王成阳，李泽庚，等．六味补气胶囊对肺气虚型慢性阻塞性肺疾病大鼠肺组织病理形态及热休克蛋白 70 表达的影响［J］．甘肃中医学院学报，2013，30（3）：1-5.

［5］ 杨胜兰，李道本，樊琼，等．补肺汤对肺气虚模型大鼠肠神经系统神经递质的影响［J］．中国中西医结合消化杂志，2011，19（2）：77-80.

组，SP 含量显著低于对照组，差异有统计学意义；经药物干预后，治疗组大鼠 VIP、NO 水平较模型组显著降低，SP 水平较模型组显著升高，差异均有统计学意义。说明肺气虚模型大鼠肠道动力学的异常受肠神经系统分泌的（兴奋性 / 抑制性）神经递质的介导和调控；补益肺气法通过调控神经递质水平能促进肠道动力恢复。许涛等[1]观察了肺气虚证的动物模型的心钠素（ANP）变化，结果模型组大鼠 ANP 明显高于正常对照组。

（六）肺主气与炎症因子

李振卿等[2]研究显示，慢性支气管炎肺气虚证大鼠血清及肺组织中 TGF-β_1 含量均较正常对照组明显降低（$P < 0.01$），说明 TGF-β_1 与慢性支气管炎肺气虚证发病密切相关，TGF-β_1 的释放减少介导了慢性支气管炎肺气虚证呼吸道损伤过程。程惠娟等[3]研究了 β 防御素在肺气虚证大鼠发病中的作用，结果模型组大鼠在感染后 3d，肺部急性感染明显，血清 β 防御素、肺匀浆 β_2 防御素水平显著升高；感染 30、100d 时大鼠肺部显示慢性感染，血清 β 防御素和气管灌洗液、肺匀浆 β_2 防御素水平显著降低（$P < 0.01$）。肺

---

［1］ 许涛，胡海燕，王元勋．心钠素在肺气虚证诊断中的意义［J］．甘肃中医学院学报，2000，17（4）：6–7.

［2］ 李振卿，倪静，方朝义．慢性支气管炎肺气虚证大鼠转化生长因子 –β1 的变化及其意义［J］．河北中医，2011，33（2）：265–266.

［3］ 程惠娟，汪长中，官妍，等．β 防御素在肺气虚证大鼠发病中的作用［J］．安徽中医学院学报，2012，29（5）：47–49.

功能减退导致大鼠气短、气促、易乏力，这和肺气虚证的表现相符，为揭示肺气虚的本质提供了科学的理论根据和实验依据。张葵等[1]观察发现肺气虚证 COPD 大鼠模型 NF-κB 活化和 MMP-9 蛋白在支气管肺组织中高表达，小气道管壁及平滑肌层均显著增厚，由此推测 NF-κB 可能通过调控肺气虚证 COPD 支气管肺组织中 MMPs 表达，直接影响其支气管平滑肌增殖，从而参与肺气虚证 COPD 气道重构的病理过程。

（七）肺主气与肺组织病理学改变

杨牧祥等[2]采用烟熏法造成肺气虚证大鼠动物模型，对肺组织进行病理切片证实，发现肺气虚证大鼠支气管腔狭窄，黏膜上皮坏死脱落，纤毛脱失，黏膜下及管壁组织疏松、水肿，可见大量炎细胞浸润，肺间质增生，血管明显扩张充血，大量炎细胞浸润，肺泡腔内可见炎细胞渗出及渗出液，多数腔内有红细胞聚集。陆和屏等[3]用 SO_2 吸入复制中医肺气虚的动物模型，发现气管和各级支气管黏膜假复层柱状纤毛上皮均有不同程度损伤，呈现灶状崩塌倒伏断裂、杯状细胞黏液腺不同程度肥大、黏液分泌亢进，支气管腔内有分泌物，偶见支气管壁周有灶状中性白细胞浸润，肺泡壁毛细血

---

[1] 张葵，张樱，陈翌江，等．肺气虚证慢性阻塞性肺疾病大鼠气道重构中支气管肺组织 NF-κB 和 MMP-9 的表达变化［J］．中国中医基础医学杂志，2009，15（5）：360-361.

[2] 杨牧祥，李澎涛，韩树芬，等．实验性“肺气虚证”肺组织病理学研究［J］．河北医科大学学报，1996，17（6）：27-28.

[3] 陆和屏，齐幼龄．肺气虚动物模型的实验研究［J］．中国病理生理杂志，1996（6）：622.

管充血，个别肺实质内有灶状出血。李浩等[1]扫描电镜下观察肺气虚证大鼠，发现下鼻甲和气管黏膜纤毛细胞数量显著减少，出现缺损区域，且纤毛稀疏、扭曲、倒伏，黏膜面有黏液，杯状细胞增多，胞浆充满黏液颗粒，黏膜及黏膜下层浆细胞浸润，结缔组织增生。

另外，官妍等[2]测定肺气虚证大鼠气管冲洗液、肺匀浆、血清中溶菌酶含量，结果模型组与对照组相比，气管冲洗液、肺匀浆中溶菌酶含量显著下降。还有研究发现，肺气虚证兔静脉血压升高，左室内压降低，内压上升速率下降，心电图呈肺心和心肌缺血样改变[3]。肺气虚证大鼠气道病理组织学及超微结构改变显示慢性支气管炎及肺气肿病变，气管壁厚度及腺体厚度增加[4]，影像学表现存在不同程度的肺气肿[5]。

[1] 李浩，高雪，侯辉，等．肺气虚证大鼠上下呼吸道病理变化的实验研究［J］．中国中医药科技，2000，7（5）：277-278.

[2] 官妍，程惠娟，王艳，等．肺气虚证大鼠模型溶菌酶含量变化的实验研究［J］．时珍国医国药，2010，21（2）：373.

[3] 天津市和平医院病理科．慢性气管炎中西医结合诊断标准分型实验病理学基础——关于肺脾肾实质的研究及实验性治疗效果的初步观察［G］．全国中西医结合研究会成立大会全国中西医结合学术讨论会论文汇编，1981，11.

[4] 窦红漫，王元勋，蔡圣荣，等．实验性肺气虚证大鼠气道病理组织学及超微结构观察［J］．安徽医学，2004，25（5）：350-352.

[5] 李泽庚，彭波，王桂珍，等．肺气虚证模型大鼠的影像学表现［J］．甘肃中医学院学报，2007，24（3）：6-8.

二、肺主通调水道的实验研究

（一）尿量变化

王德山等[1]通过人工扩张肺以增强肺通气量，观察其对家兔排出尿量的影响，观察到家兔在扩肺期间都出现显著的抗利尿效应，其尿量减少平均值在70%以上，说明肺通气的深度及频率改变时，对肾脏的泌尿过程有显著的影响。郑红斌等[2]进行了“肺主行水”的家兔动物实验，观察记录呼吸与尿滴之间的关系。结果显示：当阻塞部分呼吸道时，肺的吸入清气、呼出浊气作用遂受到限制，宣降功能难以正常发挥，水液清肃下行于肾的功能受制约，表现为尿量的明显减少，证明了肺气不利、水道失调所引起的尿少、水肿等观察，确有其内在的科学依据。王振亦等[3]以尿液量变化为主要指标，观察小鼠哮喘模型呼吸功能改变、大鼠慢性阻塞性肺疾病（COPD）模型呼吸功能改变及家兔正压扩肺模型肺通气活动改变对“通调水道”的影响。结果显示：小鼠连续5小时尿量与正常组相比，哮喘模型组小鼠5小时总尿量减少；在第1小时，模型组尿量明显高于正常组（$P < 0.01$）；在第2～5小时，与正常组相比模型组尿量有降低趋势。大鼠连续24小时尿量，COPD模型大鼠较对照组大鼠在6小时、12小时、18小时和24小时各时段的总尿量均

[1] 王德山，马吉庆．肺主“通调水道”的实验研究［J］．辽宁中医杂志，1984（5）：37–39.

[2] 郑红斌，蒋国涛．“肺主行水”的实验观察分析［J］．浙江中医学院学报，1995，19（5）：40.

[3] 王振亦，孙燕，张淑静，等．“肺主呼吸”对“通调水道”影响的实验观察［J］．世界中医药，2016，11（5）：872–875.

减少，两者之间差异有统计学意义（$P < 0.05$）。家兔尿滴数测定，模型组家兔正压扩肺后，10 分钟内尿滴数较平静呼吸显著减少，差异具有统计学意义（$P < 0.05$）；对照组家兔与模型组家兔平静呼吸时，两者尿滴数差异无统计学意义（$P > 0.05$）；模型组家兔正压扩肺时较同阶段对照组家兔，尿滴数减少，差异具有统计学意义（$P < 0.05$）。提示 3 种不同方式的肺呼吸功能的改变均可引起尿量的减少。说明肺的呼吸功能发生改变，肺主通调水道的功能也会随之改变。

（二）膀胱逼尿肌变化

张修举等[1]通过实验室模拟熏烟因素，对健康大鼠进行刺激，通过光镜、电镜观察肺、膀胱组织，观察造模情况，同时设立宣肺组，观察“宣肺通闭汤”对肺及膀胱病理组织、膀胱逼尿肌的收缩频率和活动力等的影响，深入探讨“提壶揭盖”的作用机制。结果表明，通过熏烟刺激，成功复制出膀胱逼尿肌收缩无力动物模型；宣肺组动物的各项指标都有所改变，宣肺组与模型组比较，显著增加膀胱逼尿肌的收缩频率和活动力，差异有统计学意义（$P < 0.05$ 或 $P < 0.01$）。说明中医学“提壶揭盖”理论有其相关的现代病理生理学基础，肺及膀胱病理组织的改变可能是肺失宣降导致膀胱无力的部分病理基础，而宣肺法则可调节由肺失宣降导致的膀胱排尿无力状态。

---

[1] 张修举，高庆和，王福，等．“提壶揭盖”的理论与实验研究探讨［C］．中国中西医结合学会男科专业委员会、第十一次全国中西医结合男科学术大会暨重庆市中西医结合学会 2016 年男科学术大会论文集，2016：2.

（三）水转运蛋白的研究

张小虎[1]以急性支气管哮喘为参照病种，选择豚鼠造出肺失肃降的病理模型，观察豚鼠血浆 ADH（抗利尿激素）、尿 AQP-2（水通道蛋白 2）等指标的变化，探讨肺失宣降病理状态下，豚鼠水液代谢发生的变化及机理，分析肃降运动与“肺为水之上源”之间的相关性。实验结果表明，肺失肃降病理状态下，影响肺“为水之上源”及“通调水道”功能的可能因素之一，是由于随着肺通气的深度和频率变化，细支气管平滑肌的感受器接收到的刺激明显增强，使感受器的兴奋沿着迷走神经传入，最终促使丘脑下部 - 垂体后叶 ADH 的释放增多而呈现抗利尿效应。实验还发现，哮喘组豚鼠尿 AQP-2 含量与对照组相比显著上升（$P < 0.01$），说明哮喘状态下，ADH 与 AQP-2 均参与了哮喘状态下水液代谢过程，ADH 发挥了抗利尿作用，而 AQP-2 则是在以 ADH 的急性调节为主的机制下导致哮喘豚鼠肾脏中含 AQP-2 的胞浆囊泡向管腔膜转移并融合嵌入管腔膜，致管腔膜上的 AQP-2 密度增加，从而对水的通透性提高，造成水的重吸收增加。王德山等[2]检测肺气虚大鼠模型肾小管上皮性 Na^+ 通道（ENaC）、Na^+–K^+–$2Cl^-$ 转运体（rBSCl）蛋白表达、血浆与肺组织中醛固酮（ALD）、心房钠尿素（ANP）含量。结果与对照组比较，模型组大鼠肾小管 ENaC、rBSCI 蛋白表达明显上调，同时血浆与肺组织中 ALD 水平升高而 ANP 水平下降。说明肺组织通过释放 ALD 和 ANP 调节肾小管上皮细胞 ENaC、rBSCl 蛋白表达，从而调节肾

[1] 张小虎．肺主肃降与水液代谢相关性的实验研究［J］．陕西中医，2009，30（8）：1079–1081.

[2] 王德山，王哲，单德红，等．肺气虚证模型大鼠肾组织钠离子转运相关蛋白表达变化研究［J］．中国中医药信息杂志，2010，17（6）：39–41.

小管对 Na^+ 与水的重吸收而影响机体水液代谢过程。鲁士友等[1]研究认为肺组织 AQP1 和黏蛋白 5ac（Muc5ac）对气道内水液的流动、黏液的分泌状态及黏稠度有调节作用，其表达异常表明气道内会存在大量黏稠的黏液，肺泡内及肺组织间水分相对较多，而气道上皮细胞的脱落、异物颗粒、聚集的炎症细胞及黏液是“痰饮”形成的基础。温阳化饮方能够升高肺组织 AQP1 的表达，降低 Muc5ac 的表达。孙毅[2]、李磊磊[3]分别探讨血清 AQP-1、AQP-5 在肺胀常见的 3 个证型之间的变化规律以及 AQP-5 与肺胀 3 个证型的相关性，认为肺胀阳虚水泛证与血清 AQP-1、AQP-5 存在相关性，在阳虚水泛证组中 AQP-1、AQP-5 呈上升趋势，AQP-1、AQP-5 可能参与了肺胀阳虚水泛证水液代谢失衡的过程。韦衮政等[4]研究发现，阳虚水泛证患者体内血浆精氨酸加压素与 AQP-2 以及血浆 Na^+-K^+-ATPase 之间呈显著正相关，故 Na^+-K^+-ATPase 是肺胀阳虚水泛证的内在因素。江湧等[5]研究发

[1] 鲁士友，孙广仁．寒饮蕴肺证 COPD 大鼠模型肺组织 AQP1、Muc5ac 表达的动态研究［J］．山东中医杂志，2014，33（2）：127-130.

[2] 孙毅．肺胀常见证型与 AQP-1、PCT 的关联性研究［D］．昆明：云南中医学院，2016.

[3] 李磊磊．肺胀常见三证型与血清 ADPN、AQP-5 的相关性研究［D］．昆明：云南中医学院，2017.

[4] 韦衮政，潘承政，钱锐，等．肺胀阳虚水泛证水通道蛋白关联性研究［J］．环球中医药，2015，8（1）：1-5.

[5] 江湧，李小兵，刘小虹，等．肺虚痰阻证模型大鼠肺组织 α ENa C 分子表达与补肺化痰方对其影响［J］．中成药，2011，33（11）：1864-1868.

现，肺虚痰阻证模型大鼠肺泡上皮组织 α-ENaC 基因及蛋白表达量升高，这可能是肺虚痰阻证的病理机制之一；补肺化痰中药复方可减少肺虚痰阻证模型大鼠肺组织 α-ENaC 基因及蛋白表达。巫莉萍等[1]研究大黄对肺卫失宣大鼠肺组织 ENaCmRNA 表达的影响，认为大黄对肺卫失宣大鼠肺组织 αENaC、βENaC、γENaCmRNA 的异常表达均有一定的调节作用。黄海定等[2]观察发现，大黄对肺卫失宣大鼠肺组织的 Na^+-K^+-ATPase 具有双向调节作用，这可能是大黄保护肺卫失宣肺损伤的一个机制。童佳兵等[3]观察小青龙汤对肺源性心脏病大鼠 Na^+-K^+-ATPase 含量的影响，发现与模型组比较，药物组小鼠血浆中的 Na^+-K^+-ATPase 的含量明显升高，提示小青龙汤宣肺利水的作用可能与此相关。

三、肺朝百脉的实验研究

臧国栋[4]建立肺气虚和寒痰蕴肺证型大鼠病理模型，从细胞水平、组织水平、器官水平、整体水平等不同层次对“肺朝百脉”进

---

[1] 巫莉萍，邓时贵，叶莹仪，等．大黄对肺卫失宣大鼠肺组织钠离子通道蛋白 mRNA 表达的影响［J］．广州中医药大学学报，2014，31（2）：256-259.

[2] 黄海定，巫莉萍，邓时贵．大黄对肺卫失宣大鼠肺泡Ⅱ型上皮细胞超微结构及肺组织 Na^+-K^+-ATPase 活力的影响［J］．中国实验方剂学杂志，2011，17（8）：190-193.

[3] 童佳兵，王浩，李泽庚，等．小青龙汤对肺源性心脏病大鼠血浆 AngⅡ、ALD、Na^+-K^+-ATPase 含量和血浆中 AT1 和 AT2mRNA 的表达影响［J］．世界科学技术－中医药现代化，2015，17（10）：2104-2108.

[4] 臧国栋．“肺朝百脉”之“朝”的实质研究［D］．济南：山东中医药大学，2002.

行研究。实验数据表明肺部损伤后可造成明显的肺内外血管及心脏损伤，并可以在舌象和脉象中有所表现。肺与百脉的影响是双向的。因此，认为“朝”为“会聚”之意，是“肺”与“百脉”的结构基础，是呼吸系统与血液循环系统产生各种密切联系的基础。方莉[1]采用复合因素造模方法，建立慢性阻塞性肺疾病痰瘀阻肺证病证结合大鼠模型，研究慢性阻塞性肺疾病“肺朝百脉、主治节”功能失司与肺血管重构之间的关系，并以实验证实慢性阻塞性肺疾病（COPD）肺朝百脉主治节功能失司致 Rho/Rho 激酶信号通路激活，以揭示中医药对慢性阻塞性肺疾病病程截断和逆转的作用机理，以及肺“朝百脉主治节”功能的生物学机制。结果表明：芪白平肺胶囊可降低血清中 Rock-1、Rock-2、PDGF 及 HIF-1α 水平，与模型组相比，有统计学意义；芪白平肺胶囊可明显减轻大鼠肺组织炎性细胞的浸润以及平滑肌细胞增生肥厚，降低大鼠肺组织中 Rock-1mRNA 的转录水平以及 Rock-1 和磷酸化 MYPT-1 蛋白表达水平，与模型组相比，有统计学意义。实验表明，Rho/Rho 激酶信号通路参与 COPD 肺血管重构过程，芪白平肺胶囊能有效抑制或缓解肺血管重构的进程，其机理可能与其调节 Rho 激酶在血清、肺组织及肺动脉中的表达相关。

---

[1] 方莉．基于“肺朝百脉主治节”调控 Rho/Rho 激酶信号通路干预 COPD 肺血管重构的机制研究［D］．合肥：安徽中医药大学，2014.

四、肺合皮毛的实验研究

Asch 等[1]观察到绵羊、大鼠等动物大面积烧伤早期肺顺应性下降，闭合容量增加，有小气道病变，气道阻力增加；后期的肺损害与创面的炎症和感染密切相关。Trauma 等[2]观察到大鼠皮肤烫伤后肺血管通透性显著增高，说明肺与皮肤相关。梁乃津等[3]研究发现，卫气失调而感受风寒的模型鼠，其体温调节的机理在于体温中枢的结构和功能变化，表现为散热过度和（或）产热不足，对外界温度变化的适应力降低。由此初步论证了足太阳经主导卫气运行，主要体现在该经脉的循行路线、运行规律及其对人体昼夜节律和体温调控的作用，与解剖生理中的皮质－皮质下中枢的体温调节路径具有相似性，是整体观指导下，对人的昼夜活动中，在代谢、应激、免疫和体温调控功能的应答。

杨作成等[4]采用混合烟熏法建立肺气虚大鼠模型，并以原子吸收分光度法测定其皮毛中微量元素的含量，结果模型组大鼠 Zn、Fe、Ca、Mg 含量明显低于对照组（$P < 0.01$），而 Cu 的含量较对照组高（$P < 0.01$）。提示肺气虚证与皮毛中微量元素之间存在着一定

---

[1] Asch M J，et al.Systemic and pulmonary hemodynamic changes accompanying thermal injury [J].Ann Sury，1973，178（2）：218.

[2] 陈银祥.大鼠皮肤烫伤与补体系统激活和伴随的极性肺损伤之间的关系[J].国外医学·呼吸系统分册，1984，4（2）：108.

[3] 梁乃津，区永欣.阴虚阳虚大鼠模型 PO/AH 温度敏感神经元放电变化的观察[J].广州中医学院学报，1990，7（3）：151.

[4] 杨作成，牛丽颖，王鑫国，等.肺气虚证大鼠皮毛中微量元素的变化[J].中国中医基础医学杂志，1999，5（5）：9-10.

的相关性，与中医学“肺主皮毛”相吻合。陈震霖等[1]观察肺气虚对大鼠被动皮肤过敏反应的影响，发现肺气虚证组大鼠皮肤反应斑的光密度远远高于空白对照组和补气益肺汤组，说明肺气虚导致大鼠被动皮肤过敏反应加重。任秀玲等[2]从分子生物学角度，采用单纯烟熏法建立“肺气虚”大鼠模型，检测大鼠肺气虚模型的肺和皮肤 Fas、Fas-L 的蛋白表达情况。结果 Fas、Fas-L 的表达水平在正常对照组与“肺气虚”病理模型组之间都存在着显著差异（$P < 0.01$）。提示在肺与皮肤两种组织中 Fas、Fas-L 的表达水平呈平行相关性，在分子水平上证实肺与皮毛之间存在密切关系。杨宏新等[3]则通过检测肺气虚证大鼠模型肺组织和皮肤中的 CD_8^+、CD_4^+ 表达，并与正常组对照，从免疫学角度证实了“肺主皮毛”的理论。

赵润杨[4]通过建立肺系病证动物模型，观察大鼠皮肤、毛发、鼻腔黏膜等病理组织变化及检测相关指标改变，对“肺合皮毛”理论进行了研究。实验表明，肺气虚及风寒乘虚犯肺组大鼠皮肤与鼻黏膜组织形态发生了明显改变，大鼠

---

[1] 陈震霖，张景明．肺气虚对 SD 大鼠被动皮肤过敏反应的影响［J］．陕西中医学院学报，2006，29（6）：47-48.

[2] 任秀玲，赵清树，程振芳，等．“肺气虚”大鼠模型肺、皮肤、大肠 Fas、Fas-l 表达相关性的实验研究［J］．中华中医药杂志，2007，22（7）：478-480.

[3] 杨宏新，闫晓红，王妍，等．CD_4^+ CD_8^+ 在肺气虚证大鼠肺和皮肤中的表达及其生物学意义［J］．中华中医药学刊，2008，26（7）：1538-1540.

[4] 赵润杨．“肺合皮毛，开窍于鼻”实质研究［D］．济南：山东中医药大学，2008.

毛发中 Fe、Ca、Mg、Zn 几种微量元素含量降低，皮肤组织 TGF-pi 升高、EGFmRNA 表达升高，鼻黏膜 P 物质表达升高，血清 IL-4 升高、IFN-γ 降低、IFN-γ/IL-4 降低。风寒乘虚犯肺组变化更为显著。实验从一定程度上揭示了“肺合皮毛”理论的内涵与实质。

李如辉等[1]对肺主皮毛的实验研究评价认为，以实验研究方法提示“肺主皮毛”这一整体联系规律的本质，其错误在于违背了“对象选择方法”的客观规律，但由于选题本身体现着中医学的整体观念特点，因此相关的实验研究并非绝无意义可言。首先，它为“肺主皮毛”提供了一些新的依据，更重要的是它说明了在中医整体观念的指导下，中医学确实把握到了西方医学所没有把握到的生命规律。

五、肺开窍于鼻的实验研究

赵润杨[2]通过建立肺系病证动物模型，观察大鼠鼻腔黏膜等病理组织变化及检测相关指标改变。实验表明，肺气虚及风寒乘虚犯肺组大鼠鼻黏膜组织形态发生了明显改变，大鼠鼻黏膜 P 物质表达升高，证实了肺和鼻之间存在密切相关性，从一定程度上揭示了“肺开窍于鼻”理论的实质。秦慧娟等[3]制备哮喘大鼠模型，对大鼠肺泡灌洗液和鼻咽冲洗液分泌型免疫球蛋白（SIgA）进行检

---

[1] 李如辉，张晓芊．肺主皮毛的研究进展［J］．福建中医学院学报，2005，15（5）：61-63.

[2] 赵润杨．“肺合皮毛，开窍于鼻”实质研究［D］．济南：山东中医药大学，2008.

[3] 秦慧娟，李风森，红红．“肺开窍于鼻”在哮喘中的体现及与黏膜免疫的相关性研究［J］．新疆中医药，2009，27（2）：22-25.

测。实验显示，SIgA 参与了支气管哮喘发病过程，而且与哮喘动物鼻黏膜反应有一定联系。提示联系肺鼻之间的物质与黏膜免疫有一定联系。张仲林等[1、2]采用血清药理学和体外细胞培养的方法，研究玉屏风散含药血清体外对变应性鼻炎动物模型中腹腔肥大细胞（RPMC）释放类胰蛋白酶的影响。结果显示，玉屏风散体外可抑制变应性鼻炎 RPMC 脱颗粒释放类胰蛋白酶，可能是该方通过稳定肥大细胞用于治疗变应性鼻炎的相关机制之一。玉屏风散具有益气固表之功，其所治病证“肺气虚证”既是变应性鼻炎的临床常见证型之一，也是临床各型患者长期反复发作后形成的易感体质——肺气亏虚体质，因此，运用玉屏风散治疗反复发作的变应性鼻炎是基于“肺开窍于鼻”理论。

六、肺应秋的实验研究

北京中医药大学课题组对肺应秋进行了系列研究，探讨了肺脏及机体相关性物质的季节性变化特点及其内在调节机

[1] 张仲林，钟玲，臧志和，等．玉屏风散对变应性鼻炎肥大细胞释放类胰蛋白酶影响的实验研究［J］．中国医药导报，2009，6（4）：13-14.

[2] 张仲林．从“肺开窍于鼻”理论探讨玉屏风散对变应性鼻炎的治疗［J］．江苏中医药，2009，41（10）：11-12.

制。吴同玉[1]、顾晓静[2]、袁卫玲[3]等采用相同的动物实验方法，分别观察了肺脏细胞信号转导物质和免疫相关性物质的变化。实验研究表明：①在正常生理状态下，肺脏细胞信号转导呈现季节性变化节律，四季肺脏细胞信号转导的节律性变化与松果腺的高位调节作用有关，这种调节具有复杂性和季节选择性。②“肺应秋”具有免疫学物质基础，其免疫调节功能具有季节节律性，即肺脏和机体全身免疫功能呈现秋季较低的特点；“肺应秋”的免疫调节机制与松果腺的中介调节密切相关，它对肺脏及机体的免疫调节具有选择性和复杂性。在此基础上，徐巍华[4]提出“肺应秋”适应性调控机制假说，根据研究和前期的实验成果，初步认为“肺应秋”在免疫方面的调控机制如下：季节性光照的变化会形成持续的信号刺激，通过视网膜视神经传递给下丘脑的视交叉上核，然后通过交感神经节后纤维将信息传递给松果腺，从而使松果腺分泌 MT 产生节律性变化。MT 通过血液释放入周身组织器官。通过两种途径激活免疫系统：①作用于内源性阿片肽系统而间接激活免疫系统，导致免疫增强；②直接作用于免疫器官（如胸腺、脾脏）和免疫细胞（如单核细胞中 IL-2 和 IL-6 的表达）发挥其免疫调节作用。在秋季，由于光照周期的缩短，导致了松果腺分泌 MT 减少，这种节律性的变化

---

[1] 吴同玉．“肺应秋”调控机制的理论整理和免疫学实验研究［D］．北京：北京中医药大学，2005.

[2] 顾晓静．“肺应秋”生理机制的实验研究——四时季节变化对肺脏细胞信号转导系统的影响［D］．北京：北京中医药大学，2009.

[3] 袁卫玲．“肺应秋”生理机制的实验研究——四季变化对大鼠肺脏免疫功能的影响［D］．北京：北京中医药大学，2008.

[4] 徐巍华．“肺应秋”适应性调控机制的理论和实验研究［D］．北京：北京中医药大学，2008.

会对机体免疫细胞产生持续性的影响，从而使机体免疫功能在秋季表现为“收敛”的现象。

马淑然等[1]采用松果腺摘除模型来调控褪黑素含量的变化，选用春分、夏至、秋分、冬至4个节气点作为重要的时间分段，通过大鼠肺组织褪黑素受体（MR）含量的变化研究来探讨松果腺褪黑素调节免疫功能季节性变化的受体机制。实验结果显示，正常生理状态下，Wistar雄性大鼠肺组织MR含量春分、冬至与秋分比较，均有显著性差异（$P < 0.05$），说明大鼠肺组织MR含量存在春冬高于秋分的季节变化节律，提示褪黑素（Mel）在秋季含量降低；摘除松果腺后，手术组肺组织MR存在春分高于夏冬的季节变化节律，提示松果腺可能对肺组织MR含量四季变化起调节作用。同一季节3组间比较，秋分时手术组与生理组比较明显增高，有显著差异（$P < 0.05$），伪手术组与生理组比较，无显著差异，说明秋分时松果腺摘除对大鼠肺组织MR含量影响显著。提示中医“肺应秋”免疫功能秋季较低的季节性变化节律，与肺组织MR的季节性变化有关，松果腺在“肺应秋”免疫调控过程中起着重要的高位调节作用。

[1] 马淑然，赵树宏，肖延龄，等．中医“肺应秋”调控机制与褪黑素受体关系的研究［J］．中华中医药杂志，2011，26（1）：65-68.

七、肺与大肠相表里的实验研究

（一）器官定位研究

张晓钢[1]通过对大鼠细胞膜通道蛋白检测，结果发现肺与空肠、回肠、结肠、直肠皆存在一定的联系，尤其是与回肠（高氧组、饥饿组）有密切关系，还与饥渴组直肠、低氧组结肠、低氧组空肠有一定关系。通过肺功能与肠推进实验，发现高氧组与饥饿组分别导致肺功能与肠功能的抑制。证明“肺与大肠相表里”主要体现在肺与回肠在各种生理病理变化时的相关性。中医学中的“大肠”（具体包括回肠、盲肠、各段结肠、直肠等）与现代解剖学中的“大肠”（具体包括盲肠、升结肠、横结肠、降结肠、乙状结肠、直肠等六部分）不可等同。

（二）机理研究

1. 形态结构相关

李立华等[2、3]对大鼠肺、肠组织相关性研究发现，在胚胎期（囊状期、肺泡期、性成熟期）平滑肌肌动蛋白、介导免疫应答的T淋巴细胞亚群和PAR-2在肺与肠的表达是相近的，肺、回肠、结肠从囊状期开始就表现出稳定的密切相关性，因而这些物质可能是“肺与大肠相表里”同源性的基础，肺与大肠相表里中的“大

[1] 张晓钢．水、钙离子通道与脏腑功能的相关性研究［D］．北京：北京中医药大学，2011.

[2] 李立华．“肺与大肠相表里”关系的生物学机制研究——大鼠肺、肠组织相关性的生理机制研究［D］．北京：北京中医药大学，2012.

[3] 刘声，刘晓燕，李立华，等．“肺与大肠相表里”的组织细胞学基础研究［J］．中华中医药杂志，2012，27（4）：1167-1170.

肠”大致可定位于“回肠、结肠”。刘声等[1、2]比较人胚胎发育不同时期肺与肠上皮细胞形态特征，增殖与凋亡生物学特性，发现胚胎早期（9～16周龄），肺与肠在上皮组织及细胞形态一致，上皮细胞增殖、凋亡的生物学特性无统计学意义，可以为“肺”与“空肠、回肠、结肠”同源发生提供一定的依据。比较胚胎发育3个时期肺与结肠上皮细胞基因表达水平的相似性，发现胚胎发育3个时期，肺与肠基因表达均存在不同程度的相似性，早期二者相似基因表达主要体现在上皮细胞形态发育上；中晚期则主要在于二者功能上。消化管、呼吸道上皮及腺体由原肠内胚层进化而成，气管及肺由前肠分化而来，肺和气管与肠的来源相同，可能是“肺与大肠相表里”理论的结构基础[3]。李敏静等[4]研究发现SP-A在肺与大肠组织中的表达变化部分一致，并对肺组织与大肠、皮肤、肝组织及血清中SP-A含量的变化进行相关性分析，结果提示4种肺外组织中，肺组织与大肠组织相关性最密切，而小肠组织中无SP-A表达，说明中医学“大肠”与组织学所指“大肠”相吻合。

---

［1］刘声，刘晓燕，郭霞珍．从肺肠上皮组织细胞变化分析肺与大肠相表里的内涵［J］．世界中医药，2014，9（8）：1051-1054.

［2］刘声，杨国旺，王笑民．从胚胎上皮细胞基因表达谱变化分析肺与大肠相表里内涵［J］．中医学报，2016，31（3）：390-393.

［3］杜毅，孟凡红．“肺与大肠相表里”探究．［J］．中国中医基础医学杂志，2008，14（11）：878-879.

［4］李敏静，李志军，郑继生，等．急性肺损伤时大鼠各组织SP-A的变化及其相关性研究［J］．中华中医药杂志，2013，28（4）：933-937.

2. 生理功能相关

刘絮[1]研究发现大鼠在限食和限水、高氧和低氧刺激下，肠肌中心频率和高低频比值下降，膈肌中心频率和高低频比值也有所降低，提示肺与大肠在生理功能方面具有相关性。刘声等[2]通过刺激支气管或结肠蛋白酶激活受体 2（PAR–2），可使相合脏腑的功能发生改善，说明 PAR–2 可能在“肺合大肠”生理机制中起着维持肺与结肠气机通降功能的作用。张玉苹等[3]认为肺主行水、大肠主津是人体水液代谢平衡和传导功能正常的生理基础，在病理状态下可相互影响。而黏液高分泌是肺部及肠道疾病发生发展的重要病理因素，肺与肠道在杯状细胞、黏蛋白、水通道蛋白和黏液屏障方面的差异与中医“肺”与“大肠”表里之“津液相求”不谋而合。

张晓钢等[4]从肺肠解剖学和组织学，观察肺所呼吸清气的多寡对大鼠饮食、水谷精微与糟粕的代谢过程与变化的影响。结果显示：清气的多寡，除直接影响肺的呼吸功能之外，对大鼠的活动、食水代谢、血液运行、肺肠组织等都有明显影响。

---

[1] 刘絮．从肌电变化和相关免疫物质表达探讨肺与大肠的表里关系［D］．北京：北京中医药大学，2014.

[2] 刘声，杨国旺，郭霞珍，等．蛋白酶激活受体 2 在“肺合大肠”生理机制中作用的实验研究［J］．中医杂志，2015，56（3）：246–248.

[3] 张玉苹，王青青，邓秀兰，等．基于黏液分泌特性差异的“肺”与“大肠”津液相求的内涵探讨［J］．中华中医药学刊，2016，34（3）：557–559.

[4] 张晓钢，张刘扛，刘晓燕，等．清气多寡对大鼠食水代谢的影响［J］．北京中医药大学学报，2011，34（6）：387–391.

3. 黏膜免疫效应相关

刘絮[1]研究发现大鼠肺、脾、肝、空肠、回肠、结肠在低氧、限食、限水刺激下，前列腺素 E2（PGE2）表达均有显著变化，而肺组织和大肠组织在所有组别中 PGE2 含量变化都存在着一定的相关联系。提示 PGE2 有可能是肺与大肠具有表里关系的免疫物质。在高氧、低氧、限食、限水刺激下，TLR4 含量在肺和大肠组织的变化均呈正相关关系，并且肺和空肠的联系更为密切，提示肺与大肠在 LPS 信号转导中具有相同的受体 TLR4，肺与大肠在 LPS 信号通路中具有相关关系。高氧组和低氧组中肺部 TLR4 和 MD2 增高时，肠部也有所增高，限食组和限水组中肠部 TLR4 和 MD2 增高时，肺部亦有增高。可以认为肺与大肠在 LPS 信号通路 TLR4 和 MD2 中有相关的协同识别[2]。韩俊阁等[3、4]研究发现低氧及限水条件下，大鼠肺泡灌洗液、肠黏膜灌洗液中 IL–1β、IL–2、IL–6 的含量，与正常组大鼠比较，均呈现降低趋势。其中低氧组肺泡灌洗液中 IL–2 及肠黏膜灌洗液中 IL–1β 含量降低，限水组肺泡灌洗液中 IL–2、IL–6 及肠黏膜灌洗液中 IL–2 含量

---

[1] 刘絮．从肌电变化和相关免疫物质表达探讨肺与大肠的表里关系［D］．北京：北京中医药大学，2014.

[2] 刘絮，刘晓燕，郭霞珍．肺与大肠 LPS 信号通路相关性的实验研究［J］．世界中医药，2014，9（4）：422–424.

[3] 韩俊阁，刘晓燕，张刘扛，等．低氧及限水对大鼠肺和肠黏膜细胞因子含量的影响［J］．中华中医药杂志，2015，30（2）：369–371.

[4] 韩俊阁，刘晓燕，张刘扛，等．“肺与大肠相表里”机理的研究——高氧刺激对肺肠黏膜免疫因子含量表达的影响［J］．世界中医药，2015，10（1）：80–83.

降低。提示肺肠在黏膜免疫方面的变化具有相关性，这可能是肺与大肠表里相关关系的生物学基础之一。观察高氧下大鼠肺、肠黏膜细胞因子 IL–1β、IL–2、IL–6、TNF–α 含量的变化，发现肺、肠之间在黏膜免疫方面呈现同步下降，这可能是肺与大肠表里关系的重要的生物学基础。

4. 神经免疫相关

秦庆广等[1]分别用电针刺激 SD 大鼠肺经经脉与大肠经经脉，发现对心肺交感神经有激活作用，对直结肠运动有促进作用；直结肠伤害性扩张刺激能抑制电针肺经经脉对心肺交感神经的激活作用。说明肺和直结肠存在相互对应的联系。李立华等[2、3]分析不同状态下肺与空肠、回肠、结肠组织上的 VIP、SP、CCK 表达差异，发现正常组大鼠肺与回肠、结肠没有差异，低氧组大鼠肺与回肠、结肠也没有差异。VIP、SP 及 CCK 这三种脑肠肽物质是肺肠之间功能联系的物质基础。但温蕾[4、5]通过建立肺病动物模型与肠病动物的模型，分别选取 2 个不同时间点（8 天，16 天）观察 12 类不同的组

---

［1］秦庆广，赵吉平，朱兵，等．“肺与大肠相表里”——肺与大肠功能之间的交互作用［J］．针刺研究，2013，38（6）：453–458.

［2］李立华，刘晓燕，刘声，等．低氧大鼠肺、肠组织 VIP、P 物质及 CCK 的表达差异分析［J］．中华中医药学刊，2012，30（7）：1516–1518.

［3］李立华，邱新萍，郭霞珍．基于“四时五藏阴阳”理论整体论思想的研究不同含氧量对大鼠肺、肠组织 VIP、CCK 及 P 物质表达影响的实验观察［J］．世界中医药，2018，13（5）：1095–1099.

［4］温蕾．从神经肽类相关物质中的实验研究探究脏腑相关的理论内涵［J］．世界中医药，2016，11（11）：2396–2401.

［5］温蕾．肺与大肠神经肽类物质相关性实验研究［J］．中医药信息，2017，34（4）：49–53.

织中相关活性物质SP、VIP、iNOS、CGRP的表达与关联，探求脏腑相关的病理实质。通过论证肺与大肠、肝脏、膀胱、心脏的关系，丰富了“肺与大肠相表里”的观点。此外，通过CGRP、SP、iNOS、VIP等指标发现心脏与肠道之间也有密切联系。对肺与大肠神经肽类物质相关性的实验研究，结果8天和16天时正常组、限食组、限水组、高氧组和低氧组之间大鼠肺与肠道的CGRP、iNOS、SP和VIP的含量两两相比，均无统计学差异，无法证明肺与大肠在神经肽物质CGRP、iNOS、SP和VIP中有关联，认为和样本量不够多可能有着直接的关系。其研究结果前后不完全一致。

（三）肺肠病理相关研究

1. 肺病及肠的机理研究

（1）神经免疫变化

张显明等[1]研究发现，肺病（哮喘）组大鼠结肠切片中降钙基因相关肽（CGRP）、八肽胆囊收缩素（CCK-8）的表达与空白对照组比较均有显著性差异，提示CCK-8和CGRP可能是肺病影响到结肠的物质基础之一。郑秀丽等[2]观察过敏性哮喘大鼠模型消化系统各组织CCK-8、CGRP、SP、血VIP变化，结果显示：肺病可影响到结肠，引起结肠组织出现

---

［1］张显明，冯贤荣，朱素有，等.“肺病”模型大鼠肺与结肠组织中CGRP、CCK-8表达变化的探讨［J］.广西中医药，2011，34（2）：60-61.

［2］郑秀丽，杨宇，王宝家，等.过敏性哮喘大鼠模型结肠和肺组织CCK-8、CGRP、SP及VIP变化观察［J］.中国中西医结合杂志，2013，33（12）：166-1671.

病理改变和相关调控物质（CCK-8、CGRP、SP、VIP）发生改变；而对胃、十二指肠、空肠、回肠和直肠的影响不显著。冯贤荣等[1、2]研究发现在肺肠合病（过敏性哮喘合便秘）状态下，肺、结肠组织中CGRP与CCK8的表达，以及肺部和肠道血管活性肠肽（VIP）、SP含量均有变化，说明在上述病理模型情况下肺与大肠之间存在一定的联系。推测SP、VIP为“肺”与“大肠”相联系的共同物质基础，这些物质的相关调控功能，可能是肺与大肠相互影响的病理学机制之一[3]。

惠毅[4]从慢性支气管炎大鼠模型探讨“肺病及肠”的机制，发现肺病大鼠可出现胃肠功能的改变，结肠组织出现不同程度的病理改变，初步发现TNF-α、IL-1、ET-1、PGE2等炎症介质以及VIP、SP、CGRP、iNOS等神经肽物质可能是“肺病及肠”的物质基础。肺病是否能传变到“肠”，主要取决于肺脏病变的病理损伤程度，而不单纯取决于造模时间的长短。王宝家等[5]观察发现慢性支气管炎大鼠可出现结肠病理损害，组织内皮素1（ET-1）可能介导

---

[1] 冯贤荣，杨宇，张显明，等．“肺肠合病”模型大鼠肺、肠CGRP与CCKB表达的实验研究[J]．辽宁中医杂志，2011，38（10）：2091-2092.

[2] 朱素有，杨宇，冯贤荣，等．“肺肠合病”模型大鼠肺肠血管活性肠肽与P物质表达的相关性研究[J]．吉林中医药，2011，31（6）：592-593.

[3] 朱素有．从“肺肠合病”模型大鼠SP、VIP含量变化探讨“肺与大肠相表里”[D]．成都：成都中医药大学，2011.

[4] 惠毅．基于肺病模型大鼠病理形态学及相关调控物质变化探讨“肺病及肠”病理传变规律及其机制[D]．成都：成都中医药大学，2012.

[5] 王宝家，杨宇，唐洪屈，等．慢性支气管炎大鼠结肠损害与肺肠组织内皮素表达的相关性研究[J]．中国中医基础医学杂志，2013，19（9）：1019-1021.

“肺病及肠”的病理传变。

（2）黏膜免疫变化

杜丽娟等[1]测定了哮喘大鼠肺、大肠黏膜中CD_4^+、CD_8^+淋巴细胞，发现在哮喘组大鼠的肺、大肠中CD_4^+、CD_8^+的表达明显增高，CD_4^+、CD_8^+ T淋巴细胞可能是“肺与大肠相表里”理论之间的部分物质联系。哈木拉提·吾甫尔等[2]基于哮喘黏膜免疫研究“肺与大肠相表里”理论，发现在哮喘发病过程中，嗜酸性粒细胞趋化因子（eotaxin）及其mRNA、SIgA可以同时在肺和肠道中表达，因此黏膜免疫可能是肺脏与肠道之间联系的桥梁。黏膜免疫中eotaxin及其mRNA、SIgA等介质可能是“肺与大肠相表里”理论的物质基础之一。李继红等[3]观察哮喘及肺肠合病大鼠动物模型及在大承气汤方药干预下，肺与大肠之间共同免疫物质TH17/Treg的变化，探讨“肺与大肠相表里”的免疫机制。结果显示，哮喘发病时肠道功能的变化可能导致肺、肠Th17/Treg的免疫失衡，免疫反应向呼吸道黏膜等部位迁移，加重哮喘的发病。大承气汤是可以通过调节肠道Th17/Treg免疫，提高黏膜屏障功能，降

［1］杜丽娟，王玲，李风森．从哮喘黏膜免疫中T淋巴细胞表达的研究阐释“肺与大肠相表里”理论［J］．辽宁中医杂志，2012，39（8）：1620–1622.

［2］哈木拉提·吾甫尔，李风森，秦慧娟．基于哮喘黏膜免疫研究“肺与大肠相表里”理论［J］．中华中医药杂志，2011，26（1）：43–47.

［3］李继红，王小莉，霍吉尔，等．大承气汤对支气管哮喘及肺肠合病Treg/TH17免疫机制的作用［J］．吉首大学学报（自然科学版），2019，40（4）：88–92.

低淋巴细胞的“归巢”作用，减轻哮喘发病。

（3）信号通路的变化

郑旭锐[1]对过敏性哮喘模型大鼠的研究发现，相关炎症因子如 TNF-α、IL-1 的含量变化和 iNOSmRNA 以及 ERKmRNA 表达的变化，这些变化均表明了肺在一定的病理条件下可以影响及大肠，出现大肠的相关病理变化。从 ERK 信号通路探讨“肺与大肠相表里”，发现大鼠肺病状态下可引起结肠组织 ERK mRNA 水平的升高，肠病也可影响肺组织 ERK mRNA 水平的升高，从 ERK 信号通路的机制研究上为“肺与大肠相表里”提供了一定的实验依据[2]。王宝凯等[3]研究发现哮喘大鼠肺、肠组织 SP-A mRNA 表达均发生异常，其中肺与大肠生物学相关性最为密切。付雯[4]对过敏性哮喘合并肠道菌群失调大鼠模型的研究发现，肺部免疫和肠道免疫确实可通过依赖于 MyD88 的 TLRs/NF-κB 信号转导通路进行调节，只是介导该信号通路的 TLR 的类型在肺和肠组织中有差异，β-arrestin 作为上游调节因子正向调节该信号转导通路，TLRs/NF-κB 信号转导通路通过负向调节 Th1/Th2 参与到过敏性哮喘肺部免疫调节中。温

---

［1］郑旭锐．“肺病及肠”病理变化及相关调控物质和 ERK 信号通路研究［D］．成都：成都中医药大学，2011.

［2］郑旭锐，杨宇，郑秀丽，等．从肺肠 ERK 信号转导通路的变化探讨“肺与大肠相表里”［J］．中成药，2014，36（11）：2388-2390.

［3］王宝凯，付钰，袁之林，等．针刺对过敏性哮喘大鼠肺肠组织 SP-A、mRNA 表达的影响［J］．临床误诊误治，2014，27（6）：112-115.

［4］付雯．基于肠道菌群失调并过敏性哮喘大鼠 TLRs/NF-κB 信号转导通路及肠道菌群 16SrDNA 的“肺与大肠相表里”免疫机制研究［D］．成都：成都中医药大学，2015.

蕾[1]研究证明肺病大鼠模型（高氧组）中的空肠 TRAF6 和 IRAK 较正常组均有所增高，为“肺病及肠”这个假说提供了实验论据，可以说明肺和大肠在炎症的发生过程中存在着密切的关系。季幸姝等[2]研究咳嗽模型小鼠结肠组织差异表达蛋白质，探讨肺与大肠病理上的相关性。结果筛选出 5 个差异表达蛋白点，其中 3 个蛋白点在咳嗽组表达下调，2 个蛋白点表达上调。经鉴定分别为肌动蛋白、血小板活化因子乙酰水解酶 IB β 亚基、谷胱甘肽过氧化物酶 1,5'（3'）– 脱氧核糖核苷酸酶（细胞质型）、过氧化物氧化还原化酶 –6（Prdx–6）。提示肺病及肠咳嗽模型小鼠大肠组织可能存在氧化应激，Prdx–6 基因或蛋白可能是肺与大肠之间沟通的“信号”。

（4）胃肠功能变化

唐洪屈等[3]探讨大鼠慢性支气管炎对结肠组织的影响，发现造模后模型组大鼠肺组织出现慢性炎症改变，结肠组织出现炎症改变。模型组大鼠胃残留率明显增加，小肠推进率明显下降，肺肠 CGRP 表达明显增加。提示大鼠慢性支气管炎会引起肠组织病变，CGRP 参与肺病及肠传变过程，是肺病

---

［1］温蕾. 从神经肽类物质及 LPS 信号通路的相关性研究分析“肺与大肠相表里”的内涵意义［D］. 北京：北京中医药大学，2015.

［2］季幸姝，李燕舞，周福生，等. 基于咳嗽模型小鼠相关差异蛋白表达探讨中医“肺与大肠相表里”研究［J］. 广州中医药大学学报，2018，35（6）：1099–1103.

［3］唐洪屈，杨宇，王宝家，等. 从胃肠功能及 CGRP 表达变化探讨大鼠慢性支气管炎对结肠组织的影响［J］. 中华中医药杂志，2014，29（4）：1050–1059.

及肠病理传变的介质之一。孙香蕾等[1]研究慢性支气管炎大鼠模型肺与结肠病理变化的关系，结果与对照组相比，模型组大鼠粪水含量增加，近端结肠 AQP4 表达显著下降；对照组与模型组大鼠血浆、肺泡灌洗液及肺与结肠组织匀浆中 VIP 与 SP 的含量表达无差异。提示 AQP4 可能是“肺液”与“肠津”联系的分子生物学基础。

（5）菌群变化

郑旭锐等[2、3]从微生态角度探索“肺与大肠相表里”的机制，发现肺病状态下可导致肠道菌群变化，肠病也可影响肺部菌群的变化。病理状态下，肺部菌群的变化与肠道菌群的变化具有一定的同步性，肺病对肠道菌群的影响比肠病对肺部菌群的影响大。而且肺病状态下，大鼠的胃肠功能发生变化；肠病状态下，大鼠的肺功能发生变化。说明病理状态下，肺病可影响胃肠功能，肠病可影响肺功能[4]。胥靖域等[5]建立慢性支气管炎大鼠模型和溃疡性结肠炎大鼠模型，观察肺、肠菌群变化，发现肺、肠之间的部分菌群可出现同步规律性变化，从微生态菌群变化角度说明肺病可以及肠，肠病

---

［1］孙香蕾，张亮，吴硕，等．以 AQP4 表达诠释“肺液”与“肠津”于“肺病及肠”病理传变中的意义［J］．中国中医急症，2012，21（4）：567-569.

［2］郑旭锐，杨宇，郑秀丽，等．从肺肠微生态变化研究肺与大肠的相关性［J］．中医杂志，2011，52（10）：865-867.

［3］郑秀丽，杨宇，郑旭锐，等．从肺肠菌群变化的相关性探讨“肺与大肠相表里”［J］．中华中医药杂志，2013，28（8）：2294-2296.

［4］郑秀丽，杨宇，王宝家，等．从病理状态下肺功能与胃肠功能的变化探讨“肺与大肠相表里”［J］．中华中医药杂志，2014，29（1）：120-123.

［5］胥靖域，顾三元，王菊，等．从肺肠微生态角度探讨“肺与大肠相表里”［J］．中医药临床杂志，2014，26（9）：881-885.

也可以及肺，微生态菌群的变化可能是肺、肠疾病相互影响的机制之一。

另外，李杰等[1]探讨太阳病（风寒表证）模型小鼠肺脏与大肠重量及系数的相关性变化。结果显示：风寒表证模型小鼠肺脏与大肠质量和系数变化较大，其病理变化有一定的相关性。

2. 肠病及肺的机理研究

（1）肺功能变化

朱立等[2]观察UC大鼠肺支气管病损特点及肺肠相关的特异性，与正常组比较，模型组大鼠急性期最大通气量（MVV）、用力肺活量（FVC）、0.2秒率（FEV0.2/FVC）和平均用力呼气流速（FEF25%～75%）以及慢性期吸气阻力（Ri）、呼气阻力（Re）、MVV、FVC和FEF25%～75%均显著降低，FEV0.2/FVC显著升高，且病理显示有间质性肺炎及肺间质纤维化改变。提示UC可以特异性引起肺支气管病损，肺损伤是UC的肠外表现之一。

另外，郑秀丽等[3]建立“肺病”（慢性支气管炎）和“肠

[1] 李杰，吴萍，王树林，等.太阳病（风寒表证）模型小鼠肺脏与大肠重量及系数变化的实验研究[J].中华中医药杂志,2014,29(2):434-436.

[2] 朱立，王新月，杨雪，等.从溃疡性结肠炎大鼠肺损伤看“肺与大肠相表里”的特异性[J].中国中西医结合杂志，2013，33（3）：346-350.

[3] 郑秀丽，杨宇，王宝家，等.从模型大鼠肺肠功能与组织形态的变化探讨肺与大肠在病理上相互传变的特点[J].世界中医药，2014，9（8）：1063-1067.

病”（溃疡性结肠炎）两种慢性非特异性炎症动物模型，同步观察各组模型大鼠的肺功能、胃肠功能、肺组织和结肠组织形态的动态变化情况，结果显示“肺病”模型和“肠病”模型的肺功能和胃肠功能在各时间点均出现不同程度的减弱，肺组织均不同程度地出现支气管上皮细胞变性、坏死，炎细胞浸润，结肠组织出现灶性上皮细胞变性、坏死，炎细胞浸润。原病脏腑出现病变的时间越长，则传变越明显。

（2）神经免疫变化

杨舒等[1]研究发现，克罗恩病（CD）肺损伤的机制可能与神经－内分泌－免疫网络失调有关，尤其是 VIP 这一神经肽的分泌失调。中药从肺论治方和从肠论治方均能通过调节 VIP 分泌，减轻肺及结肠组织的炎性反应，而且从肺论治方在上调肺组织中 VIP 表达，从而改善肺血管功能，调节肺组织局部血供，促进损伤修复方面优势突出。张锋雷等[2]检测肠易激综合征（IBS）模型大鼠肺组织 P 物质（SP）表达变化，发现 SP 含量及基因表达发生上调，提示肺与大肠通过神经－内分泌系统存在着内在联系。

景姗等[3]对 UC 模型大鼠的研究发现，4 周时，转化生长因子－β_1（TGF－β_1）含量在血清中升高而在肺、肠组织中下降，说明

---

［1］杨舒，王新月，杨雪，等．从肺论治法和从肠论治法对克罗恩病大鼠肺与结肠 VIP 含量的影响比较［J］．世界科学技术——中医药现代化，2012，14（4）：1841-1847.

［2］张锋雷，王艳杰，柴纪严，等．肠易激综合征模型大鼠肺组织 SP 含量及基因表达变化研究［J］．河南中医，2010，30（4）：348-350.

［3］景姗，王新月，杨雪，等．溃疡性结肠炎大鼠肺、肠组织中 TGF-β1、SP-A 表达的改变及中药的干预作用［J］．西部中医药，2014，27（3）：10-15.

UC 的肺部炎症反应不是缘于局部对整体的影响，而是具有组织特异性；归经于肺的鱼腥草素钠能明显升高肠道 TGF-β_1 表达水平，说明肺肠的特殊联系，即肺、肠组织在结构上存在共同的物质基础 SP-A，且与 UC 发生肺损伤的机制相关。

（3）黏膜免疫变化

郑旭锐等[1]通过肠病（便秘）、肺肠合病（过敏性哮喘合并便秘）模型大鼠心、肝、脾、肺、肾组织中 CCK8、CGRP、SP、VIP 表达探讨“肺与大肠相表里”理论，结果提示在肠病和肺肠合病情况下，五脏中大肠与肺之间存在一定的联系，但与其他四脏并无直接联系，说明肺与大肠之间存在互相影响的特异性。

（4）信号通路的变化

胥靖域[2]通过复制 SD 大鼠 UC 模型，探讨“肠病及肺”病理传变机制及物质基础。结果发现，UC 大鼠模型可以出现肺部损伤，其损伤程度随结肠病变进展而加重。模型大鼠的肺与肠的 EGF/ErbB3 与 TGF β /TGF β R/Smads 信号相关蛋白变化，可能通过对结肠和肺的损伤修复作用介导“肠病及肺”的病理传变过程，可能是“肠病及肺”病理传变的共同基本物质基础之一；菌群的变化可能是“肠病及肺”的途径

---

［1］郑旭锐，杨宇，叶建红，等．从肺肠病理模型 CCK8、CGRP、SP、VIP 表达探讨“肺与大肠相表里”［J］．中成药，2012，34（11）：2226-2229.

［2］胥靖域．“肠病治肺”对相关信号通路及肺肠微生态的影响［D］．成都：成都中医药大学，2014.

和表现形式之一。盛益华等[1]研究认为肺组织中Bc1-2和Bax蛋白表达异常并诱导肺组织细胞凋亡可能是UC肺损伤的分子机制之一。闫昕等[2]研究认为肿瘤坏死因子-α（TNF-α）、白介素-1β（IL-1β）、超氧化物歧化酶（SOD）、丙二醛（MDA）可能是UC肠病及肺的共同物质基础，为"肺与大肠相表里"理论提供了一定的现代医学实验依据。江志超等[3]研究发现COPD状态下结肠组织NF-κb mRNA水平升高，便秘时肺组织NF-κb mRNA水平亦升高，NF-κb信号通路可能是"肺与大肠相表里"相关联的物质基础之一。

张艳敏[4]对大肠腑实证大鼠模型的研究认为，肠-淋巴途径可能是大肠腑实证导致远隔器官损伤早期的主要途径，大肠腑实证大鼠肠淋巴液自身即可引起健康大鼠急性肺损伤。TLR-4信号通路是大鼠肠系膜淋巴途径在大肠腑实证所致肺损伤的分子机制之一。朱义用等[5]检测大鼠腹腔感染模型，结果显示：肺毛细血管通透性、肺湿/干质量比值、BALF的中性粒细胞百分率、肺组织的内毒素和

---

[1] 盛益华，王新月，闫昕，等．从溃疡性结肠炎大鼠肺损伤细胞凋亡机制探讨"肺与大肠相表里"[J]．世界华人消化杂志，2013，21（13）：1171-1177.

[2] 闫昕，王新月，盛益华，等．从溃疡性结肠炎大鼠肺组织炎性细胞因子及氧自由基表达的变化看肺与大肠相表里[J]．中国中西医结合杂志，2014，34（4）：455-459.

[3] 江志超，黄水仙．基于NF-κb信号通路的变化探讨"肺与大肠相表里"[J]．广西中医药大学学报，2018，21（1）：1-4.

[4] 张艳敏．基于大肠腑实证肠黏膜屏障损伤与肺ALI/ARDS发生相关性研究[D]．天津：天津医科大学，2014.

[5] 朱义用，景炳文，娄永华．大黄对肠源性感染致早期肺损伤防治作用的机制探讨[J]．中国中西医结合急救杂志，2004，11（1）：53-54.

TNF-α 逐渐增加，时间越长越明显，而大黄可防止内毒素进入肺组织，抑制肺内中性粒细胞的积聚和 TNF-α 释放，减轻肺的炎性反应。高国林等[1]对大鼠肠缺血再灌注损伤研究，提出细胞凋亡和相关基因表达异常可能是肺损伤的发病机制之一。

彭圆等[2]观察便秘对小鼠皮肤、肺组织水通道蛋白（AQP）表达的影响，发现便秘可导致肺组织 AQP1、皮肤 AQP3 表达下降，肺部水液潴留，提示便秘可能通过调节肺 AQP1 的表达影响肺部水液输布，进而导致皮肤干燥。郭海霞等[3]研究发现慢性传输型便秘模型大鼠肺、肠组织均出现病理改变；肺组织 AQP1 及肠组织 AQP3 含量升高致津液代谢失常，可能是便秘"肠病及肺"及从肺论治慢性传输型便秘的生物学基础。程静等[4]检测津亏肠燥大鼠模型"肺与大肠"脏腑系统生理病理变化，发现模型组大鼠肺泡充血、水肿，肺组织 AQP1 和 AQP3 表达降低。增液承气汤能改善大肠功能和肺组织病理改变。提示肺与大肠生理和病理相关，而津液亏虚是导致病变由肠及肺的常见因素。

---

[1] 高国林，李彦敏，安会波，等.大鼠肠缺血再灌注损伤中 Fas 表达与肺损伤［J］.中华儿科杂志，2003，41（10）：773-774.

[2] 彭圆，田黎明，张翀，等.便秘对小鼠皮肤、肺组织水通道蛋白表达的影响［J］.时珍国医国药，2013，24（2）：293-295.

[3] 郭海霞，钱海华，张丹，等.慢性传输型便秘"肠病及肺"相关机制实验研究［J］.上海中医药杂志，2017，51（7）：15-19.

[4] 程静，王平.从津液角度探讨肺与大肠相表里的生物学基础［J］.中国中医药现代远程教育，2019，17（10）：102-105.

季幸姝等[1]研究便秘模型小鼠肺组织差异表达蛋白质，结果筛选出3个差异表达蛋白质点，其中细胞色素C氧化酶亚基5A（COX5A）、过氧化物氧化还原酶2（Prdx-2）蛋白在便秘组表达下调，肌球蛋白调节轻链2（MLC-2）蛋白表达上调。说明便秘小鼠“肠病及肺”的机制可能与肺细胞发生氧化应激损伤有关。

（5）菌群变化

叶建红等[2]采用微生态学的研究方法探讨“肠病及肺”的机理，发现便秘模型组的肠道需氧菌、真菌、大肠杆菌较正常对照组显著增多，而厌氧菌、类杆菌和双歧杆菌显著减少；同时，便秘模型组的肺部需氧菌增多，厌氧菌显著减少，真菌显著增多。郑秀丽等[3]观察UC大鼠在“肠病及肺”过程中呼吸道和肠道微生态的同步动态变化情况，结果显示肠病大鼠呼吸道和肠道的部分菌群出现同步增多或减少的相关性变化，提示微生态菌群的变化可能是“肠病及肺”的机制和表现形式之一。

---

[1] 季幸姝，李燕舞，周福生，等.基于便秘模型小鼠相关差异蛋白表达探讨中医“肺与大肠相表里”理论[J].广州中医药大学学报，2019，36（2）：269-273.

[2] 叶建红，杨宇，郑旭锐，等.肠病及肺的微生态学研究[J].云南中医中药杂志，2011，32（3）：54-56.

[3] 郑秀丽，杨宇，王宝家，等.从溃疡性结肠炎大鼠呼吸道与肠道微生态同步动态变化探讨“肺与大肠相表里”[J].世界中医药，2014，9（4）：418-421.

（四）肺肠疾病互治研究

1. 从肠治肺机理研究

李宇航等[1、2、3、4]研究通利大肠对慢性阻塞性肺疾病（COPD）模型的影响，发现通利大肠或在治肺的基础上增加通利大肠，能减轻 COPD 肺组织损伤，增强对 COPD 模型大鼠氧化 / 抗氧化失衡的改善程度；增加对 COPD 模型大鼠肺功能及血气的改善程度；提高 COPD 模型大鼠肺泡灌洗液和肠黏膜中 SIgA 含量，改善 COPD 大鼠呼吸道和肠道黏膜防御功能。能降低 MUC5AC mRNA 水平及蛋白表达，增强水通道 AQP5 mRNA 水平及蛋白表达，减少 NF-κB mRNA 表达，

[1] 李宇航，钟相根，贾旭，等．“通利大肠”对慢性阻塞性肺疾病模型大鼠氧化应激的影响［J］. 中华中医药杂志，2010，25（8）：1196–1198.

[2] 李宇航，钟相根，贾旭，等．“通利大肠”对慢性阻塞性肺疾病模型大鼠肺功能及血气的影响［J］. 北京中医药大学学报，2010，33（7）：452–455.

[3] 钟相根，李宇航，祝小惠，等．“通利大肠”对慢性阻塞性肺疾病模型大鼠 SIgA 含量的影响［J］. 辽宁中医杂志，2011，38（8）：1670–1671.

[4] 贾旭，钟相根，李宇航，等．“从肠论治”对慢性阻塞性肺疾病模型大鼠肺组织病理学影响［J］. 辽宁中医杂志，2011，38（7）：1439–1440.

从而抑制气道黏液高分泌，减轻气道炎症[1、2]。能降低表皮生长因子受体（EGF–R）mRNA、IL–13 mRNA 表达，从而抑制气道黏液高分泌信号传导通路[3]。能减少 COPD 大鼠肺组织 γ–谷氨酸半胱氨酸合成酶（γ–GCS）、核因子 E_2 相关因子 –2（Nrf2）mRNA 的表达[4]。抑制 COPD 模型大鼠的气道重构，从而减轻气道阻塞，改善通气障碍及肺功能[5]。可影响 COPD 模型大鼠外周血 T 淋巴细胞的亚群分布，减少 CD_3^+、CD_8^+细胞的百分比，调节 T 淋巴细胞总数和 CD_3^+、CD_4^+细胞与 CD_3^+、CD_8^+细胞比例[6]。能降低 COPD 模型大鼠的外周血和肺泡灌洗液中 IL–8、IL–1β、TNF–α 和 IL–10 等细胞因子含量，从而减轻全身及局部的炎症反应[7]。可调节 COPD 模

[1] 祝小惠，钟相根，李宇航，等."通利大肠"对 COPD 大鼠 AQPs mRNA 表达的影响及与气道炎症相关性研究［J］. 中华中医药杂志，2010，25（12）：2246–2249.

[2] 钟相根，李宇航，贾旭，等."通利大肠"对慢性阻塞性肺疾病大鼠气道黏液高分泌的影响［J］. 北京中医药大学学报，2010，33（12）：809–813.

[3] 钟相根，李宇航，张前，等.COPD 大鼠气道黏液分泌调控机制及"从肠论治"干预作用［J］. 中国中医基础医学杂志，2010，16（12）：1123–1125.

[4] 李宇航，钟相根，贾旭，等. 通利大肠对慢性阻塞性肺疾病大鼠肺组织 γ–GCS 及 Nrf2 mRNA 表达的影响［J］. 中华中医药杂志，2010，25（11）：1785–1788.

[5] 全贞雪，钟相根，李宇航，等."通利大肠"对 COPD 大鼠气道重构的影响［J］. 中国实验方剂学杂志，2012，18（19）：157–161.

[6] 全贞雪，钟相根，彭桂英，等. 通利大肠对慢性阻塞性肺疾病大鼠外周血 T 淋巴细胞亚群的影响［J］. 中华中医药杂志，2012，27（4）：992–994.

[7] 王坦，张前，李宇航，等."通利大肠"对 COPD 大鼠细胞因子含量的影响［J］. 北京中医药大学学报，2013，36（2）：104–107.

型大鼠肺组织神经肽 SP、VIP 的含量[1]。上述因素均可能是 COPD“从肠论治”的效应机制。

欧云娜[2]研究治肠法对肠道菌群失调合并过敏性哮喘大鼠肺肠组织神经肽分泌的影响，发现增液承气汤高剂量能明显改善模型大鼠肺肠组织的形态结构，增液承气汤组大鼠肺肠组织神经肽 SP、CGRP、VIP 较病理模型组均有显著性差异。童晓萍等[3]通过研究宣白承气汤与其拆方对内毒素诱导的急性肺损伤（ALI）大鼠肺和大肠组织中 P 物质的影响，结果提示神经肽分泌调节很有可能是 ALI 从肠论治所产生的有效性机理之一。孙学刚等[4]研究认为大承气汤减轻内毒素血症引起的肺与大肠组织炎症，可能与大承气汤降低 TNF-α 表达、TLR_4 蛋白表达及基因转录水平有关；肺与大肠组织在 TNF-α 表达水平、TLR_4 蛋白表达及基因转录水平之间存在正相关关系，提示肺与大肠存在表里关系。刘绛云[5]研究发

---

［1］张天宇，张金超，刘妙，等．“通利大肠”对 COPD 模型大鼠肺组织 SP、VIP 含量的影响［J］．世界中医药，2014，9（4）：409-412.

［2］欧云娜．治肠法对肠道菌群失调合并过敏性哮喘大鼠肺肠组织神经肽 SP、CGRP、VIP 分泌机制的影响［D］．成都：成都中医药大学，2015.

［3］童晓萍，何德平，林琳．“从肠论治”对急性肺损伤大鼠 P 物质含量影响［J］．辽宁中医药大学学报，2016，18（9）：33-35.

［4］孙学刚，范钦，王启瑞，等．大承气汤对内毒素血症小鼠肺与大肠 TLR_4 及 TNF-α 表达的影响［J］．中国中西医结合杂志，2011，31（2）：244-248.

［5］刘绛云．基于“肺合大肠”的大承气汤治疗脓毒症肺损伤的临床及实验研究［D］．南京：南京中医药大学，2019.

现大承气汤可改善脓毒症患者肺血管通透性，减轻肺损伤，有明确的肺保护作用。其作用机制与其抑制 TLR_4/ NF-κB 信号通路，增加 AQP-1 和 AQP-5 的蛋白表达，抑制炎性细胞因子的产生，减轻肺水肿有关。刘恩顺等[1]观察通腑泻肺法对急性肺损伤（ALI）/ 急性呼吸窘迫综合征（ARDS）大鼠免疫炎症损伤的影响，结果发现通腑泻肺法可以有效降低大鼠全身炎性因子 TNF-α、IL-1β、IL-6、IL-10 表达水平，降低血浆 D- 乳酸、DAO 及肺肠组织 SIgA 含量，减轻肠黏膜屏障损伤，其保护作用较单纯用泻肺法或通腑法效果更有优势。泻肺法、通腑法和通腑泻肺法对 ALI/ARDS 大鼠血清炎性因子作用靶点不同，其作用机制与抑制炎性因子合成分泌及调节肠道免疫功能有关。

2. 从肺治肠机理研究

杨雪等[2]观察从肺论治法对 UC 大鼠结肠组织 VIP 含量的影响，发现从肺论治法可能通过下调 VIP 水平而达到治疗溃疡性结肠炎的目的，且疗效优于西药组。王毅[3]观察到加味桔梗汤治疗干预后大鼠肺肠组织中 NKA、VIP 含量变化显著，心、脑、脾、胃、肝、肾组织中 NKA、VIP 含量均无明显变化趋势，且相关分析显示肺组织中 NKA、VIP 含量变化不仅与气道炎症反应相关指标改变有关，还

---

[1] 刘恩顺，苏景深，孙增涛，等. 通腑泻肺法对 ALI/ARDS 大鼠免疫炎症损伤影响的实验研究［J］. 天津中医药，2011，28（2）：97-100.

[2] 杨雪，王新月，朱立，等. 从肺论治法对溃疡性结肠炎大鼠结肠组织 VIP 水平的影响及意义［J］. 中国中医基础医学杂志，2011，17（3）：282-283.

[3] 王毅. 慢性阻塞性肺疾病模型大鼠“肺病及肠”的实验观察［D］. 北京：北京中医药大学，2011.

与肠组织中 NKA、VIP 含量变化趋势表现出显著的同步性特点（正相关性）。孔艳华[1]对理肺汤治疗 COPD 调整肠道菌群结构的机制研究发现，理肺汤可以改善 COPD 大鼠的肺组织损伤及肺功能，改善大鼠的症状；COPD 大鼠存在肠道菌群特异性失衡，主要表现为优势菌减少，理肺汤可以调整 COPD 大鼠的肠道菌群结构，增加优势菌乳酸菌和普鲁氏菌的丰度；理肺汤通过抑制气道慢性炎症、降低血浆内毒素水平、调节氧化应激损伤方面，调控 COPD 肠道菌群微生态失衡。

林峻生等[2]研究认为宣肺中药加味桔梗汤可改善慢传输型便秘的病理状态，其效应机制可能与调节肺、肠组织中神经肽 NKA、VIP 的含量密切相关。李博林等[3]对宣肺降浊方治疗便秘型肠易激综合征作用机制的研究认为，宣肺降浊方可能是通过调节脑肠肽的水平，进而调控异常的脑 – 肠轴，促进胃肠运动，降低内脏的敏感性，以达到治疗效果。马晓敏[4]观察基于大肠主津理论从肺论治肠燥津亏证便秘的效果

---

[1] 孔艳华. 基于肠道菌群微生态失衡的理肺汤干预慢性阻塞性肺疾病的机制研究［D］. 北京：北京中医药大学，2016.

[2] 林峻生，郑丰杰，李宇航，等. 宣肺中药对慢传输型便秘小鼠肺肠组织神经肽的影响［J］. 广州中医药大学学报，2012，29（2）：168–171.

[3] 李博林，杨倩，梅建强，等. 基于肺与大肠相表里探讨宣肺降浊方治疗 IBS–C 的临床疗效及对患者脑 – 肠轴的影响［J］. 河北中医药学报，2018，33（5）：7–10.

[4] 马晓敏. 基于大肠主津理论从肺论治肠燥津亏证便秘的效果及对（SCF）/c–kit 信号途径的影响［J］. 四川中医，2018，36（9）：112–116.

及对（SCF）/c-kit 信号途径的影响，认为从肺论治肠燥津亏证便秘患者，可有效改善患者的临床症状，提高临床疗效，这可能与从肺论治可有效调畅肺气，提高结肠 SCF、c-kit 蛋白的表达水平，改变 SCF/c-kit 信号途径有关。

3. 肺肠合治的机理研究

王强[1]研究发现，治肺法代表方“桂枝加厚朴杏子汤”能显著改善模型大鼠肠道菌群变化。治肠法代表方“增液承气汤”能显著改善肺部炎症和肺功能状况。肺肠合治法能同时改善肺部炎症、肺功能、肠道菌群和肠黏膜 SIgA 的水平变化。治肺、治肠、肺肠合治三种治法对肠道菌群失调合并过敏性哮喘大鼠 Thl7/Treg 平衡机制相关细胞因子和基因均表现出良性调节作用。其中治肠法可能升高了血清中 IL-10 水平、降低血清中 IL-6 水平而起到良性调节 Thl7/Treg 平衡机制的效应；治肺法可能通过降低血清中 IL-17 水平、升高血清中 TGF-β 水平和降低肺组织 RORy tmRNA 水平而起到良性调节 Thl7/Treg 平衡机制的效应；肺肠合治组可能通过升高肺组织 FoxP3mRNA 表达的水平而起到良性调节 Thl7/Treg 平衡机制的效应。张珑琼[2]对肠道菌群失调合并过敏性哮喘大鼠模型的研究，发现肺肠合治法可通过调节肠道菌群紊乱，改善肺功能；可以降低黏膜高表达状态，减少 SIgA 的合成和分泌；能增强 T-bet 的表达，促进 Thl 细胞分泌 IFN-γ 水平，减弱 Gata-3 的表达，抑制 Th2 细胞

---

[1] 王强．“治肺”“治肠”“肺肠合治法”对肠道菌群失调合并过敏性哮喘大鼠 Th17/Treg 平衡机制影响的比较研究［D］．成都：成都中医药大学，2015.

[2] 张珑琼．肺肠合治法对肠道菌群失调合并过敏性哮喘大鼠肺肠组织 IL-4/IFN-γ 及 T-bet/Cata-3 表达的影响［D］．成都：成都中医药大学，2015.

分泌 IL-4 水平，纠正 IL-4/IFN-γ 紊乱，改善气道炎症。孙小钧[1]研究发现“肺肠合治”加味升降散、“治肺”桂枝加厚朴杏子汤、“治肠”增液承气汤无论对肠道菌群的恢复还是对过敏性哮喘相关病理指标的改善都具有促进作用，说明三种方法均可能涉及肺、肠、血液等组织、体液进行相关免疫调节，各中药治疗组对不同病理指标的作用效果及程度有差异，而以肺肠合治组效果最佳。“肺肠合治”“治肺”“治肠”的作用机制可能通过对 TGF-β1/Smads 信号传导通路调控实现；TGF-β1/Smads 信号传导通路可能是“肺与大肠相表里”生物学效应的重要物质基础。

王宝凯[2]基于“肺与大肠相表里”理论，研究针刺治疗支气管哮喘的疗效及其机制，结果显示：从肺论治、从肠论治及肺肠合治均可不同程度地控制哮喘，以肺肠合治疗效最优，初步说明肺与大肠表里经穴具有协同治疗作用。哮喘大鼠肺、大肠、小肠、脑中表面蛋白 A（SP-A）mRNA 均有表达异常，以肺、大肠的相关性较为明显。针刺肺穴与大肠穴均可对脑组织 SP-A mRNA 的表达产生影响，初步说明肺与大肠存在较密切的生物学联系。蒋莉娅等[3]研究发现针刺肺、

---

［1］孙小钧．肺肠合治、治肺、治肠法对肠道菌群失调并过敏性哮喘大鼠 TGF-β1 /Smads 信号传导通路影响的比较研究［D］．成都：成都中医药大学，2016.

［2］王宝凯．针刺治疗哮喘的疗效观察及对哮喘大鼠肺大肠等组织 SP-A mRNA 表达的影响［D］．北京：北京中医药大学，2014.

［3］蒋莉娅，黄继人，赵弘卿，等．针刺对重症急性胰腺炎早期急性肺损伤大鼠血清 MIP-2 蛋白及肺与大肠组织 MIP-2 mRNA 表达的影响［J］．中国中西医结合杂志，2013，33（7）：958-962.

大肠、脾经穴位及其背俞穴，对重症急性胰腺炎（SAP）大鼠早期急性肺损伤保护作用明显，其作用机制可能与通过抑制肺与大肠组织 MIP-2 mRNA 的过度表达，降低血清 MIP-2 蛋白表达水平有关。

综上所述，现代学者对肺与大肠相表里的理论，从多角度进行了深入研究，初步揭示肺与大肠在组织形态、生理功能、黏膜免疫、神经免疫、菌群分布、信号通路等方面有相关性。

第五章 肾藏象的临床与实验研究

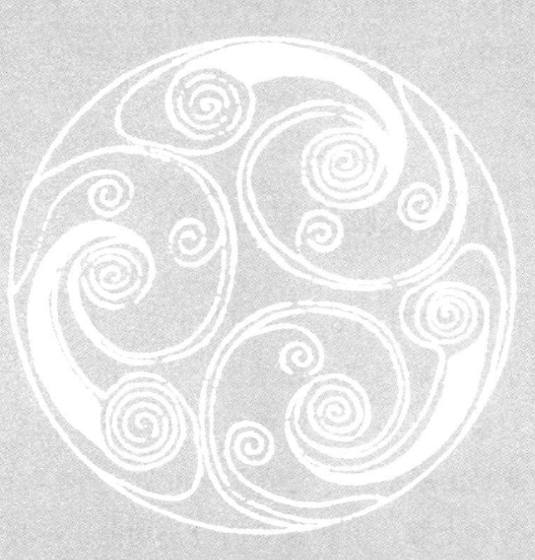

肾藏象的研究可谓中医藏象学说之重点，自20世纪50年代开始，人们陆续采用多种方法与技术手段，对肾藏象开展了多层次、多系统深入研究，至今发表论文1800余篇，其中国家级课题相关论文183篇，代表性著作有姜春华《肾的研究》、沈自尹《肾的研究》续集、李恩《中医肾藏象理论体系与现代研究》、董竞成等《肾虚与科学》、郑洪新《肾藏精藏象理论研究》、王拥军《“肾藏精”藏象理论与实践》等。

第一节 肾藏象临床基础研究

对古代医案进行Logistic回归分析，找到对中医肾病及其证候最重要的病因或病理结果、症状和用药，根据中、西医学研究对象的一致性，发现与中医肾直接相关的西医学组织器官主要是泌尿系统、生殖系统和支配两系统的神经系统，另外，还与肾上腺、甲状腺等内分泌功能，呼吸功能、造血功能、耳、腰骶部的骨和软组织等密切相关[1]。

一、肾藏精的临床研究

现代研究表明，肾藏精，主生长发育及生殖，与神经－内分泌－免疫网络（NEI）系统关系密切，主要表现在下丘脑－垂体－靶腺轴功能。

[1] 张连才，张启明．中医肾与现代西医学组织器官的相关性研究［J］．辽宁中医杂志，2003，30（8）：634-635.

（一）肾与 NEI 网络系统

1. 肾上腺皮质激素

沈自尹[1、2]研究发现，肾阳虚患者 24 小时尿 17- 羟皮质类固醇（17-OHCS）含量普遍低于正常值，用能反映下丘脑（血皮质醇昼夜节律测定）- 垂体（甲吡酮 SLL-4885 试验）- 肾上腺皮质（ACTH 兴奋试验）轴三个层次的全套测定方法，对肾阳虚患者进行测定，结果证明肾阳虚证者有下丘脑 - 垂体 - 肾上腺皮质轴不同环节、不同程度的功能紊乱。用放射免疫法检测肾阳虚患者的血浆 ACTH 浓度，结果显示明显低于正常组，说明肾阳虚患者的垂体前叶功能处于较低水平。张云如等[3]研究发现老年人血浆 NE、DA 水平和血小板 MAO-B 活性高于青年人，血清 DβH 活性和淋巴细胞 βAR 的最大结合容量低于青年人，但老年人中具有肾阴虚见证者这 4 项指标均明显高于肾阳虚组，无虚证的平人组却介于以上两组之间。当肾阴虚组服用滋肾阴中药后，随着肾阴虚见证的减轻，以上 4 项指标亦均有显著降低。与此相反，肾阳虚组服用温肾阳中药后，随肾阳虚见证的明显改善，4 项生化指标也显著升高。说明交感神经 - 肾上腺系统功能的偏亢或偏衰与肾阴、肾阳有着明显的关系。林昶等[4]基于肾虚证的现代机制可能为下丘脑 - 垂体 - 肾上腺皮质轴功

---

［1］ 沈自尹．肾的研究［M］．上海：上海科学技术出版社，1990.

［2］ 沈自尹．从肾本质研究到证本质研究的思考与实践——中西医结合研究推动了更高层次的中医与西医互补［J］．上海中医药杂志，2000，34（4）:4-7.

［3］ 张云如，吴钟璇，华瑞成，等．老年肾虚证与交感神经功能关系的探讨［J］．中医杂志，1994，35（3）：169-171，132.

［4］ 林昶，陈伟，柴艺汇，等．基于下丘脑 - 垂体 - 肾上腺皮质轴探讨维生素 D 与肾虚证的关系［J］．辽宁中医杂志，2017，44（7）：1403-1404.

能变化，而维生素D已经被证实与下丘脑－垂体－肾上腺皮质轴具有较大关联，并且维生素D与肾上腺皮质的类固醇化合物合成相关，提出维生素D可能通过对下丘脑－垂体－肾上腺皮质轴产生作用来对肾虚证产生影响。

2. 甲状腺素

沈自尹等[1]发现老年肾阳虚患者促甲状腺激素释放激素（TRH）兴奋试验多数呈延迟反应，说明肾阳虚患者的下丘脑－垂体－甲状腺轴功能有提前衰老的征象。陈梅芳等[2]发现尿毒症肾虚患者有下丘脑－垂体－甲状腺轴的变化，尤以肾阳虚者为显著，可有T_3、T_4、TSH降低，阴虚患者T_4降低不明显。青姚等[3]认为肾阳虚患者在治疗前血清T_3、T_4、FT_3、FT_4均较正常人低，TSH则较正常人高；温肾助阳药治疗后可改善脾肾阳虚症状，使基础代谢升高，使残存的甲状腺组织功能改善，T_3、T_4上升，TSH下降。补肾药物的作用机理，可能是增进全身代谢，改善残存的甲状腺组织功能，以及调节下丘脑神经递质和神经激素，从而使甲状腺激素分泌增加。宋洁等[4]认为肾阳虚证在下丘脑－垂体－甲状腺轴上的改变涉及神经内分泌、病理、基因组学、蛋白质组学等

---

[1] 沈自尹，陈剑秋，陈响中，等．老年人与“肾阳虚”患者的甲状腺轴功能对比观察［J］．中西医结合杂志，1982，2（1）：9-12，61.

[2] 陈梅芳，张庆怡，吴志英，等．尿毒症肾虚与内分泌及免疫状态的关系［J］．中西医结合杂志，1983，3（6）：328-330，322.

[3] 青姚，张志哲．肾阳虚患者血清甲状腺激素水平变化及温补肾阳的疗效观察［J］．深圳中西医结合杂志，2001，11（5）：271-272.

[4] 宋洁，李震，于海芳．从下丘脑－垂体－甲状腺轴研究肾阳虚证的现状及思考［J］．时珍国医国药，2009，20（7）：1809-1810.

多个方面。梁佳[1]观察了老年男性肾阳虚证的不同程度与甲状腺激素（FT_3、FT_4、TSH）水平的关系，结果显示，随着肾阳虚程度的加重，FT_3 和 FT_4 的浓度均在下降，FT_4 浓度降低的程度明显于 FT_3 浓度降低程度，TSH 浓度在升高；肾阳虚证与下丘脑－垂体－甲状腺轴之间存在一定的客观联系；年龄与衰老程度有关，亦与肾阳虚程度有关，老年男性年龄越大，肾阳虚程度越严重。

3. 性腺激素

王文健等[2]将肾阳虚患者视作病理性肾虚，正常衰老过程视作生理性肾虚，研究发现肾阳虚患者的生殖内分泌功能与同年龄的正常对照组有显著差异，而与平均年龄较之大 30 岁的老年组却非常相似，据此认为，肾阳虚的本质之一是下丘脑－垂体－性腺轴功能的提前老化。司富春[3]从下丘脑－垂体－性腺轴研究中医肾的现状，大多数结果显示男性肾虚患者血液中睾酮（T）下降，雌二醇（E_2）和 E_2/T 比值升高，而女性肾虚患者常表现出 E_2 和 E_2/T 比值降低。男性肾阳虚患者 E_2 及黄体生成素（LH）均高于同年龄男性性功能减退组和正常组，且有半数患者 LRH 兴奋试验呈延迟反应，说明男性肾阳虚者有性腺轴不同环节、不同程度的功能紊乱。廖玎玲等[4]

---

［1］ 梁佳. 老年男性肾阳虚程度与甲状腺激素水平的关系［D］. 济南：山东中医药大学，2014.

［2］ 王文健，沈自尹，张新民，等. 肾阳虚患者和老年人（男性）的下丘脑－垂体－性腺轴功能初步观察［J］. 中西医结合杂志，1982，2（3）：149–152，131.

［3］ 司富春. 从下丘脑－垂体－性腺轴研究中医肾的现状及对策［J］. 中医研究，1994，7（3）：2–5，1.

［4］ 廖玎玲，符式珪，徐晋勋. 闭经、稀发月经妇女“肾虚”与性腺功能变化的观察［J］. 中西医结合杂志，1986，6（10）：590–592，580.

对闭经、稀发月经妇女性腺功能变化与肾虚关系进行研究，发现肾阴虚者尿 E_3 含量偏高，肾阳虚者 E_3 偏低，而 LRH 垂体兴奋试验，均呈低下或延迟反应，说明月经障碍肾虚与下丘脑功能紊乱有一定关系。肾虚不孕症病人性腺轴激素含量（LH、FSH、PRL、E_2、P、T）有异常变化，子宫内膜雌激素受体（ER）减少[1]。张云如等[2]对老年肾虚证与垂体－性腺轴关系的研究显示，老年人中肾阳虚组血清 T、E_2 和 E_2/T 比值明显低于肾阴虚组，而 LH、FSH 明显高于肾阴虚组。温肾阳中药可以调节老年肾阳虚组垂体－性激素环境的紊乱，促使男、女性性功能改善的同时，使男性血清 T、女性血清 E_2 和 E_2/T 比值明显升高，男性 E_2/T 比值显著降低，但并未因性激素水平升高而反馈使血清促性腺激素 LH 和 FSH 水平降低，男、女性血清 LH 水平显著高于服药前，FSH 亦有升高趋势。张月萍等[3、4、5]使用具备高睾酮（T）、高血胰岛素

［1］任长征，王世华，刘建伟，等．子宫内膜雌激素受体与血清性腺轴激素含量测定对肾虚不孕症中药治疗机理的研究［J］．山东中医学院学报，1993，17（3）：38-39，30.

［2］张如云．老年肾虚证与垂体关系的临床和实验研究［J］．中医杂志，1997，38（9）：557-559.

［3］张月萍，俞瑾，归绥琪．雄激素致不孕大鼠发病机制及滋肾阴药对其促排卵的作用［J］．中华内分泌代谢杂志，1994，10（2）：98-100.

［4］孙斐，俞瑾．中药“天癸方”对雄激素致不孕大鼠血 leptin 及垂体促性腺激素的影响［J］．中国中西医结合杂志，1999，19（6）：352-354.

［5］孙斐，俞瑾，笪翠娣，等．雄激素致不孕大鼠肥胖－无排卵机制及滋肾阴药减肥和促排卵作用［J］．中华内分泌代谢杂志，1999，15（5）：255-228.

（INS）、无排卵、摄食增加、肥胖、高 leptin 特征改良的 9 d–ASR 大鼠模型，喂给天癸方后逆转了这些现象而出现排卵和减肥作用。并从血高睾酮出发，发现了其可以上调胰腺上的 AR mRNA，伴发胰腺内 C 肽和胰岛素分泌增加。接着又发现了下丘脑 β–EP 神经元上有雄激素受体，高睾酮可上调下丘脑 ARmRNA 而引起 POMCmRNA 的升高，抑制了中枢 GnRH 和血 LH、FSH 水平。相对升高的 E_2 也可通过降调其下丘脑弓状核的雌激素受体（ER），伴发中枢调节摄食和抑制 GnRH 的神经肽 Y（NPY）增加，而天癸方却可逆转这个连锁过程，使血 E_2 ↓→下丘脑弓状核 ER ↑→局部 NPY ↓→ GnRH ↑→ FSH ↑ LH ↑→卵巢 T ↓ E ↑→排卵。

此外，笪晨星等[1]研究认为卵巢生理除由传统下丘脑–垂体–性腺轴调控外，还具有更直接的调节系统：肾素–血管紧张素（RAS）系统，对性激素的生成、卵细胞的成熟、排卵及黄体形成等卵巢生物学行为发挥重要的调节作用。从分子基因和蛋白水平，肾脏中不但有黄体生成素受体（LHR）的表达，还有参与性激素合成的酶类物质以及调控这些酶类物质的因子存在，这为阐明“肾主生殖”的机制提供了现代医学依据[2]。管连城等[3]研究认为，雌激素生成与“肾藏精，主生殖”有一定的相似，卵巢功能减退与肾虚之间存在密切联系；维生素 D 功能与卵巢雌激素生成功能关系密切，

---

［1］笪晨星，郑清涟，张哲．从 RAS 系统研究“肾主生殖”的理论实质［J］．医学信息，2009，22（7）：1386.

［2］张哲，郑清莲．“肾主生殖”理论探析［J］．中医杂志，2009，50（S1）：30–31.

［3］管连城，高洁，柴艺汇，等．从雌激素生成探讨维生素 D 轴与“肾藏精，主生殖”功能的相关性［J］．辽宁中医杂志，2017，44（8）：1634–1636.

维生素 D 缺乏出现雌激素分泌紊乱，同时表现出典型的中医肾虚症状。李海松等[1]对 76 例左归丸治疗肾阴或肾精亏虚型精液异常男性不育患者进行临床观察，发现左归丸在提高精液量、精子密度、精子活动率、液化情况等方面显示了很好的临床作用，同时对提高体内睾酮、促黄体生成素水平也有一定的作用。

4. 生长激素

陈家伦等[2]研究发现，有轻度肾阳虚老年男性的生长激素（GH）基础值与青年人无显著差异，而 GH 睡眠值则明显降低，GH 对生长激素释放激素（GRF）反应亦较青年人明显降低，兴奋后备时相数值均有显著差别，提示老年垂体 GH 储备功能下降，可能是肾阳虚发生的机制之一。日本学者报道，肾阴虚病人尿香草基杏仁酸（VMA）明显升高，而肾阳虚病人尿 VMA 则明显减少。由于 VMA 是大脑神经介质的代谢产物，提示肾阴虚与肾阳虚的本质可能有大脑介质的参与[3]。

（二）肾与人体免疫功能

《素问·金匮真言论》曰：“夫精者，身之本也。故藏于精

[1] 李海松，韩亮，周通，等. 左归丸治疗精液异常男性不育 76 例临床观察［J］. 中国性科学，2012，21（5）：28-31.

[2] 陈家伦，蔡厚明，陈梦月，等. 老年肾阳虚者生长激素变化及温肾助阳药对其的影响［J］. 中西医结合杂志，1990，10（8）：467-469，452.

[3] 潘志恒. 肾虚本质的现代研究进展［J］. 上海中医药杂志，1995（5）：44-46.

者，春不病温。”说明肾精与人体的御邪防病功能有关。

1. 免疫器官与因子

李道中[1]从多方面论述了肾与免疫系统的关系，除了阐释骨髓可以产生免疫细胞外，还论述了肾气虚衰可导致免疫器官之一的胸腺的萎缩。钟历勇等[2]观察补肾、健脾、活血三类复方分别对下丘脑－垂体－肾上腺－胸腺（HPAT）轴受抑制模型的下丘脑促肾上腺皮质激素释放因子（CRF）mRNA 表达、神经内分泌和免疫功能的影响。结果表明唯有补肾药可通过提高下丘脑 CRFmRNA 表达来保护 HPAT 轴免受外源性皮质酮的抑制，健脾药对免疫系统有直接的促进作用，而活血药对 HPAT 轴无任何影响，并认为药物对肾阳虚证的主要调节点定位在下丘脑。

范国荣等[3]研究老年人肾虚证周围血 T 淋巴细胞亚群，T_3、T_4 较正常对照组显著降低，T_8 显著升高，T_4/T_8 显著下降，且肾阳虚较肾阴虚明显，肾阳虚组 T_4/T_8 与 IgA 呈高度正相关，与 C3 及 CIC 分别呈高度负相关，因此推测肾虚证老年人 T 细胞亚群改变致细胞免疫功能失调，可能是衰老的肾虚本质之一。武文斌等[4]研究发现，血 T 淋巴细胞亚群水平与中医肾气的盛衰有密切关系，表现在 T_3、

---

[1] 李道中．初探“肾”实质与免疫［J］．广州中医药大学学报，1984，1（2）：12–17.

[2] 钟历勇，沈自尹，蔡定芳，等．补肾健脾活血三类复方对下丘脑－垂体－肾上腺－胸腺轴及 CRF 基因表达的影响［J］．中国中西医结合杂志，1997，17（1）：39–42.

[3] 范国荣，宗文九，朱方石，等．老年人肾虚证的 T 细胞亚群及对免疫调控的影响［J］．中国中西医结合杂志，1992，12（8）：478–479，453–454.

[4] 武文斌，张文信，王锦丽．T 淋巴细胞亚群与肾气盛衰规律的探讨［J］．辽宁中医杂志，1996，22（6）：242–243.

T_4 随肾气的盛衰而升降，T_8 主要表现在肾气衰减阶段，随肾气的衰减而升高。可见 T_3、T_4、T_8 水平的高低变化可作为肾气盛衰辨证的客观指标之一。李庆阳等[1]研究发现，成年后末梢血淋巴细胞数进行性减少，其中主要是 T 细胞数减少，T 细胞的绝对数和百分比均降低，B 细胞基本无变化。关于 T 细胞亚群的变化，年老时出现免疫缺陷的频率较高归因于 Ts 细胞的抑制功能随年龄增长而增多，Th 细胞数量和活性在机体衰老时明显降低，说明老年人都存在 T 细胞免疫功能低下，细胞免疫网络紊乱的现象，并且呈肾气虚、肾阴虚、肾阳虚逐渐加重趋势。

张宏伟等[2]发现肾阳虚证主要表现为血清 lgG 下降，抗病邪能力较差；肾阴虚证主要表现为血清 IgM 升高，尿中 IgG、lgA 亦升高。廖品东等[3]观察发现健康老年人红细胞 C_3b 受体花环率除酉时外，均处于低水平，肾虚患者却在卯时以后逐渐降低。红细胞免疫复合物花环率老年人的峰谷值位于卯、子时，而肾虚患者四个时辰几乎无改变，提示肾虚患

[1] 李庆阳，郑家铿．老年肾虚与 T 细胞亚群关系［J］．福建中医学院学报，2001，11（2）：5–6.

[2] 张宏伟，陈如泉．肾虚研究概述［J］．中国医药学报，1991，6（6）：43–47.

[3] 廖品东，张发荣，骆永珍．老年人及肾虚患者红细胞免疫黏附活性的昼夜节律变化［J］．中西医结合杂志，1990，10（4）：217–218，197.

者适应自然的能力更弱。全建峰等[1]研究发现在慢性肾炎及糖尿病患者中，肾阴虚证患者呈现体液免疫功能相对亢进的相似变化，其中以血清 IgM 升高较为显著，血清 IgG 及血清补体 C3 也有相对升高。可见在肾阴虚证的慢性肾炎及糖尿病患者中，患者的体液免疫功能较正常人呈现相对亢进。刘希成等[2]应用比较蛋白质组学对老年肾阳虚病人和健康志愿者的血清进行差异分析，获得了 49 种 2 倍以上的差异蛋白质，其中有 33 种与文献报道生物学功能高度相关。降钙素前体蛋白（spota），GA 结合蛋白 α 链相关产物的缺失与肾阳虚密切相关；在肾阳虚状态下，脂蛋白及载脂蛋白的不同亚型蛋白（spot5，spot 6，spot 10，spot 12，spot 13）的表达量均呈现下调趋势；人类白细胞抗原（HLA）和 HLA-C 主要组织相容性抗原与抗原生成、免疫应答有关，能抑制自然杀伤（NK）细胞的细胞毒作用及活性因子的分泌；转甲状腺蛋白（spot23）、视黄醇结合蛋白（spotb）及前清蛋白 A 链（spot17）之间有密切的关系，它们能够与甲状腺素及三碘甲状腺氨酸结合，完成甲状腺素从血液到脑部的转运。这些蛋白质可以作为老年体虚肾阳虚证早期临床诊断及建立更为快速方便的检测方法的分子标志物。王思程等[3]研究发现，随着年龄的增长，老年人多发肾虚。当机体肾虚致衰时，T 细胞衰老，表面分子 CD_{28} 表达的缺失，亚群变化为童贞 T 细胞的减少，记忆性

---

[1] 全建峰，吴晓康，孙晓红．肾阴虚证患者的血清免疫球蛋白 G、A、M 及补体 C3、C4 相关性研究［J］．现代中医药，2004（5）：53-54.

[2] 刘希成，梁恒，田真，等．肾阳虚证候的人血清比较蛋白质组学分析［J］．中国生物化学与分子生物学报，2007，23（7）：592-599.

[3] 王思程，郑洪新．肾虚衰老说——肾虚衰老与 T 细胞凋亡自由基损伤的相关性［J］．中华中医药学刊，2009，27（4）：836-838.

T细胞数量的增加；同时自由基对生物大分子造成损伤，主要是蛋白质和DNA的损伤。赵哲等[1]提出肾之元气属人体正气范畴，中医肾藏象与免疫之间存在密切联系，“肾生髓”包括其对免疫细胞的调节作用。补肾法可在细胞、分子等多水平对体内T细胞亚群失衡及炎性细胞因子分泌进行调控，从而维持机体免疫自稳态。

2. 骨髓干细胞

“肾藏精”主要或部分体现为干细胞及微环境的调和状态已取得基本共识，肾精不仅直接参与血液的化生，而且在肾主骨生髓方面与造血干细胞的微环境有关。骨髓为中枢免疫器官，存在于所有骨的骨髓腔中，可分为红骨髓和黄骨髓，骨髓是B细胞分化、成熟的场所。骨髓内还含有成熟T细胞和产生抗体的B细胞，是发生免疫应答的场所。中枢免疫器官骨髓的功能主要有造血功能、B细胞分化发育的场所及再次体液免疫应答发生的场所[2]。骨髓是出生后造血干细胞的主要生产地。造血干细胞具有自我更新能力和多项分化潜能，可定向分化为淋巴样干细胞和髓样干细胞。髓样干细胞在不同生长因子作用下分化、发育形成共同粒细胞－巨核细胞－红细胞前体，继续在骨髓造血微环境中宿居、增殖、分化，维持正常造血组织的功能及恒定血细胞的数量[3]。淋巴

---

［1］赵哲，赵亚男，吴冬梅，等．从强直性脊柱炎病机探讨免疫失衡与肾藏象的关系［J］．北京中医药，2018，37（11）：1062-1064.

［2］龚非力．医学免疫学［M］．北京：科学出版社，2012：5.

［3］陈永峰，祝彼得．造血干细胞的研究进展［J］．四川解剖学杂志，2005.13（3）：26-29.

样干细胞受骨髓基质细胞表达的黏附分子与细胞因子的影响，逐渐分化形成祖B细胞、前B细胞、未成熟B细胞，最终形成成熟的初始B细胞。之后随血液进入外周免疫器官，在接受抗原刺激后，在淋巴滤泡形成生发中心，经历体细胞高频突变与类型转换，分裂、分化出浆细胞和记忆B细胞。短寿浆细胞受刺激后直接在外周产生抗体，长寿浆细胞可重新进入骨髓，参与全身循环，介导保护性抗体免疫应答[1]。时人[2]认为“肾生髓”的功能包括了对免疫淋巴细胞的调节作用，且抗体的产生与神经内分泌（特别是垂体和肾上腺皮质）系统有密切关系。刘海伟等[3]从中医“肾生髓”理论与免疫器官骨髓功能的生理相关性、中医“肝肾同源”理论与骨髓外B细胞发育场所的生理相关性、针灸防治放化疗毒副反应与现代免疫学的相关机制三方面，具体论述“肾生髓”理论与现代免疫学中的中枢免疫器官骨髓之间的相关机制。

3. 免疫相关基因

中医学中的肾与现代遗传学中的基因都能携带人体生命信息，并能保证遗传的相对稳定性。谭从娥等[4]以基因芯片技术从基因表达角度分析肾阳虚证与免疫功能的关联性。结果筛选到70条显著表达基因，其中与免疫相关的有18条。认为肾阳虚证患者存在免疫功能异常，免疫功能基因的异常表达是肾阳虚证发生的分子基础之

---

[1] 何维. 医学免疫学［M］.2版. 北京：人民卫生出版社，2010：171-180.

[2] 时人. 对中医肾本质的认识［J］. 华南国防医学杂志，1987（3）：65-67.

[3] 刘海伟，路玫. 传统中医“肾生髓”理论与现代免疫学相关机制探析［J］. 辽宁中医药大学学报，2015，17（9）：143-145.

[4] 谭从娥，王米渠. 肾阳虚证免疫功能相关基因筛选及其表达分析［J］. 现代中西医结合杂志，2011，20（22）：2731-2732，2817.

一。曾跃琴等[1]探讨 FHIT、MAP2K6、WNT5B、CSNK1D、FRAT2 基因 CpG 岛甲基化水平与肾阳虚证的相关性。结果发现 WNT5B、FRAT2 基因的甲基化程度较高，且健康组高于阳虚组；FHIT、MAP2K6、CSNK1D 基因的甲基化程度较低，其中，CSNK1D 基因的甲基化程度仍为健康组高于阳虚组，FHIT、MAP2K6 基因的甲基化程度健康组略低于阳虚组。认为受试血浆中 FHIT、MAP2K6、WNT5B、CSNK1D、FRAT2 基因启动子区甲基化状态与是否患有肾阳虚证相关，可能在肾阳虚的发生发展进程中起作用，WNT5B、CSNK1D、FRAT2 的启动子区甲基化可能表现为对基因本身的负调控，FHIT、MAP2K6 的启动子区甲基化可能表现为对基因本身的正调控。

（三）肾与造血功能

骨髓是人体终生造血器官，是出生后造血干细胞的主要生产地。李恩[2]主张“肾主骨”“骨生髓”“髓生血”“髓通脑，脑为髓之海”，构建成“肾－骨－髓－血－脑”一体的

[1] 曾跃琴，李炜弘，张天娥，等. 肾阳虚证免疫相关基因 CPG 岛调控机制研究［J］. 时珍国医国药，2013，24（6）：1515-1517.

[2] 李恩. 中医肾藏象理论传承与现代研究［M］. 北京：人民卫生出版社，2007：347.

理论框架。吴志奎等[1、2]采用“补肾益髓生血”的益髓生血颗粒治疗 β – 地中海贫血，结果发现益髓生血颗粒治疗 β 地中海贫血疗效显著。益髓生血颗粒能有效提升中间型 α – 地中海贫血及 β – 地中海贫血的 Hb 水平，同时还能提升 α – 地中海贫血的 RBC 水平及 β – 地中海贫血的 Ret 水平，改善 α – 地中海贫血的中医证候，说明益髓生血颗粒在改善中间型 α – 地中海贫血及 β – 地中海贫血的血常规及中医证候方面存在不同的疗效特点[3]。柴立民等[4、5]研究认为，益髓生血方可以改变患者骨髓有核细胞核蛋白与 β – 珠蛋白基因簇 LCR 高敏位点 HS2 的结合作用；能显著提高对珠蛋白表达调控和红细胞特异的转录因子 GATA–1、GATA–2 和 NF–E2 的基因表达。GATA–1 和 GATA–2 表达的增强，可以调整珠蛋白基因簇的表达，促进有效红细胞生成，防止相对过剩而游离的 α – 珠蛋白链在活性细胞中沉积；与其他珠蛋白基因表达特异转录因子共同作用，开放 γ – 珠蛋白基因，诱导 HbF 合成增加，代偿正常 β – 珠蛋白的生成不足。NF–E2 基因的表达升高，可以改善体内铁代谢，缓解铁沉积，

---

[1] 吴志奎，张新华，李敏，等．益髓生血颗粒治疗 β – 地中海贫血 156 例临床观察［J］．中国中西医结合杂志，2006，26（4）：352–354.

[2] 吴志奎，刘咏梅，张新华，等．补肾益髓法治疗 β – 地中海贫血的平行对照临床研究［J］．中西医结合学报，2007，5（2）：137–140.

[3] 王文娟，吴志奎，张新华，等．益髓生血颗粒治疗中间型 α – 地中海贫血及 β – 地中海贫血的临床观察［J］．中医药导报，2018，24（4）：83–86.

[4] 柴立民，吴志奎，张新华，等．中药治疗对 β – 珠蛋白基因簇位点调控区高敏位点 2 与核蛋白结合作用的影响［J］．实用儿科临床杂志，2005，20（3）：239–241.

[5] 柴立民，陈惠民，吴志奎．益髓生血方对珠蛋白生成障碍性贫血患者红系特异反式作用因子基因表达的影响［J］．北京中医药大学学报，2011，34（3）：197–200.

改善患者的临床症状。王金环等[1]观察补髓生血颗粒对慢性再障患者 CDllb 表达水平的影响，补肾中药组骨髓单个核细胞 CD11b 水平明显高于对照组，提示补髓生血颗粒能通过提高黏附分子 CD11b 水平来改善骨髓造血功能。王运律等[2]用补肾颗粒治疗慢性再障患者，检测 CD3、CD28 细胞水平，结果治疗组 CD3、CD28 细胞较治疗前均明显下降，再障免疫发病机制的生物学基础是 T 细胞过度活化，而 CD28 是最重要的 T 细胞活化的分子，提示补肾颗粒可以降低再障患者 T 细胞的活化。黄飞等[3]总结肾精亏耗在慢性肾脏病所致之贫血发病机制中起到根本性的作用，认为现代医学将促红细胞生成素（EPO）的绝对不足视为肾性贫血病机中的关键环节，而 rHuEPO 的使用也成了针对肾性贫血的主要治疗。肾藏精与微量元素的研究也更深入，活性铁也成为治疗肾性贫血另一目标。

---

［1］王金环，柳思佳，赵伟，等．补髓生血颗粒对于慢性再生障碍性贫血患者骨髓单个核细胞黏附分子 CDllb 水平影响的研究［J］．光明中医，2009，24（7）：1214–1216.

［2］王运律，韩惠杰，刘敏，等．补肾颗粒对慢性再生障碍性贫血患者 CD28，CD95 表达的影响［J］．中医杂志，2010，51（4）：323–325.

［3］黄飞，王小琴．肾藏象学说的现代研究及在慢性肾脏病中的运用［J］．时珍国医国药，2014，25（1）：189–192.

（四）肾与物质能量代谢

张文彭等[1]观察发现，健康老年人血浆 LPO 与总胆固醇（TC）水平，男性肾虚组均明显高于非肾虚组，女性肾虚组亦有高于非肾虚组的趋势；血浆高密度脂蛋白胆固醇（HDL–C）水平，男女性肾虚组均有低于非肾虚组的趋势；HDL–C/TC 比值、HDL_2–C 水平及 HDL_2–C/HDL_3–C 比值，肾虚组均较非肾虚明显降低，提示血浆 LPO、HDL–C 及其亚组分水平变化可能是老年肾虚证的内在物质基础之一。祝建辉等[2]在慢性肾功能衰竭（CRF）血脂质紊乱的研究中发现，LDL 的升高虽不明显，但其主要结构 apoB 升高显著，而载脂蛋白是脂蛋白中唯一明确的生化指标，肾虚明显组的血脂质紊乱较肾虚不明显组更为严重，肾虚明显组 TG、TC 水平显著高于肾虚不明显组，且 apoBapoB/apoAl 升高与对照组有显著差异，而肾虚不明显组却无此变化，表明血脂升高与中医肾虚关系密切，并且认为 CRF 血脂升高是“肾虚”引起的一种结果。

陈晏珍等[3]对肾虚证患者进行外周血细胞 SOD 活性定量测定，发现肾虚者 SOD 活性明显低于正常对照组，而且病情愈重，病程愈长则 SOD 活性降低。久病及肾，肾虚可导致人体代谢能力及 SOD 活性下降，氧自由基清除能力减弱。许小强等[4]研究发现老年病病

---

［1］张文彭，王巍，石体仁，等．老年肾虚证血浆过氧化脂质高密度脂蛋白胆固醇及其亚组分水平变化［J］．中医杂志，1989（2）：43–46.

［2］祝建辉，丘余良．慢性肾功能衰竭血脂质紊乱与肾虚的关系［J］．福建中医学院学报，2001，11（1）：10–12，16.

［3］陈晏珍，江家贵，杨宏德．肾虚与超氧化物歧化酶关系初探［J］．中医杂志，1989（4）：42–43.

［4］许小强，潘琳娜，黄敬耀．肾虚与衰老关系的研究进展［J］．亚太传统医药，2007，3（11）：22–26.

情发生恶化时，血中过氧化脂质（LPO）含量，红细胞超氧化物歧化酶（SOD）及铜锌超氧化物歧化酶（Cu、Zn-SOD）活性也相应发生变化，氧自由基明显升高，同时患者机体的自身抗氧化酶系统对自由基的清除功能减低。自由基造成的损害不断积累与清除能力下降，导致机体出现一系列的衰老现象乃至死亡。而自由基引起的过氧化反应，核酸及蛋白质变性降解导致的各种表现，与中医学肾虚表现极为相似。

另外，研究发现，肾精亏虚证老年性痴呆和原发性骨质疏松症患者呈现131个共表达的差异基因，其中显著共表达的差异基因为S100P（上调）、CX3CR1（下调），说明“肾精亏虚证”的老年性疾病（老年性痴呆和原发性骨质疏松症）患者差异基因表达存在“个性”，同时也有“共性”，提示“肾精亏虚证”的分子生物学基础与此“共性”有关，而这一“共性”主要体现在干细胞及其微环境相关的基因表达异常[1]。

二、肾主水的临床研究

毛良等[2]发现慢性肾炎阳虚患者的内生肌酐清除率（Ccr）、肌酐（Cr）系数、尿尿素氮显著低于正常人；而阴虚患者Ccr显著降低，Cr系数却显著增高，尿尿素氮量与正常

[1] 辛华.基于人类全基因表达谱探讨肾精亏虚证“异病同证”的分子机制[D].沈阳：辽宁中医药大学，2018.

[2] 毛良，丁伟璜，宋菊敏，等.从尿中肌酐、尿素、钾、磷、镁的排泄量探讨慢性肾炎患者阴虚、阳虚的病理基础[J].中西医结合杂志，1984，4（4）：209-211.

人相似。徐重明等[1]认为阴虚与阳虚的形成，不仅是由于肾功能损害程度不同，更重要的是患者的营养状况和能量代谢水平不同所产生。对肾病脾虚与肾虚患者血清及尿中有关蛋白质含量的研究表明，两组血清中 β2 微球蛋白（β2-MG）增高、TH 糖蛋白（THP）显著降低，尿中 β2-MG、THP、尿中白蛋白均较正常组增高，而肾虚较脾虚的改变更为明显。罗卫芳等[2]对 20 名健康成年男性尿 T、LH 水平四季变化进行观察，结果显示尿 T 水平夏、秋季明显高于冬春季，春季又有增高趋势，提示健康成年男性血液 T 水平存在相同的季节变化趋势，其性腺功能也可能表现出夏秋季较强而冬春季较弱，春季比冬季又有增强的趋势。马居里等[3]发现慢性肾衰患者血渗及自由水清除率（CH_2O）均高于正常人，而尿渗及渗比则低于正常人，虚证患者的尿渗及渗比变化有明显的规律性，由高到低排列顺序呈现：脾肾气虚＞肝肾阴虚＞气阴两虚＞脾肾阳虚，而 CH_2O 高低顺序正好与之相反。慢性肾衰中肾阳虚患者 cAMP 明显升高，肾阴虚患者 cGMP 显著升高，cAMP/cGMP 的降低常与阳虚证同时存在。提示 cAMP、cGMP 似可作为该病患者肾阴虚与肾阳虚两证分型的客观参考指标，并作为预测证型转化及辨证用药的参考依据。

---

［1］ 徐重明，夏天，饶国洲 . 脾虚型与肾虚型肾脏疾患血清及尿中有关蛋白质含量的临床研究［J］. 辽宁中医杂志，1993，6（5）：4-5.

［2］ 罗卫芳，郭树仁，王友京，等 . 中西医结合探索“肾通于冬气”的内涵——男性尿 T，LH 的四季变化［J］. 中国中医基础医学杂志，2000，6（11）：31-33.

［3］ 马居里 . 慢性肾衰中医辨证微观化研究［A］. 中国中西医结合学会肾脏病专业委员会 . 第四届国际中西医结合肾脏病学术会议论文汇编［C］. 中国中西医结合学会肾脏病专业委员会，2006：2.

李玉卿等[1]研究尿渗透压与慢性肾脏病（CKD）患者肾虚的关系，结果发现CKD患者中，尿渗透压结果与中医症状积分有显著的相关，即在肾阴虚病人中医症状积分越高，尿渗透压结果越高；肾阳虚病人，中医症状积分越高，尿渗透压结果越低。因此尿渗透压可以作为CKD的中医辨证的客观化指标之一。

三、肾主纳气的临床研究

孙朔等[2]研究显示COPD患者病情反复加重，长期使用糖皮质激素可造成肾上腺皮质功能的减退，符合肾虚证的证候本质。肾不纳气型COPD存在肾上腺皮质功能的减退，且与糖皮质激素受体（GR）的含量呈正相关。维生素D是人体必需的一种脂溶性维生素，除能调节钙、磷平衡外，对呼吸、生殖及内分泌系统疾病均有一定的辅助疗效。郑洪新[3]总结现代医学理论对“肾主纳气”的解释：①由于肺泡氧分压远高于组织氧分压，肾脏作为组织器官，因此肺泡气可经血液循环流至压力较低的肾脏，由此说明肾脏有参与呼吸作用的可能性。②肺脏对循环中多种血管活性物质，如儿茶酚胺、

---

[1] 李玉卿，韦先进，费得升，等．慢性肾脏病肾虚证患者尿液渗透压状况分析［J］．中华中医药学刊，2012，30（9）：2100-2101.

[2] 孙朔，张惠勇，耿佩华．肾不纳气型COPD患者外周血白细胞中糖皮质激素受体表达的临床研究［J］．上海中医药大学学报，2010，24（1），32-36.

[3] 郑洪新．肾藏精藏象理论研究［M］．北京：中国中医药出版社，2015：325-326.

血管紧张素、前列腺素、缓激肽等具有代谢作用。这些物质均可在肾脏中产生，并由肺肾两脏通过不同激活、灭活机制，有效地对体内血管舒缩及水盐代谢进行调节。③肾脏与肺在调节体内酸碱平衡、清除废物、维持内环境稳定中关系极为密切。另外，张孟之等[1]研究表明，维生素D与肾藏精主纳气之间有可能存在一定的关联性，调节维生素D轴可以作为治疗肾虚不纳气的新思路。潘俊辉等[2]从“肾虚证”诊治慢性咳喘性疾病，认为“肾不纳气”可分为肺肾气虚（阳虚）之肾不纳气及肾中阴虚阳浮之肾不纳气，肺肾气虚（阳虚）之肾不纳气治疗以肺肾双补、降肺纳气为法，常用人参、海马、海龙等药；肾中阴虚阳浮之肾不纳气治疗主要以补肾滋阴、纳气归元为法，多采用山茱萸、五味子等药。

四、肾主骨的临床研究

中医理论认为肾藏精，精生髓，髓养骨，故称肾主骨。人体的生长过程离不开骨的钙化过程，骨的钙化则取决于机体钙磷代谢过程的稳定性，机体内存在着调节钙磷代谢稳态的控制系统，其中肾脏形成的羟胆钙化醇是这一控制系统的重要组成部分，钙的吸收和代谢与肾有关，肾脏通过参与人体钙代谢以促进人体的生长过程[3]。

---

[1] 张孟之，柴艺汇，管连城，等．维生素D与肾藏精主纳气的功能探讨［J］．时珍国医国药，2018，29（10）：2451–2453.

[2] 黄婉怡，潘俊辉．潘俊辉从“肾虚证”辨治慢性咳喘性疾病经验［J］．广州中医药大学学报，2019，36（11）：1839–1842.

[3] 孙广仁．中医藏象生理学［M］．北京：中国医药科技出版社，2002：135–136.

刘玉槐等[1]对正常人骨矿含量变化规律的研究发现，骨矿含量变化规律与《素问·上古天真论》所描述的骨骼生长发育及其衰老的基本规律相吻合。对肾虚患者骨密度测定，发现不同疾病肾虚患者骨密度明显降低。对肾虚老年人骨矿物含量与血浆性激素水平关系进行研究，结果提示男性患者骨矿含量减少与血浆 T 的减少无关，女性患者骨矿含量则随着血浆 E_2 的减少而降低。赵玉堂等[2]测定 1 ～ 88 岁 3581 例健康查体者的骨矿（钙）含量，结果女性 35 岁、男性 40 岁以前骨钙含量随年龄增长而增加，呈显著正相关；女性 36 岁，男性 41 岁以后骨钙含量随年龄增长而下降，呈显著负相关；肾虚者骨钙含量明显低于健康者，年龄与骨钙含量呈显著负相关。说明骨钙含量的增减变化与肾精气之盛衰有密切关系。血清碱性磷酸酶（ALP）大部分由骨细胞产生，李静等[3]对不同年龄、性别的 ALP 活性进行测定，结果显示 2 ～ 9 岁逐渐升高至成年人正常值的 2.5 倍左右，其第一次高峰年龄女性为 7 岁，男性为 9 岁；10 ～ 14 岁，ALP 活性继续上升，此阶段出现第二次高峰，其峰值可达成人的 4 ～ 5 倍，女、男性峰值分别在 12、14 岁出现；峰值后逐渐下降，女性下降速度较快，并于 18 岁时降至正常，而男性直到 20 岁才趋于成人

[1] 刘玉槐，赵树华，李泉玉，等．肾主骨论与骨矿物质含量关系的研究［J］．中国中西医结合杂志，1994（S1）：240-241.

[2] 赵玉堂，刘凯军，李金花，等．骨矿含量与肾虚、肾主骨关系的研究［J］．中国骨质疏松杂志，1996，2（3）：19-21.

[3] 李静，王兴宁．不同年龄性别的血清碱性磷酸酶参考值调查［J］．延安大学学报（医学科学版），2004，2（4）：39.

水平。说明生理性血清 ALP 活性变化与中医肾中精气生理性盛衰成正比，其活性峰值与《素问·上古天真论》对人体生长发育年龄的认识基本一致。

现代医学认为神经－内分泌－免疫网络（NEI）在人体生长发育、生殖、防御以及维持机体稳态中发挥重要作用，网络中的多种内分泌激素均可调节骨骼生长：如生长激素、降钙素、糖皮质激素等[1]。黄颖等[2]研究发现，雌激素的生理功能、病理机制与中医肾－冲任－胞宫功能轴的功能密切相关，雌激素能刺激成骨细胞和抑制破骨细胞活动、加速骨骼生长、同时促进钙盐沉积和骨骺的愈合。马霞等[3]研究表明：雌激素水平不足是高泌乳素（PRL）血症闭经妇女骨密度（BD）减低的主要原因，绝经前妇女月经正常与否，是有否异常骨丢失的客观指标。谢院生等[4]研究认为，肾与骨联系的物质基础中，肾脏通过产生活性维生素 D_3，调节钙磷代谢和骨的生长发育。肾脏功能的正常与否将直接影响机体钙磷稳态，进而影响骨骼的矿化、结构和生物学功能。另外，骨形态发生蛋白 7（bone morphogenetic protein–7，BMP–7）的特性与中医肾藏精理论相关，BMP–7 主要由肾脏和骨骼分泌，对于肾脏的发育及正常功能

---

［1］ 陈永，周平，张蝉，等．从内泌学解释中医的“肾主骨”［J］．现代中西医结合杂志，2008，17（3）：350.

［2］ 黄颖，周艳华，崔海峰，等．雌激素与肾－冲任－胞宫轴调节作用内涵探讨［J］．中国中医基础医学杂志，2010，16（11）：1060–1061.

［3］ 马霞，吴国光，潘艳丽，等．从“肾主骨”谈高泌乳素血症妇女血清雌二醇及泌乳素水平与骨密度关系［J］. 中国中医基础医学杂志，2012，18（12）：1388–1389，1397.

［4］ 谢院生，魏凯，尹智炜．用现代医学诠释中医“肾主骨”的科学内涵［J］．中国中西医结合肾病杂志，2016，17（6）：471–474.

的维持必不可少，并具有抗纤维化及强大的成骨作用，与中医肾藏精主骨等功能关系密切；BMP-7 能抑制血管钙化，维持脉道通利[1]。

张英杰[2]研究发现肾阴虚证者皮质骨存在Ⅰ型胶原 α-1 链、脱氧尿苷三磷酸酶等 15 个差异蛋白，松质骨中有膜联蛋白 A1、β 微管蛋白 2C 等 18 个差异蛋白；肾阳虚证者皮质骨存在骨形态发生蛋白 4、骨桥蛋白等 15 个差异蛋白，松质骨有线粒体热休克蛋白 60、破骨细胞生成抑制因子等 16 个差异蛋白，这些差异表达蛋白大多数都与骨组织结构构成、骨代谢调节以及物质转运等功能相关，提示它们可能都参与"肾主骨"过程。由肾阴虚与肾阳虚证患者骨组织差异蛋白分析可知，皮质骨中线粒体热休克蛋白 90、线粒体 ATP 合酶亚基 α 等 12 个存在表达差异，松质骨中波形蛋白、破骨细胞生成抑制因子等 11 个也存在表达差异，这些是肾阴虚、肾阳虚证的微观实质之一，是肾阴虚、肾阳虚状态骨组织结构及功能差异的物质基础。肾阴虚状态下 Hsp70 低表达、ApoA-Ⅰ高表达，肾阳虚状态下 Hsp70 高表达，经 2-DE、WesternBlot、RT-PCR 及血清 ELISA 等多种方法检测，结果相互印证且表达趋势一致，它们可作为肾阴虚、肾阳虚证血清潜在标志物，同时可以补充肾虚证临床诊断的依据。

另外，"咸入肾，肾主骨，过咸伤骨"是肾藏象理论中咸

---

[1] 陈立，王小琴. 从骨形态发生蛋白 -7 探讨肾藏精理论的物质基础［J］. 广州中医药大学学报，2016，33（5）：736-740.

[2] 张英杰. 基于肾阴虚、肾阳虚状态人骨组织差异蛋白质组探讨"肾主骨"理论［D］. 福州：福建中医药大学，2017.

味和肾、骨关系的重要内容，现代研究表明，高氯化钠可以使骨量减少，在于高盐摄入增加了尿钙排泄和造成的内环境酸中毒，激活了破骨细胞活性促进了骨吸收[1]。

五、肾开窍于耳的临床研究

现代研究发现，肾脏与内耳在组织形态、生理特性方面有许多相似之处，甲状腺素、醛固酮、钙和铁等物质可能是中医肾与耳相关的物质基础。①微量元素。微量元素锌在肾耳关系中的作用，可能一方面参与醛固酮及其他肾上腺皮质激素对生理的调控作用，一方面通过影响酶活性而影响机体与内耳内环境的恒定[2]。肾虚耳鸣耳聋患者血清钙值较正常低，尿钙值也偏低[3]。孙爱华等[4、5]研究发现肾虚感觉神经性耳聋患者血清铁、运铁蛋白、总铁结合力显著降低，提示铁代谢障碍可能是老年性耳聋肾虚证发生的生化物质基础。对有肾虚症状的缺铁大鼠内耳含铁酶（细胞色素氧化酶、过氧化物酶和琥珀酸脱氢酶）组织化学观察，发现三种含铁酶产物分布异常，活性减弱或消失，血管纹区酶活性变化最早出现，Corti 氏器

---

［1］ 朱晓峰，孙珂焕，莫枢，等．“过咸伤骨”的中医理论基础与现代医学内涵［J］．中国中西医结合杂志，2018，38（8）：1011-1013.

［2］ 袁允桂．微量元素锌与肾开窍于耳［J］．微量元素，1987（1）：6.

［3］ 刘鲁明．试从钙磷代谢角度探讨肾虚耳鸣的物质基础［J］．中西医结合杂志，1986，6（9）：538.

［4］ 孙爱华，张锦方，许文端．从感觉神经性聋患者血清铁变化探讨中医“肾”与耳的关系［J］．中医杂志，1982（7）：33.

［5］ 孙爱华，王正敏，萧轼之，等．肾主耳理论的生化物质基础——缺铁大鼠肾虚证与内耳铁含量及含铁酶变化［J］．中医杂志，1991，32（3）：44-46.

酶活性变化多为继发，说明中医肾有可能是经血管纹途径影响耳蜗含铁酶的活性，来参与听毛细胞的细胞呼吸和生物氧化过程，进而实现对耳蜗功能的控制作用。②激素。郭瑞新等[1]对135例常规体检老年人的耳鸣、耳聋情况及其血清性激素、甲状腺素进行检测和分组统计比较。结果发现有耳鸣耳聋者上述血清激素值低于无此症状者，表明和下丘脑—垂体—甲状腺及性腺轴功能相关的中医“肾”功能对老年耳鸣耳聋的发生有比较明显的影响。对3H-醛固酮在豚鼠耳蜗和其他组织分布的研究提示，肾可通过醛固酮调节内耳淋巴液水盐平衡，直接影响前庭功能[2]。③电生理。研究发现，肾虚患者脑干听觉诱发电位（BAEP）、体感诱发电位（SEP）、听觉诱发电位（AEP）均有明显异常，说明肾虚病人大脑皮质神经元及其神经传导通路存在不同程度的功能障碍，听神经电位不易产生，慢性肾病、肾功能衰竭等肾脏病患者，常伴有听力障碍，BAEP异常[3、4]。骆华伟等[5]研究发现肾虚

---

［1］郭瑞新，施建蓉，庄剑青，等.135例老年人性激素及甲状腺素水平与耳鸣耳聋的关系［J］.中国中西医结合耳鼻咽喉科杂志，2001，9（2）：64-66.

［2］莫启忠，张美莉，宫斌，等.中医肾与耳联系的物质基础的探讨［J］.中医杂志，1982，23（9）：698.

［3］朱世明，牛金萍，陈克忠，等.“肾耳相关”与“肾脑相关”论的现代科学方法验证［J］.山东医科大学学报（社会科学版），1994（3）：32-33.

［4］朱世明.从肾虚证脑诱发电位变化研究“肾脑相关”和“肾耳相关”［J］.山东中医学院学报，1994，18（6）：420.

［5］骆华伟，顾旭东.“肾开窍于耳”理论的临床电生理检测评价［J］.浙江中西医结合杂志，2006，16（6）：344-345.

患者出现耳鸣等听觉障碍或听觉传导通路的潜在变化有客观的电生理基础，为中医肾虚的诊断提供了重要的参考指标。④蛋白通路。Wangemann 等[1]的研究表明，slc26a4 编码的 pendrin 蛋白是存在于耳蜗、肾脏和甲状腺中的一种离子转运体。钟时勋等[2]发现肾脏组织和内耳组织中均有上皮钠通道和 Na^{+}–K^{+}–ATP 酶表达，提示内耳与肾脏在离子和液体的转运机制上可能具有相似之处。Notch 通路在耳、肾的发育、再生、增殖中具有十分重要的作用。Notch 通路不同的配体，决定内耳毛细胞的命运。肾脏的生长发育也离不开 Notch 通路，在发育的各个阶段都可以见到 Notch 通路的表达。Notch 通路在耳发育的过程中是通过抑制受体与配体相互关系而决定毛细胞和支持细胞的命运。

此外，张国强等[3]对青海土族中年人“肾”与纯音听力关系的研究表明，无论在低频区、语言频率和高频区的听阈均值比较中，肾虚组听力异常比例普遍高于正常组。林文森等[4]检测中医辨证属肾阴虚、肾阳虚的患者，其听力均下降，用补肾药治疗小儿氨基苷

---

[1] Wangemann P，Kim H M，Billings S，et al.Developmental delays consistent with cochlear hypothyroidism contribute to failure to develop hearing in mice lacking Slc26a4/pendrin expression [J].AJP：Renal Physiology，2009，297（5）：F1435–F1447.

[2] 钟时勋，刘兆华.豚鼠耳蜗和内淋巴囊上皮钠通道的表达田 [J].中华耳鼻咽喉头颈外科杂志，2009，44（1）：49.

[3] 张国强，丁格年，李宁，等.青海土族中年人“肾”与纯音听力关系的初步研究 [J].中西医结合杂志，1987，7（9）：537–538.

[4] 林文森.补肾药治疗小儿药物性耳聋的临床和实验研究 [J].中西医结合杂志，1989，9（7）：402.

类抗生素所致的药物性耳聋，疗效显著[1]。吕翔等[2]对 82 名耳聋耳鸣患者从肾阳虚入手治疗，疗效显著。

六、肾其华在发的临床研究

头发的色泽、生长等与肾气和精血的盛衰密切相关。观察头发的色泽、疏密，可以了解肾气的盛衰和精血的盈亏。张凤山等[3]对肾虚与微量元素的研究发现，肾虚患者血锌、铬，发锌、铬、钴值明显降低，发钼值明显增高，发中镁、钙含量在肾虚病人中亦有相应低下的改变，而血锌下降则是阴、阳、气虚等虚证的共性。张吉金等[4]通过对 28 例肾虚患者头发中微量元素的测定发现，不孕证肾虚组患者头发中 Zn、Ca、硒（Se）、Fe 明显低于正常组，铬（Cr）明显高于正常组，Cu、镁（Mg）、Mn 与正常组无明显差异。马威等[5]分别检测 1010 例男性和 1372 例女性头发中 9 种微量元素，采用有序样本最优分割法对其年龄分段，并与《素问·上古天真论》中“七七”“八八”的年龄段比较。结果表明样本分组

---

［1］朱才，徐超英，岳在文，等．从听力测试探肾与耳之关系［J］．内蒙古中医药，1990（4）：34–35.

［2］吕翔，毋桂花，李莉，等．肾阳虚与耳鸣耳聋关系临床研究［J］．亚太传统医药，2016，12（11）：71–72.

［3］张凤山，初洁秋，王春荣，等．肾虚证病人头发及血清中微量元素的变化［J］．哈尔滨医科大学学报，1984（4）：39–42.

［4］张吉金，孙文墅．28 例不孕症肾虚型患者头发微量元素测定结果报告［J］．陕西中医函授，1990，10（4）：19–20.

［5］马威，薛莎，吴文莉，等．人发微量元素含量对肾气盛衰的判别分析［J］．中医杂志，2002，7（4）：291–293.

与《黄帝内经》中的分组略有不同，其不同主要表现在“肾气盛”“肾气实”的年龄提前，而人发微量元素可以作为肾气的量化指标。

傅湘琦[1]利用扫描电镜对105岁、81岁、70岁、50岁、33岁和22岁共6个年龄的人群头发的超微结构进行观察，结果发现各年龄人群头发毛干表面毛小皮的排列、毛小皮和毛小皮游离缘的间距、毛小皮游离缘的形态均有不同，其超微结构与年龄及肾气相关。黄杨等[2]研究头发直径与年龄的相关性，结果显示，随着年龄的增长头发直径逐渐增长，其中10～39岁人群头发最粗，40～49岁人群头发直径逐渐变细，60岁以上头发直径为成年以后最细。唐群[3]用扫描电镜观察肾精不足证与肾阴虚证、血虚证、正常人毛发表面微观形态，结果显示，肾精不足证者头发最细，毛发毛小皮间距较宽，毛小皮排列不齐，毛小皮边缘有不同程度的破损，毛干表面可见破损的碎片附着；肾阴虚证者毛干较细，毛小皮排列紊乱，毛小皮游缘有少量微突；血虚证者毛干较肾精不足证、肾阴虚证者粗，毛小皮排列较为均匀，间距较宽，但毛小皮边缘破损、外翻、脱落；正常人头发毛小皮的排列层次较均匀致密，毛小皮间距较均匀，扣合紧密，但毛干表面可见破损的碎片。王林群[4]通过观测慢性肾脏

---

[1] 傅湘琦.论头发的超微结构与年龄肾气相关[J].湖北中医杂志，1985，7(1)：52.

[2] 黄杨，顾星.不同年龄段健康人头发直径的扫描电镜观察[J].中医药导报，2008，14(2)：66-67.

[3] 唐群.肾精不足证患者头发的扫描电镜观察[D].长沙：湖南中医药大学，2008.

[4] 王林群.基于肾“其华在发”理论探讨慢性肾脏病肾虚证的临床基础及“护肾Ⅱ号”作用机制的研究[D].武汉：湖北中医药大学，2015.

病 1 ～ 4 期肾虚证患者头发生长特性（密度、直径、白发率）、生物力学（抗拉强度、拉伸应变、应力 - 应变曲线）、氨基酸、微量元素、皮质醇、微观结构的改变，并与正常人头发的对比。发现：健康者头发直径、密度、白发率随肾气的变化而改变，且改变趋势与《黄帝内经》关于肾气的描述基本吻合；CKD1 ～ 4 期肾虚证患者：①头发密度降低、白发率升高，头发直径无明显改变，头发的脆性增加、韧性降低；②头发 14 种氨基酸含量显著降低；③头发 Cu 元素含量显著升高，Mg、Ca、Fe、Zn、Se、Sn，6 种微量元素含量显著降低；④头发皮质醇含量与尿素氮、血肌酐呈正相关，与内生肌酐清除率呈负相关，头发皮质醇含量可以作为慢性肾脏病预测的指标之一；⑤头发微观结构明显发生改变。而“护肾Ⅱ号”能显著增加患者的头发密度、降低白发率，增加头发韧性，降低脆性，增加其头发氨基酸含量，降低其头发 Cu 元素含量，增加 Mg、Ca、Fe、Zn、Se、Sn，6 种微量元素含量，降低头发皮质醇水平，显著改善其头发微观结构。

七、肾在志为恐的临床研究

焦东亮等[1]通过比较创伤后应激障碍（PTSD）创伤性恐惧记忆与中医肾在志为恐的异同，提出中医肾在志为恐理论在治疗 PTSD 创伤性恐惧记忆方面具有价值，阐述从重视中枢神经环路及其相关神经递质的角度研究中医肾在志为恐的

[1] 焦东亮，高艳 .PTSD 创伤性恐惧记忆与肾在志为恐的比较［J］. 南京中医药大学学报，2013，29（4）：309-311.

重要意义。王莉等[1]通过对25例遭受惊吓刺激而出现肾气不足患者的双手六部脉象进行观察，结果发现正常人群组的脉证诊断符合率为88.0%，脉象特征为六脉不浮不沉，不大不小，不数不迟，波形完整，节律整齐，无变异等异常表现。肾气不足组的脉证诊断符合率为60.0%。中老年患者以脉沉无力为主，青少年患者以沉滑为主。初步揭示了恐则气下，恐伤肾的脉象信息特征。严灿等[2]立足于中医“肾藏精，在志应恐”的理论，剖析创伤后应激障碍（post-traumatiestressdisorder，PTSD）的中医病因病机，认为“肾精不足，封藏失职，志气衰败”是PTSD中医病机核心之所在。

八、肾在液为唾的临床研究

张丽[3]认为肾主生殖，唾为肾液，唾液与生殖功能之间应该也有联系，因此通过对64例受试者唾液N-乙酰-β-D氨基葡萄糖苷酶（NAG酶）的观察，探讨唾液中与生殖有关物质的客观指标与变化规律。结果发现NAG酶即是反应唾与生殖关系的客观指标之一，其变化规律与人体内分泌水平相关，采取唾液标本可预测排卵，这一研究为肾与唾在生殖生理方面的内在联系提供了实验依据。王锦丽等[4]研究发现慢性肾炎肾阳虚证患者，伴随着血浆白蛋白、内

[1] 王莉，张君，魏红，等．惊恐伤肾的中医脉象信息临床观察研究［J］．中医药临床杂志，2009，2（1）：3-5.

[2] 严灿，吴丽丽．基于“肾藏精，在志应恐”理论的创伤后应激障碍病机与防治研究思路探讨［J］．环球中医药，2016，9（5）：578-582.

[3] 张丽．唾液中NAG酶与肾主生殖的临床实验研究［J］．中国中医基础医学杂志，1999，5（5）：38-39.

[4] 王锦丽，武艳敏，杨淑美．慢性肾炎阳虚证与唾液白蛋白的关系［J］．辽宁中医杂志，1997，24（8）：5.

生肌酐清除率的降低，唾液中白蛋白的浓度也明显降低，而且肾阳虚越重，唾液白蛋白的含量就越低。说明唾液白蛋白浓度与慢性肾炎肾阳虚证之间有一定关系。郭金瑞等[1]研究结果发现，与正常人及肾阳虚证患者相比，肾阴虚患者唾液 K^+ 浓度明显升高，Na^+ 浓度、Na^+/K^+ 及红细胞变形指数明显降低，提示肾阴虚证患者不仅存在交感神经兴奋，同时也存在肾上腺皮质功能亢进，并有红细胞变形能力损伤。丁维俊等[2]比较了肾阳虚患者与正常人唾液菌群重要菌种的检出率与构成比。结果显示，肾阳虚患者存在一定程度的唾液菌群失调，正常唾液菌群的优势菌种链球菌、葡萄球菌、消化链球菌、不产黑色素普氏菌等均显著性下降；而容易产生对口腔微环境有害的吲哚、内毒素等物质的产黑色素的革兰阴性无芽孢厌氧杆菌、CO_2 噬纤维菌检出率显著增高。吴同玉等[3]则从涎唾的量、性状等方面来探讨糖尿病肾病的病变脏腑及其性质与唾液的关系，认为糖尿病肾病脾肾阳虚证患者多表现为涎唾多而质稀冷，脾肾阴虚患者则表现为涎唾少而口干，湿热困脾患者则出现涎唾多而口黏腻。

---

［1］ 郭金瑞，严惠芳．慢性肾炎唾液 Na^+、K^+ 红细胞变形能力改变与肾阴虚证相关性研究［J］．中医药学刊，2003，21（11）：1900-1901.

［2］ 丁维俊，杨红亚，杨杰，等．肾阳虚证患者唾液菌群初步研究［J］．上海中医药大学学报，2007，21（1）：43-46.

［3］ 吴同玉，李宇涛，李灿东，等．从“脾在液为涎，肾为唾”探讨糖尿病肾病病证与唾液的关系［J］．中医杂志，2011，52（22）：1976-1978.

九、肾应冬的临床研究

邓洋洋[1]研究发现 1 ～ 70 岁各个年龄段健康人群的神经 - 内分泌 - 免疫网络中生长激素、促肾上腺皮质激素、皮质醇、雌二醇、超敏促甲状腺激素、B 细胞、NK 细胞、IL–1、IFN– γ 、TGF– β 的含量在冬季有所上升与之做出相应的旺盛。肾主蛰藏，主要体现在 1 ～ 70 岁各个年龄段健康人群的神经 - 内分泌 - 免疫网络中去甲肾上腺素、多巴胺、乙酰胆碱受体、血管活性肠肽；内分泌系统中睾酮、β - 内啡肽；免疫系统中 CD_3^+、CD_4^+、CD_4^+/CD_8^+在冬季有所下降与之做出相应的伏藏，说明肾气旺盛于冬。后其探讨“肾应冬”理论与健康人群神经 - 内分泌 - 免疫网络变化的关系。结果表明：神经 - 内分泌 - 免疫网络 18 项指标冬季与夏季有所不同。其中人体神经系统中五羟色胺；内分泌系统中的生长激素、促肾上腺皮质激素、皮质醇、雌二醇、超敏促甲状腺激素；免疫系统中 B 细胞、NK 细胞、IL–1、IFN– γ 、TGF– β 在 1 ～ 70 岁各个年龄段的含量中冬季高于相应的夏季中的各个年龄段含量。在神经系统中去甲肾上腺素、多巴胺、乙酰胆碱受体、血管活性肠肽；内分泌系统中睾酮、β - 内啡肽；免疫系统中 CD_3^+、CD_4^+、CD_4^+/CD_8^+在 1 ～ 70 岁各个年龄段的含量中冬季低于相应的夏季中的各个年龄段含量[2]。

---

［1］邓洋洋．基于“神经 - 内分泌 - 免疫网络”解析“生长壮老取决于肾”的现代生物学基础［D］．沈阳：辽宁中医药大学，2015.

［2］邓洋洋，王梅，吕爱平，等．基于“肾应冬”理论对健康人群神经内分泌免疫网络相关指标变化趋势研究［J］．中华中医药杂志，2017，32（4）：1782–1785.

第二节 肾藏象实验研究

近年来，通过对中医肾及其相关病证动物模型的实验研究，进一步揭示了中医肾及其证候的本质，为中医理论的实验研究进行了有益的探索。潘志强等[1]研究气血阴阳虚证模型小鼠在“肾藏象”层面的证候物质基础。以雄性ICR小鼠为对象，以控食法复制气虚证模型，以乙酰苯肼复制血虚证模型，以甲状腺素复制阴虚证模型，以氢化可的松复制阳虚证模型。动态观察小鼠体质量变化，检测各脏器变化；取肾脏、肾上腺和骨髓组织抽提RNA，以实时荧光定量PCR技术检测相关基因表达；以ELISA方法检测血清皮质酮含量。结果：①与正常对照组比较，控食组小鼠体质量下降最显著（$P < 0.01$），乙酰苯肼和氢化可的松组小鼠体质量也显著下降（$P < 0.05$）；控食组和氢化可的松组小鼠脾脏与胸腺明显萎缩（$P < 0.01$），乙酰苯肼组小鼠脾脏显著肿大而胸腺严重萎缩（$P < 0.01$）。②与正常对照组比较，控食组和乙酰苯肼组血清皮质酮水平显著升高（$P < 0.05$），而氢化可的松组显著下降（$P < 0.001$）。③控食组小鼠肾上腺合成皮质激素的重要酶Star、Cyp21a1、Cyp11b1表达显著升高（$P < 0.05$）；肾脏Epo表达显著升高（$P < 0.05$），Csf2显著下降（$P < 0.05$）；骨髓Tpo、IL–4表达显著上调（$P < 0.05$）。

---

［1］ 潘志强，钱宏梁，王晓敏，等.经典气血阴阳虚证模型小鼠在“肾藏象”层面的证候物质基础研究［J］.上海中医药杂志，2018，52（2）：17–25.

④乙酰苯肼组小鼠肾上腺 Cyp11a1、Cyp21a1、Cyp11b1 表达显著升高（$P < 0.05$）；肾脏 Epo、Csf2、Csf3 表达显著升高（$P < 0.05$）；骨髓 Csf3、IL–4、IL–5、IL–6 表达显著升高，而 IL–1b 和 IL–7 显著下降（$P < 0.05$）。⑤甲状腺素组小鼠肾上腺 Cyp11b1 表达显著升高（$P < 0.05$）；肾脏 Epo 表达显著升高,Csf2 显著下降（$P < 0.05$）；骨髓 Csf3、IL–2 和 IL–5 表达显著下降（$P < 0.05$）。⑥氢化可的松组小鼠 Star、Cyp21a1、Cyp11b1、Cyp11b2 表达显著下降（$P < 0.05$），肾脏 Epo 表达显著升高，而 Csf1 和 Csf2 显著下降（$P < 0.05$），骨髓 Csf3、IL–1b、IL–5 和 IL–7 表达显著下降，IL–4 却显著升高（$P < 0.05$）。结论说明通过控制摄食量，给予乙酰苯肼、甲状腺素及氢化可的松，可以复制出相关的中医虚证模型，且在肾上腺、肾脏及骨髓等“肾藏象”层面存在相应的物质功能变化。

一、肾藏精的实验研究

（一）肾与 NEI 网络研究

张新民等[1]研究补肾对神经内分泌老化的调节作用，结果显示老龄大鼠血液中睾酮浓度明显下降，E1 浓度没有变化，E1/Ts 的比值明显升高，血液中 T_3、T_4 浓度也明显下降，这些现象都与老龄大鼠下丘脑 – 垂体功能的衰退相符。说明下丘脑神经递质，下丘脑、垂体、甲状腺及性腺激素的老年性改变及补肾对它们的改善作用。在垂体水平，老龄大鼠单位视野中 ACTH 分泌细胞数量下降明

[1] 张新民，沈自尹，王文健，等 . 补肾对神经内分泌老化调节作用研究（Ⅰ）——对下丘脑神经递质 – 性腺轴、甲状腺轴作用的观察［J］. 中医杂志，1991（11）：43–46.

显，且分泌细胞的着色变浅，说明分泌颗粒含量减少；在肾上腺皮质水平，老年鼠的唾液皮质醇基值浓度虽无明显降低，但在促肾上腺皮质激素制剂 cortrosyn 刺激后，其肾上腺皮质反应能力明显减退，表现为老年鼠在刺激后 60 分钟和 120 分钟皮质醇浓度较基值的增长倍数显著低于青年鼠，说明其肾上腺皮质的储备功能不足；无论是老年人周围血的淋巴细胞，还是老龄鼠的脾脏淋巴细胞，它们的糖皮质激素受体都明显低于成年人或青龄鼠，反映神经－内分泌－免疫网络在老化过程中其内部的联络调节、整合能力均有所削弱[1]。宋春风等[2]研究发现肾阳虚大鼠垂体 TSH 细胞、甲状腺滤泡上皮细胞出现内质网、高尔基体扩张，线粒体空化，细胞变形，核的形态改变等超微结构的损伤。益气补肾中药能够减轻肾阳虚大鼠垂体超微结构的损伤，但对甲状腺细胞超微结构损伤的保护作用甚微。故肾阳虚大鼠垂体 TSH 细胞、甲状腺细胞超微结构存在着不同程度的破坏，肾阳虚证与垂体－甲状腺轴功能密切相关。金国琴等[3]观察补肾益精方药对老年大鼠下丘脑－垂体－甲状腺轴作用的影响，结果表明补肾中药

[1] 张新民，沈自尹，王文健，等．补肾对神经内分泌老化调节作用研究（Ⅱ）——对老年垂体－肾上腺皮质－淋巴细胞糖皮质激素受体作用的观察［J］．中医杂志，1991（12）：41–45.

[2] 宋春风，尹桂山，李恩，等．补肾中药对肾阳虚大鼠垂体－甲状腺超微结构的影响［J］．中国中医基础医学杂志 1997，5（9）：22–24.

[3] 金国琴，赵伟康，徐品初，等．补肾药延缓老年大鼠下丘脑－垂体－甲状腺轴的功能退化［J］．标记免疫分析与临床，1998，5（1）：32–35.

可不同程度地纠正老年大鼠下丘脑 T3 受体、TRH 的明显降低和垂体 TSH 的低下，提高老年大鼠血清 T_3、T_4 含量，提高老年大鼠大脑皮层 NE 含量，改善老年大鼠下丘脑 – 垂体 – 甲状腺轴的功能低下状态，以延缓机体衰老。另外，补肾中药可对脑缺血期下丘脑 – 垂体 – 甲状腺轴系统起到稳定和保护作用，并促进 T_4 转化为 T_3 的正常途径，维持血中 TSH、T_4、T_3 的正常水平[1]。高博等[2]用皮质酮塑造的肾阳虚模型，发现模型大鼠下丘脑室旁核小细胞区促肾上腺皮质激素释放因子（CRF）阳性神经元及正中隆起 CRF 阳性神经纤维、垂体前叶 ACTH 阳性细胞等明显减少，免疫组化 ABC 法染色变浅，肾上腺萎缩特别是束状带变薄，胸腺萎缩，淋巴细胞与胸腺小体明显减少，血浆 ACTH、CORT 以及淋巴细胞增殖反应，IL–2、R–IFN 诱生能力降低，说明其下丘脑 – 垂体 – 肾上腺 – 胸腺（HPAT）轴功能抑制。而肾阴虚证则 HPA 轴功能亢进伴细胞免疫功能低下。另外，肾阳虚大鼠血浆中 cAMP 水平下降，cGMP 水平升高，cAMP/cGMP 比值降低，下丘脑组织中 PKA 和 PKC 活性在胞液和胞膜中的活性较正常组明显降低。颜亭祥[3]研究证实，“劳倦过度、房事不节”肾阳虚模型小鼠胸腺组织形态和超微结构被破坏，并通过免疫相关基因的改变而引起 Th1 类、Th2 类细胞因子失

[1] 彭康，臧坤堂．乌龙丹对大鼠局灶性脑缺血下丘脑 – 垂体 – 甲状腺轴内分泌功能动态变化的影响［J］．实用中西医结合杂志，1997，10（9）：814–815.

[2] 高博，尹桂山．补肾药对肾阳虚大鼠下丘脑组织蛋白激酶活性的影响［J］．中国中医基础医学杂志，2000，6（1）：30–32.

[3] 颜亭祥．“劳倦过度、房事不节”肾阳虚模型下丘脑 – 垂体 – 肾上腺皮质 – 胸腺轴的改变及分子免疫机制的研究［D］．济南：山东中医药大学，2010.

衡和细胞周期通路阻滞，导致机体免疫功能发生紊乱，同时，从器官到细胞直至基因水平上进一步证实中医的肾阳虚证与下丘脑－垂体－肾上腺皮质－胸腺轴功能低下有关。孙理军等[1]应用基因芯片技术比较分析肾虚质大鼠与正常质大鼠及补肾药物干预后的肾虚质大鼠脾脏淋巴细胞差异表达基因谱，实验结果提示肾虚质大鼠存在基因的差异表达，补肾中药可以通过调控某些基因的表达而发挥改善肾虚质的作用。

郭春花等[2]用补肾填精方治疗再障小鼠，结果表明中药治疗组造血祖细胞 CFU-E、CFU-GM 数目较模型组升高，提示补肾填精方可通过减少造血干细胞凋亡来促进造血。再障的主要免疫发病机制是 T 细胞及分泌的淋巴因子介导的细胞免疫异常。张新雪等[3]观察补肾益髓生血中药 ^{60}Co-γ 联合 CTX 诱导的再障大鼠造血及免疫功能的影响，结果提示补肾益髓生血中药能明显改善外周血象、骨髓有核细胞数量及 T 淋巴细胞亚群 CD_3、CD_4、CD_8、CD_4/CD_8 的异常，进而促进

[1] 孙理军，党照丽，王震，等．肾虚质大鼠免疫相关基因表达谱与肾藏象理论相关性研究［J］．辽宁中医杂志，2013，40（11）：2369-2371.

[2] 郭春花，单丽娟，张冬红．补肾填精方对再障模型小鼠骨髓造血干（祖）细胞 CFU-GM,CFU-E 的影响［J］．山西中医,2011,27（1）：41-43.

[3] 张新雪，张丰丰，赵宗江，等．补肾益髓生血法对 ^{60}Co-γ 联合环磷酰胺诱导再生障碍性贫血大鼠骨髓造血及免疫功能的影响［J］．中华中医学杂志，2014，29（6）：264-269.

骨髓造血。王莹等[1]采用猫吓鼠结合空瓶实验，建立“恐伤肾”动物模型，观察情绪应激对小鼠行为和免疫功能的影响，结果发现应激 7、14、21 天组小鼠胸腺重量、胸腺指数、脾重量、脾指数、血清免疫球蛋白含量与对照组相比，差异显著。金匮肾气丸可以改善应激状态下动物行为和机体的免疫功能，可以调节情绪应激小鼠的免疫功能。

陶秀梅[2]研究发现慢性心衰“肾阳虚”、慢性肾衰“肾阳虚”和腺嘌呤诱导模拟的“肾阳虚”大鼠的显著变化代谢物中有 2 个变化规律完全相同，即油酸下降、酪氨酸升高。推断“肾阳虚”证是一种以酪氨酸（升高）代谢紊乱为主，还可能涉及其他代谢通路变化的一种特定代谢轮廓状态。MKuroo[3]认为 Klotho 基因缺陷鼠可出现一系列与人类“肾精亏虚证”相似的衰老表型变化。K1 基因缺陷会致小鼠寿命缩短，生长发育迟缓，运动神经元退化等。

（二）肾与生殖功能研究

归绥琪等[4]对补肾法治疗雄激素所致不孕大鼠的垂体、卵巢及肾上腺的研究结果表明，补肾中药能使卵巢重量增加，黄体数目增多，卵泡颗粒层增加；促进卵细胞成熟并排卵，使黄体孕酮受体转

---

［1］王莹，杨军平，邱丽瑛，等．金匮肾气丸对“恐伤肾”小鼠的免疫调节作用［J］．江西中医药，2014，45（11）：29-31.

［2］陶秀梅．“肾阳虚”模型及证候的代谢组学研究［D］. 上海：上海交通大学，2009.

［3］Makoto，Kuro-o.Klotho in chronic kidney disease—What，s new［J］. Nephrology Dialysis Transplantation，2009，24（6）：1705-1708.

［4］归绥琪，俞瑾，魏美娟，等．补肾中药对雄激素致不孕大鼠垂体、卵巢及肾上腺作用的实验研究［J］．中国中西医结合杂志，1997，17（12）：735-738.

为阳性；同时促进垂体、卵巢、肾上腺的异常形态逆转至正常，并使激素分泌功能恢复正常。这表明补肾法除能调节性腺轴外，同时也能调节肾上腺皮质功能，说明二者共同参与对生殖功能的调节作用。宋洁[1]研究发现“劳倦过度、房室不节”致肾阳虚小鼠甲状腺轴激素含量下降，甲状腺组织形态及超微结构损伤，甲状腺促凋亡基因 Bax 表达增加，睾丸组织中与细胞周期、能量代谢及精子发生相关的基因表达谱改变，导致小鼠甲状腺轴及性腺轴功能低下。蒋小辉等[2]实验表明补肾中药复方能显著提高小鼠精子的顶体酶活性。王宁等[3]等对白消安致小鼠无精子症模型给予五子衍宗丸和金匮肾气丸，结果表明金匮肾气丸在促进生精过程中的基因表达，以正向促进作用为主，五子衍宗丸以负向抑制作用为主；五子衍宗丸对生精干细胞的刺激作用更明显，能显著提高生精细胞的数量；而金匮肾气丸在刺激生精干细胞同时，对支持细胞的保护作用明显强于五子衍宗丸。在服用金匮肾气丸的小鼠睾丸组织中，lrp8 的表达高于服用五子衍宗丸小鼠，Lrp 基因编码的低密度脂蛋白受体相关蛋白可以介导细胞的内吞作用，而服用五子衍宗丸小鼠非特异免疫相关信号途径中

---

［1］宋洁．“劳倦过度、房室不节”致肾阳虚及补肾阳对小鼠甲状腺轴及睾丸基因表达谱的影响［D］．济南：山东中医药大学，2010.

［2］蒋小辉，张伦，梁鑫，等．补肾中药复方对小鼠精子受精能力影响的研究［J］．四川大学学报：医学版，2011，42（6）：789-791.

［3］王宁，魏刚，陈西华，等．五子衍宗丸和金匮肾气丸促进小鼠生精能力恢复基因表达谱的研究［J］．中国计划生育学杂志，2012，20（5）：307-312.

的基因如MKK4/7、MKK3/6、IL–3、TNF–α 和P38等明显上调，而趋化因子途径的相关基因如JAK、Stat、NFκB和IκB等基因明显下调。说明五子衍宗丸在增强免疫功能的同时抑制了趋化因子信号通路凋亡相关的一些基因的表达，而金匮肾气丸可能通过影响细胞增殖相关的多个信号通路刺激生精细胞的再生。尹巧芝等[1、2]研究认为左归丸是通过促进去势雌性大鼠阴道ERα、ERβ 蛋白及mRNA表达，右归丸通过促进去势雌性大鼠阴道ERβ 蛋白及mRNA表达；左、右归丸还可调节去势雌性大鼠阴道Ang–1/Ang–2mRNA比值、促进bFGFmRNA表达，从而增加去势雌性大鼠阴道固有层血管数量。张帆等[3]研究发现氢化可的松诱导的肾阳虚型围绝经期模型大鼠症状表现符合肾阳虚证，细胞调节第二信使cAMP、AMP/cGMP下降，下丘脑–垂体–卵巢生殖轴相关性激素均符合围绝经期表现。陈昌波等[4]研究发现Sod1为肾阴虚、肾阳虚小鼠睾丸表达的生殖相关节点差异蛋白，且在肾阴虚组表达显著高于肾阳虚组，故Sod1可能是区别两种肾虚不育小鼠的关键物质基础之一；Rps28、Rpl11、Rplp2、Svs2和Svs3a则可能是两种肾虚不育小鼠共同的重要的物质基础。

---

［1］ 尹巧芝，陆华，李利民．左、右归丸对去势大鼠阴道ER的影响研究［J］．辽宁中医杂志，2013，40（7）：1476–1479.

［2］ 尹巧芝，李利民，陆华．左右归丸对去势大鼠阴道Ang及bFGF的影响研究［J］．西部医学，2013，25（3）：337–340.

［3］ 张帆，曾灵．肾阳虚型围绝经模型大鼠构建及其下丘脑–垂体–性腺轴激素水平研究［J］．中医临床研究，2016，8（7）：7–9.

［4］ 陈昌波，马静，贾瑊，等．肾阳虚与肾阴虚模型小鼠睾丸生殖相关差异蛋白的比较研究［J］．中华男科学杂志，2019，25（3）：248–256.

二、肾主水的实验研究

近代研究发现细胞膜上存在转运水的特异性通道蛋白，李屹等[1]研究结果显示，腺嘌呤组大鼠尿渗透压较正常组大鼠明显降低，氢化可的松各剂量组大鼠尿渗透压与正常组大鼠相比也有下降趋势。与正常组大鼠相比，腺嘌呤组大鼠肾组织中水通道蛋白含量明显下降。推测水通道蛋白可能是“肾主水”理论的现代物质基础之一。太史春等[2、3]报道目前已分离出 11 个亚型（AQPO-10），而肾脏作为整个机体调节水平衡的主要器官，其水通道蛋白含量也最高，主要集中在近曲小管及集合管和亨利袢的细段。AQP1 位于肾脏近曲小管和亨氏袢降支细段腔膜、基膜及直小血管降部，这种分布及 AQPl 对水的高度特异性在分子水平上很好解释了水重吸收过程，为肾脏水的跨膜运转提供了理论依据。AQP1 对尿液浓缩也起重要作用，敲除 AQP1 基因大鼠不能在脱水状态下浓缩尿液。AQP2 参与肾小球滤过液流经集合管时的重吸收，是肾集合管上皮主细胞内最重要的 AQPs，且参与介导 ADH（抗利尿激素）依赖的肾集合管通透性。观察发现肾气虚模型大

---

［1］ 李屹．“肾主水”理论的现代实验研究［A］．中华中医药学会肾病分会．中华中医药学会第二十一届全国中医肾病学术会议论文汇编（下）［C］．中华中医药学会肾病分会，2008：3.

［2］ 太史春，郃东梅，邹晓明．肾主水液与水通道蛋白内在关系探讨［J］．实用中医内科杂志，2007，21（8）：7-8.

［3］ 太史春，王哲，孙大宇，等．肾气虚模型大鼠肾 AQP2mRNA 表达的研究［J］．中华中医药学刊，2008，26（3）：567 — 568.

鼠肾 AQP2mRNA 及肾 AQP2 表达减少，引起尿量增多。说明水通道蛋白在全身各组织器官均有分布，起到介导水跨膜转运的作用，水通道蛋白的正常表达可能是肾主水液的分子生物学基础。黄和贤等[1]研究发现肾性水代谢紊乱中存在不同程度的肾 AQP2 表达改变，认为肾 AQP2 表达变化的发现进一步认识了水在体内的转运和尿液浓缩机制，对探讨中医“肾主水”机制有促进作用。

另外，程志清等[2]在对“肾合膀胱”的实验研究中，选用温补肾阳与滋补肾阴的方药分别测定其对家兔用药前后膀胱尿流动力学变化。结果表明温肾阳方有增强膀胱逼尿肌收缩力，缩短充盈时间，增加排尿压作用，符合中医“肾阳主开”的经典理论。滋补肾阴方有延长充盈时间，降低排尿压作用，符合中医“肾阴主合”的理论。

三、肾主骨生髓的实验研究

程志安等[3]认为在骨重建的调控因素中，生长激素（GH）和胰岛素样生长因子（IGF-1 ～ IGF-11，即生长素介质）发挥重要作用，且两者的生理特性、生理作用特点及其缺乏时的病理变化特征和“肾主骨”的病理生理特点有相似之处，故从 GH-IGFs-IGFBPs 水平和基因表达的变化，从中药对成 / 破骨细胞的增殖、分化、凋亡的影响与 GH-IGFs-IGFBPs 变化之间的关系出发，研究“肾主骨”

---

［1］ 黄和贤，曹文富．“肾主水”与肾病性水代谢紊乱及肾水通道蛋白 2 关系探讨［J］．实用中医药杂志，2011，27（12），870-872.

［2］ 程志清，余家琦，包家立，等．“肾合膀胱”的实验研究［J］．浙江中医学院学报，1998，22（1）：29-31.

［3］ 程志安，萧劲夫．从 GH-IGFs 轴探讨“肾主骨”的病理生理基础［J］．中医正骨，2000，12（4）：48-50.

的机制及其在基因表达方面的表现，是从基因水平研究中医药的有益探索。王彤等[1]以“肾主骨，以应冬气”相关的甲状腺轴和对光敏感的高位节律调节器松果腺为切入点，选择三磷酸肌醇（IP_3）为观察指标。结果大鼠正常对照组的下丘脑 IP_3 含量表现为冬低夏高；甲状腺 IP_3 含量呈现冬低夏高；摘除松果腺手术组则显示下丘脑与甲状腺正常冬夏季节差异消失。说明下丘脑及甲状腺 IP_3 季节性变化对骨代谢产生一定的影响，这与中医肾主骨、应冬、主蛰藏的认识是一致的。

补肾方药可以防治卵巢切除大鼠所致的骨质疏松症，升高血清雌二醇可能是其作用机制之一[2]。张荣华等[3]研究发现，补肾中药有利于骨髓间充质干细胞的增殖和骨向分化。曾建春等[4]研究也发现补肾中药能诱导骨髓间充质干细胞向成骨细胞分化。刘梅洁等[5]研究表明左归丸含药血清可通过调节破骨细胞分化调控因子 OPG、RANKL 的表达，来实现对破骨细胞的抑制作用，这也提示中医的肾可通过对 OPG、

---

［1］王彤，郭霞珍，刘晓燕，等．冬夏季节变化对大鼠甲状腺及下丘脑细胞 IP_3 的影响［J］．北京中医药大学学报，2008，31（6）：382-384.

［2］王建华，尹智炜．补肾方药对去卵巢大鼠骨密度及血清雌激素水平影响的实验研究［J］．河北中医药学报，2003，18（3）：6-7.

［3］张荣华，欧阳菁．肾主骨生髓理论与骨髓间充质干细胞骨向分化［J］．中医杂志，2006，47（10）：730-732.

［4］曾建春，樊粤光，刘建仁，等．“肾主骨、生髓”与骨髓间充质干细胞定向分化的研究［J］.中国中医骨伤科杂志，2009，17（12）：1-3.

［5］刘梅洁，鞠大宏，赵宏艳，等．“肾主骨”的机理研究—左归丸含药血清对破骨细胞分化调控因子 OPG、RANKL 蛋白表达的影响［J］．中国中医基础医学杂志，2009，15（3）：184-187，196.

RANKL 的调节而达到主骨的作用。卞琴等[1]认为骨髓间充质干细胞（BMSCs）分化为其他成体干细胞功能与先天之精化生后天之精类似，因此 BMSCs 属于中医“精”“髓”范畴。“肾主骨”可能是通过补肾药物作用到“髓”中的干细胞，促使其成骨分化来实现的。观察 3 种补肾中药淫羊藿、补骨脂和女贞子各自的有效成分淫羊藿苷、补骨脂素和齐墩果酸对去卵巢骨质疏松大鼠以及皮质酮致骨质疏松大鼠骨髓间充质干细胞的调控作用，结果表示，补肾中药可能从增加 BMSCs 细胞外基质、促进生长因子相关信号通路、增加蛋白质合成以及从 BMSCs 细胞周期调节和细胞代谢等方面发挥促进 BMSCs 成骨分化的作用[2、3]。邹新蓉[4]研究发现，5/6 肾切除加高磷饮水 1 个月导致肾性骨病（ROD）模型，肾安颗粒具有稳定残余肾模型大鼠肾功能、提高 HGB、改善钙磷代谢、抑制甲状旁腺功能亢进的作用；肾安颗粒可能通过上调 Kl 基因的表达，下调 FGF-23，刺激成骨细胞 BMP-7 及 OPG 的合成，调节肾、骨、肠对钙、磷

[1] 卞琴，沈自尹，王拥军．骨髓间充质干细胞在中医理论中的归属［J］．中国中医基础医学杂志，2011，17（7）：794-797.

[2] 卞琴，刘书芬，黄建华，等．3 种补肾中药有效成分对去卵巢骨质疏松大鼠骨髓间充质干细胞的调控作用［J］．中华中医药杂志，2011，26（5）：889-893.

[3] 卞琴，黄建华，杨铸，等．三种补肾中药有效成分对皮质酮致骨质疏松大鼠骨髓间充质干细胞基因表达谱的作用［J］．中西医结合学报，2011，9（2）：179-185.

[4] 邹新蓉．KLOTHO 基因在残余肾模型大鼠中的表达及肾安颗粒的干预作用［D］．武汉：湖北中医药大学，2011.

的转运，从而改善 ROD。杨芳等[1]研究结果表明补肾方法能显著提高骨质疏松症大鼠骨骼的能量代谢，增强骨骼的支持能力，防止骨折的发生，进而防止肌肉萎缩。朱辉等[2]认为补肾复方具有下调模型大鼠骨组织 TRPV5 基因和蛋白表达的作用，从而有效抑制骨吸收，减少骨量丢失，其作用明显优于健脾及活血中药；应用补肾中药复方，可明显上调骨组织 Dlx5mRNA（骨、肾组织同源异形盒基因 5）及蛋白表达、明显下调肾组织 Dlx5mRNA 及蛋白表达，对糖皮质激素性骨质疏松症具有显著防治效果，疗效优于健脾、活血中药复方[3]。张晓伟等[4]认为补肾中药可以影响骨形态发生蛋白 BMP-2、BMP-7 在成骨细胞中的表达，对成骨细胞保持自身功能、维持骨密度的作用发挥重要作用。王小琴等[5]研究发现，左归

[1] 杨芳，郑洪新，王剑，等. 补肾，健脾，活血方法对骨质疏松症大鼠骨骼及骨骼肌 Na^{+}-K^{+}-ATP 酶 mRNA 表达调节的影响[J]. 中华中医药杂志，2012，27（11）：2934-2936.

[2] 朱辉，郑洪新，杨芳，等. 补肾健脾活血中药对地塞米松诱导骨质疏松大鼠骨组织 TRPV5 表达的影响[J]. 中国实验方剂学杂志，2012，18（6）：166-169.

[3] 王剑，郑洪新，刘瑞辉，等. 补肾中药复方对糖皮质激素性骨质疏松症大鼠骨和肾组织 Dlx5mRNA 及蛋白表达的影响[J]. 中华中医药杂志，2012，27（4）：951-956.

[4] 张晓玮，郑洪新，林庶茹，等. 补肾中药血清对成骨细胞中骨形态发生蛋白 2、7 活性的影响[J]. 中国组织工程研究与临床康复，2011，15（28）：5253-5257.

[5] 王小琴，袁军. 左归丸对 5/6 肾大部切除模型并肾性骨病大鼠骨代谢指标的影响[J]. 中国中西医结合肾病杂志，2012，13（7）：584-586.

丸通过调节钙磷代谢及参与成骨细胞代谢，对血清全段甲状旁腺激素（iPTH），有直接的抑制作用，能改善肾性骨病的骨营养不良。

陈东阳[1]研究发现左归丸可以提高大鼠血清中 GPR48、BMP-7、BSP、ATF4、转化生长因子 β 的含量，通过调节 GPR48、BSP、ATF4 蛋白含量的表达来达到防治骨质疏松症的目的。左归丸可促使骨髓间充质干细胞向成骨细胞的分化，在一定程度上验证了中医“肾主骨、生髓”理论的科学性。吴佳莹等[2]从 Hepcidin 对其下游 OPG/RANKL 通路调节的角度，初步探讨左归丸对骨质疏松症的作用机理，结果表明左归丸可通过提高大鼠 Hepcidin 水平，增加与受体 Fpn1 的结合，进而对下游 OPG/RANKL 信号通路起到一定的调节作用，使 OPG 表达上调而下调 RANKL 的表达，从而降低破骨细胞活性，减少骨量丢失，这是其能够治疗骨质疏松症的机理之一。

吴志奎等[3]研究显示补肾生血治疗可促进骨髓造血生血，明显提高造模小鼠脾脏淋巴细胞的 DNA 相对含量，使处于 S 期的细胞增多；能明显缓解模型动物造血细胞的破坏，维持骨髓早期造血细胞的正常结构和生理形态，使原始红细胞、原始粒细胞系统增长明显活跃；保护辐射损伤小鼠骨髓原始红细胞，维持核完整；明显提高自然衰老大鼠骨髓造血细胞 DNA 合成代谢；促进性征发育和生殖器

[1] 陈东阳.基于“肾主骨、生髓”理论探究左归丸对大鼠 BMSCsGPR48 及相关因子的实验研究［D］.沈阳：辽宁中医药大学，2017.

[2] 吴佳莹，李岳泽，刘红，等.“肾主骨”机理研究——左归丸对 Hepcidin、Fpn1 及 OPG/RANKLmRNA 表达的影响［J］.中国中医基础医学杂志，2017，23（11）：1548-1551.

[3] 吴志奎，姜葆华，李承军，等，肾生髓理论的现代研究［J］.中医杂志，1999，40（10）：626-628.

官的组织发育，表现出明显的激素样作用；提高中枢胆碱能神经系统的应答能力，明显提高老龄大鼠脑组织 DNA 甲基化酶活力，以及该酶对热稳定性、对盐的耐受性。另外，补肾生血治疗尚可促进老龄金黄地鼠子宫基底部血管生成，血管数目明显增多，提示肾生髓生血可能有生脉的作用，不仅为中医肾生髓理论提供了现代科学的说明，而且对中医肾理论的发展有所启迪。易健等[1]通过实验研究认为超微六味地黄汤可通过调控老年痴呆模型大鼠碱性成纤维生长因子（bFGF）的表达来达到增加神经干细胞增殖，增强神经可塑性，提高动物的认知功能。神经细胞外 β－淀粉样物沉淀 Aβ 1–42 寡聚体是产生神经毒性，造成神经变性和发生痴呆的重要原因，淀粉样前体蛋白（APP）的增多会导致 Aβ 产生的增加。张玉莲等[2]通过实验研究认为补肾中药很可能是通过下调海马组织 APP 基因表达来防治老年性痴呆。王文娟等[3]用益髓生血颗粒对辐射法造成的小鼠骨髓急性损伤模型进行干预，结果证明益髓生血颗粒可通过促进骨髓细胞由 G0/G1 期进入 S

---

[1] 易健，刘柏炎，蔡光先．超微六味地黄汤对老年痴呆大鼠认知功能和脑组织碱性成纤维生长因子表达的影响［J］．中国实验方剂学杂志，2011，17（21）：139.

[2] 张玉莲，刘爽，张琳琳，等．补肾中药有效成分对 SAMP8 小鼠海马 APP 及 PS1 基因表达的影响［J］．天津中医药，2012，29（1）：59–61.

[3] 王文娟，刘莉，邹阳，等．益髓生血颗粒对辐射损伤小鼠骨髓细胞周期的影响［J］．中国实验方剂学杂志，2013，19（6）：179–182.

期而明显促进细胞增殖。田晨[1]研究发现补肾益髓生血法可以调节AA大鼠的免疫功能，具体体现在增加AA大鼠CD_4^+ T细胞数量，降低CD_8^+ T细胞数量，升高CD4/CD8比值，进而调节T细胞亚群的异常；可以提升血清sFas，Fast水平、降低TGF-β1水平，减少促细胞凋亡的因素；补肾益髓生血法能够提高粒系造血祖细胞增殖分化的能力，体现在增加造血祖细胞CFU-GM数目，提高粒系细胞PU.1mRNA的表达；补肾益髓生血法能够提高红系造血祖细胞增殖分化的能力及调控红系分化JAK2/STAT5信号转导通路，增加红系细胞JAK2，STAT5，GATA-1蛋白和mRNA的表达。证明补肾益髓生血法可以有效改善AA大鼠外周血象及骨髓病理改变，调节T细胞亚群的异常，促进造血祖细胞的增殖分化，调控红系细胞分化JAK2/STAT5信号转导通路，为中医“肾藏精、生髓化血”提供了有力的实验依据。徐瑞荣等[2]研究表明，补肾益髓中药可通过增强造血正调控因子SCF、IL-3表达，解除造血负调控因子TNF-α、IFN-γ对造血细胞的过度抑制而促进造血。

四、肾开窍于耳的实验研究

曾兆麟等[3]研究显示，醛固酮可显著减弱利尿酸对内耳生物电

---

[1] 田晨.补肾益髓生血法对AA大鼠骨髓造血功能保护作用及造血干/祖细胞增殖分化的分子机制研究[D].北京：北京中医药大学，2014.

[2] 徐瑞荣，焦宁，陈冲，等.益气养阴方及其拆方对急性髓细胞白血病小鼠骨髓细胞hTERT及其启动子甲基化表达的影响[J].中医杂志，2014，55(1)：57-60.

[3] 曾兆麟.中医肾与耳关系的研究进展[J].中国中西医结合杂志，1993，13(2)：119-121.

的抑制作用，而醛固酮受体竞争性拮抗剂安体舒通则可以明显增强利尿酸对内耳生物电的抑制作用。耳蜗血管纹细胞和肾小管细胞在形态上极为相似，均为醛固酮作用的靶细胞，醛固酮通过调节离子代谢对内耳功能有促进作用。曾兆麟等[1]观察在增加外源性甲状腺素时内耳对一些致聋性耳毒性药物抵抗能力的改变，发现甲状腺激素能明显提高给利尿酸后豚鼠的 SDH 活性；能部分地减轻卡那霉素对内耳的毒性作用；能减轻庆大霉素对耳蜗听觉功能的损害作用；能明显减弱利尿酸对豚鼠 EP 的抑制作用。提示补充甲状腺素，增强肾的功能对内耳能起一定的保护作用。王培源[2]运用糖皮质激素建立豚鼠肾阴虚模型，观察肾阴虚对豚鼠听力的影响及内耳形态的改变等，结果显示肾阴虚状态下，豚鼠的耳廓反射阈、ABR 阈值均明显高于正常对照组。PR 阈的变化特点以高频损害为主，损害时间较早而且程度也较重；ABR 阈变化特点是 ABR 的Ⅰ、Ⅲ波潜伏期延长，Ⅰ～Ⅲ间期较实验前无明显变化，说明豚鼠的听力是以耳蜗性的病变为主。内耳形态学也提示肾阴虚豚鼠的耳蜗外毛细胞破坏程度及范围也高于正常组，外毛细胞损害特点是越靠近底回损害越严重，顶回外毛细胞基本正常。说明肾阴虚状态下豚鼠存在着听力下降，内耳外毛细胞有部分损害，滋补肾阴的中药对这一状态下的病理改变有一定的拮抗作用。肾阴虚状态下，豚鼠对 KM 致

---

［1］ 曾兆麟，张美莉，胡寿铭，等．从甲状腺激素对耳功能的影响看中医“肾”与耳的关系［J］．上海中医药杂志，1988（9）：4-6，12.

［2］ 王培源．肾虚与感音神经性聋关系的临床与实验研究［D］．广州：广州中医药大学，2000.

聋因子的易感性实验结果显示，动物在肾阴虚状态下确实存在着对外界致聋因子的易感性，并且由于致聋因子的侵袭而使肾阴虚所致的耳聋程度加重，六味地黄汤对其有较为明显的拮抗作用。吕翔[1]通过建立肾虚大鼠的动物模型，定性观察耳蜗组织 JNK 蛋白的表达情况以及定量检测 JNK 蛋白，证明了肾虚可以在一定程度上增强耳蜗 JNK 的表达，导致耳部功能障碍。说明肾阴虚和肾阳虚是导致耳部疾病产生的重要原因之一，通过改善大鼠的肾虚状态可以在一定程度上改善大鼠的耳部功能。

庄剑青等[2]、张美莉等[3]实验证实服六味地黄汤的豚鼠接受了一定剂量卡那霉素后，听力及内耳生物电下降程度较对照组轻；在细胞超微结构上，服中药组动物线粒体变化程度、光面内质网及质膜下内质网扩张范围及程度都比对照组轻；服中药组动物酸性磷酸酶活性明显低于对照组。说明六味地黄汤能通过增强肾的功能，减轻卡那霉素对动物听觉功能的损害作用及庆大霉素的致聋作用。王东方等[4]观察金匮肾气丸对庆大霉素的肾耳损害影响。结果证明金匮肾气丸不仅能保护听功能和减轻耳蜗听毛细胞的损害，而且还能保护肾功能以及减轻肾脏肾小管细胞损害。其可能通过减轻庆大霉

[1] 吕翔．通过肾虚对耳蜗 JNK 表达的影响探讨肾开窍于耳的分子机制［D］．太原：山西中医药大学，2017.

[2] 庄剑青，刘美莉．从补肾药预防实验性耳聋探讨“肾”与耳的关系［J］．中西医结合杂志，1990，10（基础理论研究特集）：9.

[3] 张美莉，庄剑青，阚天秀，等．“补肾防治耳聋”的实验研究［J］．上海中医药杂志，1992，2（1）：1-4.

[4] 王东方，干祖望，苏长青，等．金匮肾气丸对庆大霉素肾和耳损害保护作用组织病理学研究［J］．南京中医药大学学报，1998，14（5）：278-280.

素肾毒作用而达到减轻耳毒作用。王毅敏等[1]在慢性水杨酸（SA）耳鸣模型上，观察耳聋左慈丸对大鼠下丘外侧核（ICx）和次听皮层（AII）放电的影响，结果发现慢性SA耳鸣模型动物ICx和AII神经元自发放电活动增加，短间隔放电脉冲数比例较正常对照组增加，耳聋左慈丸能减弱这种变化。宋海燕等[2]的研究表明，耳聋左慈丸加减可以减轻庆大霉素对耳蜗毛细胞溶酶体的损伤，保护毛细胞线粒体内琥珀酸脱氢酶的活性，从而减轻毛细胞的损伤，减轻庆大霉素的耳毒性。此外，耳聋左慈丸可减弱水杨酸致耳鸣模型大鼠听觉中枢下丘外侧核和次听皮层神经元的自发放电活动。耳聋左慈丸的水提醇沉液和含药血清均可降低庆大霉素导致的小鼠耳蜗毛细胞损失率。

五、肾在志为恐的实验研究

冯晓芬等[3]采用猫恐吓孕鼠的方法建立肾精不足模型，观察孕鼠每胎孕仔数、仔鼠体重、翻身能力及红细胞免疫功能。结果：滋补肾精方能显著提高恐伤肾孕鼠的孕仔数（$P < 0.01$），增加仔鼠平均体重，提高仔鼠翻身能力

[1] 王毅敏，宋海燕，童钟，等．耳聋左慈丸对水杨酸耳鸣模型大鼠听中枢神经元放电的影响［J］．中国应用生理学杂志，2009，25（3）：397–401.

[2] 宋海燕，董杨，王静，等．耳聋左慈丸防治庆大霉素诱发大鼠肾耳毒性实验研究［J］．上海中医药杂志，2014，48（5）：101–103.

[3] 冯晓芬，王玉萍，沈世林．滋补肾精方对“恐伤孕鼠”孕仔数及红细胞免疫功能影响的研究［J］．中国中医药科技，2011，18（2）：106–107.

（$P < 0.01$），增加母子两代红细胞免疫功能（$P < 0.05$）。结论：中药滋补肾精方具有预防恐伤孕鼠肾精不足的功效。王莹等[1]采用猫吓鼠结合空瓶实验，建立“恐伤肾”动物模型，观察情绪应激对小鼠行为和免疫功能的影响，用金匮肾气丸进行干预，探讨金匮肾气丸对情绪应激的免疫调节作用。方法：通过建立“恐伤肾”动物模型，观察应激 7、14、21 天以及金匮肾气丸干预后免疫功能的变化；结果：应激 7、14、21 天组小鼠胸腺重量、胸腺指数、脾重量、脾指数、血清免疫球蛋白含量与对照组相比，差异显著（$P < 0.01$ 或 $P < 0.05$）。结论：金匮肾气丸可以改善应激状态下动物行为和机体的免疫功能，可以调节情绪应激小鼠的免疫功能。刘宏等[2]观察惊恐伤肾对大鼠记忆力的影响及左归丸的脑保护作用。将 40 只雌性 Waster 大鼠按体重随机分为 4 组，分别为假手术组、脑缺血模型组、肾虚模型组与实验组，后 3 组进行大脑中动脉阻塞（MCAO）造模手术；肾虚模型组于 MCAO 手术前 10 天，用“猫吓鼠”法进行恐吓，实验组于 MCAO 手术前 3 天，灌胃 1.62g/kg 左归丸汤剂 2mL，每日 1 次，连续给药 10 天，其他 3 组给予等体积生理盐水。新奇物认知法检测大鼠记忆力；免疫组化法及免疫印迹法检测脑源性神经营养因子（BDNF）的表达。结果与假手术组比较，脑缺血模型组大鼠记忆力下降；与脑缺血模型组比较，肾虚模型组大鼠记忆力下降且 BDNF 表达明显下调（$P < 0.05$）。与肾虚模型组比较，实验组大鼠记忆力明显改善，同时 BDNF 表达量明显增加（$P < 0.05$）。结论

[1] 王莹，杨军平，邱丽瑛，等．金匮肾气丸对“恐伤肾”小鼠的免疫调节作用［J］．江西中医药，2014，45（11）：29–31.

[2] 刘宏，贾彦，孙世晓，等．左归丸改善惊恐伤肾脑缺血大鼠记忆力的实验研究［J］．中国临床药理学杂志，2015，31（16）：1618–1621.

表明惊恐伤肾可加重大鼠脑缺血后记忆障碍，左归丸可以改善惊恐伤肾大鼠脑缺血后记忆力，这种作用有可能通过上调BDNF来实现。

李新民等[1]考察21日龄恐伤肾仔鼠情志与海马区左旋多巴（L–DOPA）、多巴胺（DA）及3，4–二羟基苯乙酸（DOPAC）的相关性。通过旁观电击法建立恐伤肾孕鼠模型，通过对其21日龄仔鼠进行旷场试验、糖水偏好实验和悬尾实验，观察其情志改变；通过脑立体定位仪在右侧海马区采集脑透析液，应用HPLC–ECD法测定仔鼠脑透析液中L–DOPA、DA、DOPAC含量。结果：与对照组比较，模型组21日龄仔鼠垂直得分、水平得分均降低，糖水消耗量少、糖水偏好值低，在空中停止挣扎的时间较长（$P < 0.05$）；与对照组比较，模型组21日龄仔鼠海马组织细胞外液中各个灌流时间点L–DOPA、DA、DOPAC的水平均降低（$P < 0.05$）；21日龄仔鼠海马区DA、DOPAC与其垂直得分、水平得分、糖水偏好值呈正相关，与空中停止挣扎的时间呈负相关关系（$P < 0.05$）；神经递质L–DOPA与其糖水偏好值呈正相关，与空中停止挣扎的时间呈负相关关系（$P < 0.05$）。说明21日龄恐伤肾仔鼠情志与海马区L–DOPA、DA、DOPAC含量密切相关。萧闵等[2]研究先天肾虚影响脑皮质神经元早期发育

［1］李新民，杨丽萍，万海娇，等.21日龄恐伤肾仔鼠情志与海马区L–DOPA、DA及DOPAC的相关性［J］.中华中医药杂志，2018，33（1）：336–339.

［2］萧闵，冯新玲.恐伤孕鼠对其仔鼠脑皮质神经元早期发育影响的实验研究［J］.时珍国医国药，2017，28（9）：2293–2295.

的情况及补肾法的作用。将 SD 大鼠（雌雄 2∶1）合笼，制备孕鼠，分为模型组、空白组、补肾组。模型组、补肾组采用梅花针叩击孕鼠头部和模拟地震平台两种方法复合不定时恐吓刺激孕鼠整个孕期直至生仔，补肾组在造模过程中同时给予左归丸灌胃治疗，空白组自然喂养至生产；检测出生当日仔鼠脑湿重体质比；血清 FT_3、FT_4 含量；光镜及电镜观察脑皮质神经元结构。结果与空白组比较，模型组仔鼠脑湿重体质比下降（$P<0.01$），血清 FT_3、FT_4 含量显著性升高（$P<0.01$），光镜下脑皮质神经元细胞个数明显减少，脑神经元超微结构残缺，轮廓凹凸不平，核形不规整，核膜塌陷；补肾组仔鼠脑湿重体质比下降（$P<0.01$），血清 FT_3、FT_4 含量显著性升高（$P<0.01$），脑皮质神经元细胞个数增多，脑神经元超微结构接近正常。结论说明复合法恐吓刺激孕鼠可引起胎产数下降，仔鼠脑湿重体质比、血清 FT_3、FT_4 变化，脑皮质层神经元发育异常；中药补肾法治疗后，可有效改善先天肾虚仔鼠脑早期不良发育。

六、肾在液为唾的实验研究

孙理军等[1]从免疫学角度研究动物肾虚模型唾液指标的变化，探讨涎唾与肾的免疫相关性。研究发现，与空白对照组比较，大鼠肾虚模型组的 IL-6、唾液溶菌酶增高，SIgA 降低，说明大鼠肾虚模型存在着免疫功能紊乱的现象，初步表明大鼠肾虚与唾液免疫有一定的关系。李翠娟等[2]认为从脾肾两脏对唾液代谢的影响差异以及

[1] 孙理军，张登本，李怀东，等.大鼠肾虚模型的唾液免疫学研究［J］.中医药学刊，2004，22（9）：1631-1632.

[2] 李翠娟，孙理军，巩振东.代谢组学与“肾在液为唾”理论的研究思考［J］.中华中医药杂志，2014，29（9）：2854-2856.

正常体质－肾虚体质－肾虚证候动态演变过程中唾液代谢组学的变化来探讨肾与唾相关的内在机制，既有助于阐释“肾在液为唾”理论的科学内涵，同时也有助于寻找肾藏象相关疾病早期诊断的生物标志物或生物标志物群，探索其预防靶标，为临床开展肾藏象相关疾病无创伤诊断技术和早期防治研究奠定基础，具有重要的理论价值和临床意义。

七、肾应冬的实验研究

“肾应冬”是中医五脏应时理论的一个重要组成部分。肾对精的调节作用不仅体现在肾藏精、精化血气、泄精这一系列过程中，而且随季节的不同而有所改变。

（一）肾应冬与性腺轴

罗卫芳等[1]认为肾“通于冬气”，其封藏精气的功能在冬季增强。生殖是对肾中精气的消耗，肾封藏功能增强必然表现为生殖功能的减弱。松果体分泌的褪黑素（MLT）对性腺具有明显抑制作用，光照是 MLT 合成和节律的控制因素，强太阳光可抑制 MLT 的合成。而冬季的昼短夜长可使 MLT 保持在较高水平的时间延长，因此对性腺的抑制作用增强，从而有可能使人类生殖功能受到抑制。卢全生等[2]采用大鼠松果体摘除模型，探索了冬至、夏至 SD 雄性大鼠血清 T、LH 及 FSH 的变化规律，发现血清 T 夏高冬低，LH 夏至有升高趋

[1] 罗卫芳，郭霞珍．从松果体与性腺的关系探讨肾“通于冬气”的本质［J］．中国中医基础医学杂志，1999，5（8）：12–13.

[2] 卢全生，郭霞珍，徐砚通．中医“肾应冬”的实验研究［J］．北京中医药大学学报，2001，24（2）：27–29.

势，FSH 季节变化不明显；松果体摘除组血清 T、LH、FSH 明显增高。提出“肾应冬”的内涵之一是肾的生殖功能在冬季减弱，在夏季增强；松果体可能是季节与生殖联系的中介。马淑然等[1、2]采用大鼠松果体摘除模型，探讨了在冬至、夏至 SD 雄性大鼠睾丸 cfos 和 cjun 的 mRNA 的变化规律，认为“肾应冬”的调控机制是肾中精气随季节的变化以松果体为中介，通过影响睾丸的 cfos 和 cjun 的 mRNA 表达来调节季节性生殖活动。研究摘除松果体 SD 大鼠松果体褪黑素（MT）、血清 MT 和下丘脑 – 垂体 – 睾丸轴 MT 冬夏变化规律，结果显示：①松果体 MT 冬高夏低，血清 MT 和下丘脑 – 垂体 – 睾丸轴 MT 也存在冬高夏低趋势；松果体摘除组血清 MT 和下丘脑 – 垂体 – 睾丸轴 MT 明显降低。②中医“肾应冬”即肾所主的生殖功能在冬至减弱，在夏至增强的趋势与松果体、血清、下丘脑 – 垂体 – 睾丸轴 MT 的季节性变化对性腺轴功能的调节有关。③中医“肾应冬”生理机制与松果体、血清、下丘脑 – 垂体 – 睾丸轴 MT 变化的相关性，是通过对光敏感的松果体 MT 介导的，肾应冬生理机制具有分子生物学基础。刘晓燕等[3]研究发现，生理组大鼠下丘脑和血浆中促性腺激素释放激素（GnRH）含量均呈现出夏高冬低的态势，摘除松果体大鼠下丘脑和血浆中 GnRH 含量均比相应的生理组高，认为性腺轴是“肾应冬”的重要作用部位，两者有密

---

[1] 马淑然，郭霞珍，刘燕池．肾应冬调控机制的分子生物学实验研究［J］．中国中医基础医学杂志，2001，7（12）：16–19.

[2] 马淑然，郭霞珍，刘燕池．中医“肾应冬”生理机制与褪黑素关系的实验研究［J］．北京中医药大学学报，2002，25（2）：19–21.

[3] 刘晓燕，郭霞珍，刘燕池，等．“肾应冬”与性腺轴相关性的研究［J］．中国医药学报，2003，18（9）：522–524，575.

切的相关性；松果体是“肾应冬”与性腺轴间连接的纽带。

（二）肾应冬与信号转导系统

刘晓燕等[1、2]对“肾应冬”调控机制与下丘脑G蛋白关系的研究发现，在生理条件下冬夏季节的变化对下丘脑Gs、Gi的含量没有明显的影响，而Gq、Go的含量冬夏则存在显著的差异，均表现为夏高冬低。摘除松果体后冬夏季节G蛋白的各种亚型空白组和模型组、模型组与模型组之间均无显著差异。说明松果腺参与调节冬夏季节的变化对机体细胞信号转导系统的影响，而“肾应冬”调控机制与细胞信号转导系统之间存在某些相关性。对“肾应冬”与细胞信号转导的相关性研究发现：松果腺、下丘脑、垂体、睾丸、血清中MT呈现明显的冬高夏低；血中下丘脑分泌的GnRH、垂体分泌的LH、睾丸分泌的T均呈现明显的夏高冬低。在受体水平，褪黑素受体Bmax值下丘脑和垂体均表现为冬高夏低，KD值下丘脑和垂体均表现为冬高夏低。睾丸LH受体Bmax和KD值均表现为冬高夏低，FSH受体Bmax和KD值均表现为夏高冬低。在G蛋白水平，下丘脑G蛋白四个亚型中，Gq、Go含量均呈现明显的夏高冬低，Gs、Gi冬夏无明显差异。在第二信使水平，下丘脑IP_3呈现夏高冬低；睾丸IP_3呈现冬高夏低，cAMP表现为夏高冬低；血cAMP表现为夏高冬低。在第三

[1] 刘晓燕，郭霞珍，刘燕池，等．中医“肾应冬”调控机制与下丘脑G蛋白关系的研究[J]．中国医药学报，2002，17（11）：660-663.

[2] 刘晓燕．中医“肾应冬”调控机制与细胞信号转导相关性的研究[D]．北京：北京中医药大学，2004.

信使水平，下丘脑－垂体－睾丸的c-fosmRNA、c-junmRNA均表现为冬高夏低。在基因水平，睾丸生殖细胞基因表达冬夏存在明显差异，并且发现在不同季节存在季节特有表达基因。具体表现为：夏季有表达而冬季无表达的基因有2个；夏季无表达而冬季有表达的基因有9个；夏季表达强冬季表达弱的基因有2个；夏季表达弱而冬季表达强的基因有10个。认为冬季自然光照的减少促使松果腺褪黑激素分泌增多，激活了褪黑激素受体和与其相关联的细胞信号转导物质（G蛋白、第二信使、第三信使等），进而抑制了下丘脑－垂体－睾丸轴各水平神经内分泌激素的分泌，睾丸组织基因表达改变，最终表现出生精细胞萎缩、睾丸重量减轻等一系列与冬时自然万物蛰伏之象相应的生理效应。后又进一步研究认为，“肾应冬”调控机制与性腺轴褪黑素受体的季节性变化有关，松果腺在此过程中起了重要的高位调节作用[1]。王志飞[2]研究发现大鼠下丘脑、垂体、甲状腺c-fos和c-junmRNA具有冬季表达强烈、表达量多，夏季表达减弱、表达量少的规律；行松果腺摘除术后，这种规律消失。模型组大鼠组织c-fos和c-junmRNA表达在冬季低于生理组和伪手术组，在夏季高于生理组和伪手术组；同一季节同一组织的生理组和伪手术组之间表达无差异；同一组织的模型组在冬季和夏季的表达亦无差异。得出结论支持“肾应冬”脏腑适应性调控假说，并且认为在此调控网络中，松果腺起着至关重要的作用，是将外界环境季节性变化信号（主要是光照信号）转化为机体化学信号的关键；

[1] 刘晓燕，郭霞珍，刘燕池，等．中医“肾应冬”调控机制与褪黑素受体关系的研究［J］．北京中医药大学学报，2007，30（1）：25-28.

[2] 王志飞．“肾应冬”调控机制的实验研究［D］．北京：北京中医药大学，2007.

实验结果也表明“肾应冬”主骨的适应性调控与细胞信号转导相关。

（三）肾应冬与内分泌免疫

季新燕等[1]发现松果腺摘除手术组和肾阳虚组大鼠血清中 MT、T_3、T_4 的含量明显低于对照组；与松果腺摘除伪手术组相比较，松果腺摘除手术组和肾阳虚组大鼠血清 MT、T_3、T_4 的含量也明显降低。说明松果腺摘除手术组和肾阳虚组的褪黑素的减少可能对 T_3、T_4 的分泌具有抑制作用，肾阳虚组褪黑素分泌的减少使肾应冬的能力下降。韩俊阁等[2]观察金黄地鼠冬夏季节下丘脑–垂体–肾上腺轴（HPA 轴）中促肾上腺皮质激素释放激素（CRH）、促肾上腺皮质激素（ACTH）、皮质醇（CORT）及 MT 及其受体 MR 的变化，结果表明：在血浆、下丘脑、肾上腺组织中，MT 含量呈现冬高夏低的改变；在下丘脑、肾上腺组织中，MR 含量冬高夏低；CRH/CORT 无论在血浆还是下丘脑/肾上腺组织中的含量均冬高夏低；ACTH 在血浆中冬高夏低；在垂体组织中，其 MT、MR 及 ACTH 的含量呈现明显夏高冬低的规律。可见 HPA 轴的功能冬季显著高于夏季。许凯霞等[3]观察摘除松果

[1] 季新燕，杨李旺，夏亚飞，等．褪黑素与“肾应冬”理论的关系及机理初探［J］. 世界中西医结合杂志，2014，9（7）：700–702.

[2] 韩俊阁，杨宗纯，张娜，等．从冬夏季节下丘脑–垂体–肾上腺轴激素水平的变化探讨“肾应冬”的生理机制［J］. 中华中医药杂志，2016，31（1）：42–45.

[3] 许凯霞，刘仕琦，季新燕，等．基于松果腺摘除对大鼠 CORT、E_2、T_3、T_4 的影响探讨“肾应冬”的机制［J］世界中西医结合杂志，2018，13（11）：1537–1539.

腺在立冬与冬至时节对大鼠 CORT、E_2、T_3、T_4 的影响，结果表明，“肾应冬”理论与松果腺密切相关，在冬季，正常 SD 大鼠 CORT 及 T_4 会随节令变化而变化，切除松果腺后，这一情况发生改变，表现为 E_2 及 T_3、T_4 随节令变化明显。李雨欣等[1]观察松果体摘除术金黄地鼠白介素 -1（Interleukin-1，IL-1）、IL-2、IL-6 及 IgE、IgG 在四季中的水平并与正常金黄地鼠进行比较，结果表明：IL-2、IL-6、IgE、IgG 的水平变化具有明显的季节节律性；IL-1、IL-2、IL-6、IgG 水平在冬季达到最低；实验组和对照组间比较，显示松果体能调控 IL-2、IgE、IgG 的分泌，IL-2 在被摘除松果体后失去了季节变化的规律性。说明血清白介素和免疫球蛋白水平基本存在春夏高、秋冬低的季节性变化规律，这与中医冬季封藏的理论不谋而合，且松果体在此过程中对免疫系统发挥部分调节作用。孟依临等[2]观察对比正常组与模型组（摘除松果体）金黄地鼠 HPA 轴中 MT 含量的季节性变化，结果表明：下丘脑 - 垂体 - 肾上腺轴各水平的褪黑素水平存在四季节律变化；松果体对于下丘脑 - 垂体 - 肾上腺轴中肾上腺水平的褪黑素季节变化规律有直接的影响；冬季肾上腺的褪黑素水平高于其他三季，表明冬季褪黑素对肾上腺的功能影响最强。

有关肾在志为恐的实验研究，参见《中医病因病机理论研究进展》第八章“中医七情学说研究”中第八节“惊恐的理论与实验研究”的内容，此不赘述。

综上所述，中医藏象理论的临床与实验研究主要集中于五脏的

[1] 李雨欣，许筱颖，郭霞珍，等 . 基于“肾应冬”理论探讨季节变化对金黄地鼠免疫系统的影响［J］. 世界中医药，2018，13（4）：944-948.

[2] 孟依临，毕晋，蔡榕琪，等 . 基于“肾应冬”探讨下丘脑 - 垂体 - 肾上腺轴褪黑素水平的四季变化［J］. 世界中医药，2018，13（2）：436-440.

研究之中，对于六腑、奇恒之腑则很少，仅有极少数对胃的相关问题进行了少量研究。如王东生等[1]通过对桡动脉、人迎、趺阳处血流能量、供氧能力、调整能力等血流动力学指标的分析，从血流动力学角度对脉中胃气进行了一系列研究。认为脉诊中的胃气，与维持血循环所必需的能量，及与血液供氧能力相关，指出脉之“胃气”是血流满足全身需要，使代谢活动得以维持的能力。王东生等[2]还通过外周阻力系数（He/Hb）、心肌收缩系数（Tab/Tag）、心搏输出系数（［Tae-Tab］/Tag）、平均灌流系数（1/2［Hb+Hd］/Tae）及脉图变化等血流动力学指标对“春胃弦，夏胃钩，秋胃毛，冬胃石”进行研究，认为中医学脉象“胃气”之实质是与血液流动有关的多种物理现象的综合形象分析。从血流动力学观点看，包括了血液的流量、能量与外周阻力，但突出表现在血流能量上。在供血量与需血量之间平衡就是“有胃气”的平脉；在一定范围内的失去平衡是“胃少”的病脉；出现严重供血不足，无法维持生命活动的属“无胃气”的死脉。

王德山等[3、4]以分子生物学方法检测由化疗药物所诱发

---

［1］ 王东生，袁肇凯，王小茹．从血流动力学看中医脉诊“胃气”实质［J］．南京中医药大学学报，2003，19（6）：332–333.

［2］ 王东生，袁肇凯，陈方平．四季脉象胃气变化血流动力学特点分析［J］．中国中医急症，2003，12（6）：558.

［3］ 王德山，柴继严，单德红，等．胃气上逆病机的分子生物学机制研究［J］．中医药学刊，2003，21（2）：223–224.

［4］ 王德山，于化新，单德红，等．“呃逆”模型猫消化道 5–HT 释放及调控机制研究［J］．中国中医基础医学杂志，2006，12（10）：736–738.

呕吐猫的血清、脑脊髓液、胃肠及脑组织中 5–HT 及 5–HIAA 含量改变。实验发现，注射 DDP 后呕吐反应明显，猫的血、脑脊液、脑组织、胃及十二指肠组织中 5–HT 及 5–HIAA 的含量均明显升高，可以认为中医学所论及的“胃气上逆”的现代医学病理学改变之一是血、脑脊液、脑组织、胃及十二指肠组织中 5–HT、5–HIAA 的含量明显升高。随后，又通过分子生物学及电镜等技术观察顺铂诱发呕吐猫的血清、胃、肠组织中 5–HT 及 5–HIAA 含量、SOD 及 MAO 活性，来研究实验性呃逆状态下猫的病理生理学改变。研究发现：频发呕吐猫的血清、胃、肠组织 5–HT 及 5–HIAA 含量明显升高，SOD 及 MAO 活性降低。可以认为“胃气上逆”病理变化的机制之一，与 SOD 及 MAO 活性降低，致使胃、肠组织中 5–HT 过量释放、分解速度减慢有关。

结语

任何一种医学的发展都是一定文化的产物，与特定的思维方式相联系。中医学的产生、发展深深植根于中国传统文化的土壤之中，其演进和中国传统文化的发展之间具有同步演进的规律[1]。先秦诸子学—两汉经学—魏晋玄学—隋唐佛学—宋明理学—清代朴学，中国传统文化的连续性发展，无疑是中医学术不断发展、壮大的根本保障之一。但是，鸦片战争以来，西方文化凭借着先进的技术与科学（包括西医学）之势，给数千年绵延不断的中国传统文化以前所未有的冲击，许多民族精英们也将中国落后的原因简单归结于传统文化而加以指责，造成了中国传统文化的式微、断裂。由此对中医学造成两方面的冲击：一是中医学的发展失去了固有文化发展的支持。诚如李致重所指出："当扎在国学之中的研究方法的根系被切断的时候，中医的科学理论体系与临床技术体系将随之衰落。而当中医的临床治疗失去原有的科学与技术体系支撑的时候，中医便沦落为不见文化思想深根的浮萍草——游离于自身科学与技术体系之外的中医，所留下的只是原有体系中的经验部分了。然而经验是人类认知过程的初阶段，它是不能称之为科学的。"[2]另一方面，患病人群文化、意识形态观念的更替变化，在就医选择时对中医和其学

[1] 李如辉.论中医文化学研究[J].浙江中医学院学报,2002,26（2）：4-7.

[2] 李致重.从国学看中医[J].中医药通报，2006，5（1）：1-4.

术的信任与理解，决定了中医的社会心理地位与真实发展的规模及其潜能；同时，伴随着西医学的超速发展及占据科学与技术的高台阶，而中医学发展滞后，自然导致中医疗法受众对中医学理解的困难以及随之而来的认受性和公信力的降低，中医学面临着话语权的不断丧失。

为了解决上述问题，中医学人历经了百年的探索，从最早的中西汇通，到中西医结合理论研究以及近年提出的中医现代化研究，都是借用现代科学（包括现代医学）的理念、方法、知识等，来研究中医理论，试图揭示中医理论的现代科学内涵，达到现代科学背景的受众对中医学的理解、接受，当然也是为了借助现代科学及技术以促进中医学的发展。纵观 60 余年来中医藏象学说的临床与实验研究工作及其成果，正是这一研究历程的真实写照，都是对中医固有的藏象理论的一种科学诠释性研究，即借用现代科学技术方法与知识对中医理论加以解析说明或论证。此类研究的问题主要有两个方面：一是随着现代科学技术的不断发展，对中医理论的科学诠释从器官、组织、细胞到分子、基因等，总是尾随其后，似乎难以穷尽；二是借用库恩范式理论的观点，中医学与现代科学范式具有不可通约性，对中医理论的科学诠释性研究的成果，绝大部分既不能纳入中医学的理论体系，并未为中医基础理论提供新的概念、理论，又无法归入西医学的范畴，也未能在西医学已有的理论基础上提出新的假说、新的发现或尚未注意到的新的事实，对西医学的发展也意义不大。因此，也受到了一些中医学者的批评[1]。因此，在上述研究的基础上，如何将中医理论的研究逐步从现代科学诠释、证实

[1] 李致重．论中、西医的不可通约性［J］．科技导报，2001（8）：24-27.

性研究发展为自主创新性研究，凝练科学问题，结合中医临床，借用现代科学技术开展实验研究，无疑是中医学人所必须面对的重大历史挑战，也是中医理论加速发展的必由之路。因为科学理论只有不断地创新才有生命力，否则，迟早会被淘汰。